疲れ　神経痛　肩こり

寝ながらに気になる諸症状を緩和！

スリープマスターからのアドバイス

「就寝前に身体を温める習慣を作りましょう。」

スリープマスター
わたきゅう専務 美内信介

スリープマスターとは、日本睡眠科学研究所が認定したお客様のお悩みに合わせた提案ができる眠りのプロフェッショナル。

よくあるお悩み

特に女性やご年配の方に多いのは、手足が冷えて困るという悩み。筋肉量が少ないので、自ら熱を生み出す力が弱いのが原因。身体の末端が冷えていると、熱を身体の中心に集めようとするため、放熱が進まず、眠気がこない不眠の原因になることもあります。寝る前にしっかりと身体を温めるように心がけるとよいでしょう。

健康の話＆「ドクターセラ」のここがオススメ！

「ドクターセラ」のおすすめポイントは、何よりもまず身体を温めてくれること。まるで温泉に入っているかのように身体の芯からじんわり温まります。体温が上がると活力が上がり、体調も崩しにくくなると言われています。

寝具で温めるというと、まず掛け布団を何枚も重ねるという人がいますが、どんどん重くなるので体へ負担がかかります。また、お風呂やストレッチ・飲み物など、身体を温める方法がありますが、毎日するのは大変ですよね。「ドクターセラ」なら、お休み前にスイッチを入れておくだけ、毎日気軽に身体を温め習慣を取り入れてもらえるので、本当にオススメです！

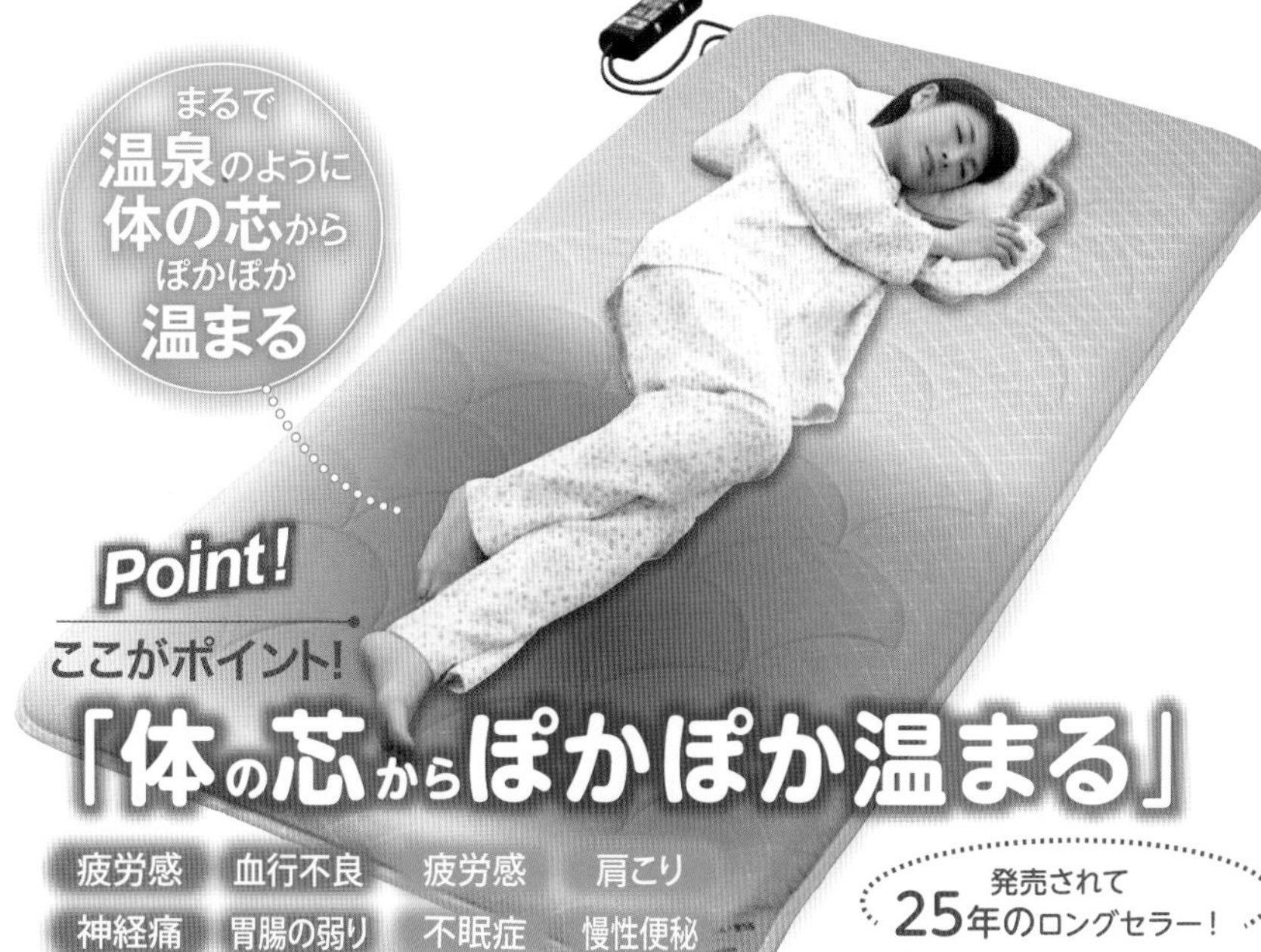

まるで温泉のように体の芯からぽかぽか温まる

Point!
ここがポイント！

「体の芯からぽかぽか温まる」

疲労感　血行不良　疲労感　肩こり
神経痛　胃腸の弱り　不眠症　慢性便秘

発売されて25年のロングセラー！

東京西川　電位・温熱組合せ家庭用医療機器
ドクターセラ スリーエス
敷き布団タイプの家庭用医療機器

温熱療法（温熱効果）
ほどよく優しい温もりが身体全体を包み、血行を促進。筋肉の疲れやコリを自然にほぐします。

交互モード
温熱療法と電位療法、療法の効果が得られます。温熱治療を3分、電位治療を1分の割合で交互に10時間行います。

電位療法
マイナス電位が身体の調整機能に働きかけます。熱が入らないので夏場も快適に使用できます。

今日から始める、健康睡眠！

創業449年の老舗寝具メーカー・東京西川。その歴史と眠りの科学を駆使して誕生した「ドクターセラ スリーエス」は至福の寝心地と温熱・電位治療の効果を合わせた敷き布団タイプの家庭用医療機器です。身体の調子を整えるために毎日マッサージなどに通うのは大変ですが、「ドクターセラ」なら毎日スイッチを入れて横になるだけで、あなたの身体をケアしてくれます。快適な毎日のために無理せず続けられる健康習慣を今日から始めませんか？

1年中快適に

季節コースを搭載！

季節に合ったそれぞれの設定を簡単に選ぶことができます。1年を通して快適にお使いいただけます。

春　夏　秋　冬　SEASON

冬　温熱の割合を多くし、寒さ対策を万全に！

春秋　明け方の寒さから身を守り、快適な目覚めを。

夏　明け方だけ体を軽く温め、目覚めを爽やかに。

3ステップ簡単操作！

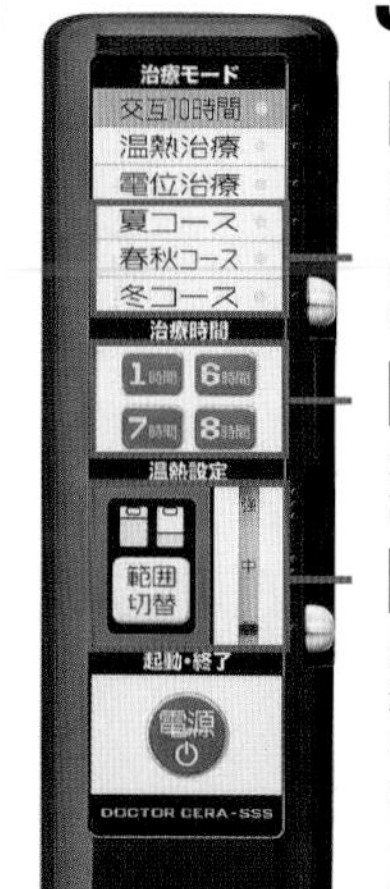

①コースを選ぶ。
交互モード、温熱治療、電位治療、「夏、春秋、冬」の季節コースの全6種類のコースから気分・体調にあったコースを選べます。

②治療時間を選ぶ。
生活リズムに合わせて6-7-8時間に設定できます。

③範囲と温度を選ぶ。
足腰部か足元だけか、温めたい範囲を選べます。温度設定も「弱-中-強」の中から設定いただけます。

ランプの明るさを自動で抑えます。
電源を入れ、10秒後にランプの明るさが自動的にダウン。睡眠時のまぶしさ

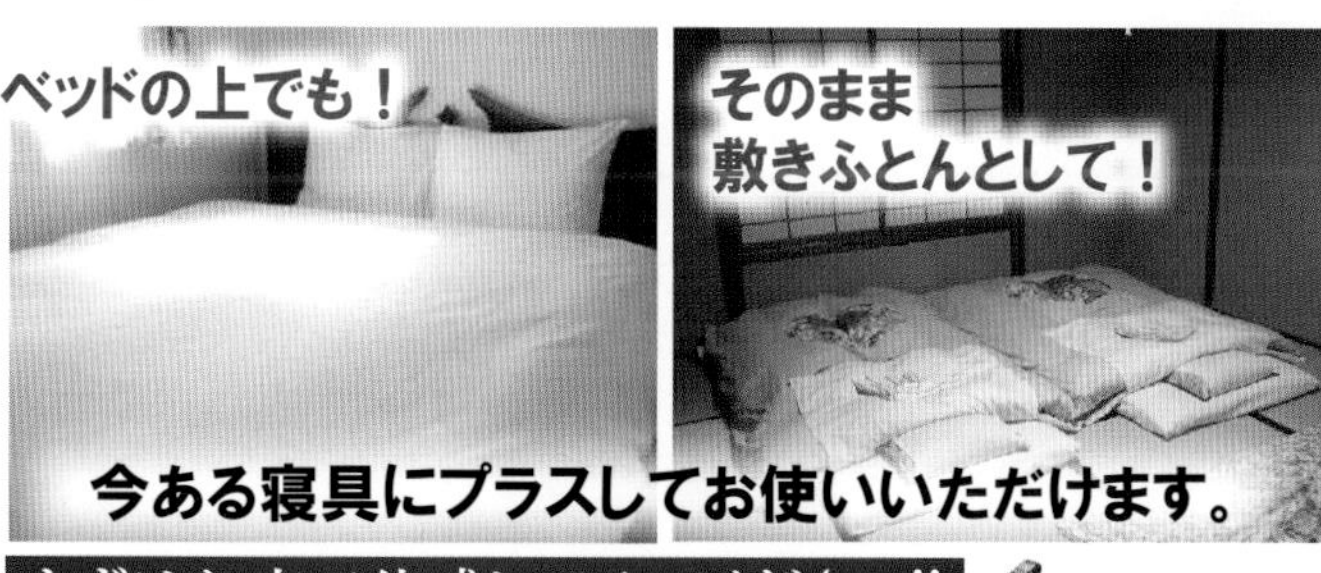

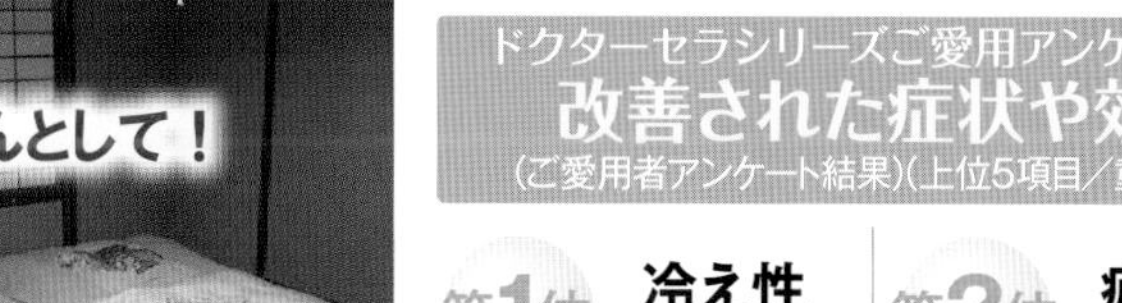

ドクターセラシリーズご愛用アンケート調査

改善された症状や効能

（ご愛用者アンケート結果）（上位5項目／重複回答）

第1位	冷え性	（1,489人）
第2位	疲労回復	（1,335人）
第3位	肩こり	（905人）
第4位	不眠症	（888人）
第5位	便秘	（415人）

※平成19年1月～23年6月／回答数4,951通

「寒い日にスイッチを入れておくと温まっているところに入るので幸せを感じます。電気毛布と違い、ほんわか温めてくれます」

（ご愛用歴10年）山田さん（60代）
※これはあくまで個人の感想です。

まずはお店で体感してみてください!!

■ドクターセラスリーエスふとんタイプの場合
月々わずか **9,000円×24回払い**
■ふとんタイプ（シングル）・・・・・・・・216,000円
■ベ

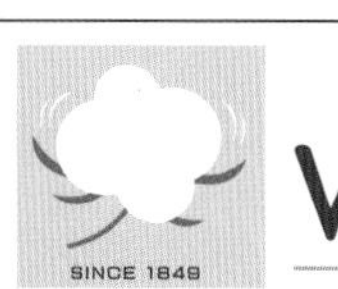

折りたたみＯＫ

眠りの専門店 わたきゅう
sleep & healing shop
Watakyu
SINCE 1849

0120-97-8880　オーダー枕　わたきゅう　検索
燕市吉田旭町4丁目2-17　TEL（0256）92-5637 営業時間 9:30～19:00（毎週水曜定休日）

北吉田駅↑　↑巻　西燕駅→　眠りの専門店 わたきゅう　吉田駅　協栄信組　R116　マクドナルド　弥彦←　吉田跨線橋西詰　春日町　三条→　矢作駅←　越後線　きむら食品　弥彦線　↓南吉田駅　分水↓

第四章

介護は「知ることと」「信じること」「決めつけないこと」で前向きになれる

新潟医療福祉大学の岡田史教授

▼
序章

今こそ知りたい
「介護の心構え」
インタビュー

いつから介護が必要になるのか、いつ介護を考えなくてはいけない状況に直面するかは人によって異なりますが、超高齢社会の現代では誰の身にも「その日」は必ずやって来ます。学生に介護を教える立場として、現場のケアマネジャーとして、また自身が老親を介護している家族でもある岡田史先生に、その日のための「介護の心構え」を聞きました。

――世代を超えて実際に身に付けておくべき「介護力とは？」というところからお伺いしたいと思います。

岡田　私の考える介護力とは「介護の知識」「介護の考え方」「介護の実技」の三つです。元気なうちからこれらを身に付けておくことがとても重要だということを、私自身の介護福祉職としての経験から実感しています。

最初の「介護の知識」は、例えば国の制度について、サービスにはどんなものがあるのか、どんな場合にどんなものが使えるのか、それらを知っておくことで、何かあったときに具体的な解決の道筋を見つけることができます。社会福祉のサービスとは「困っているようですが、使いませんか？」と向こうから来てくれるものではなく、自分から「必要です！」と手を挙げていかないと使えないものなんです。そういった意味でも、「知識」というのは大きな介護力だといえます。

次の「介護の考え方」については、知識に裏付けられるものだと思うのですが、「人を信じること」だと思います。「認知症だからこの人はできない」とか「右まひだから右手は使えない」とか、決めつけてはいけないということです。そうではなく、一人一人の持っている力をどれだけ信じることができるかが、介護のこれからを大きく左右すると思うのです。「人間のもつ可能性」をイメージし、もうできなくなったと決めつけずに、たとえ認知症であってもその人の中にどんな力があるのだろうか？と探求していく考え方が介護には絶対必要だと思っています。

最後が「介護の実技」です。食事や入浴、排せつ、そのほか日常生活を維持するための基本的なことを、どうやって「その人自身が〝自分でできた〟という気持ちになるようにもっていけるか」というのが、介護福祉職の介護を実践するときの基本的なスタンスですが、家庭においてもそのような視点で介護技術を身に付けておくことが必要だと思います。そうすることで、介護をする側の負担も大きく変わってきますね。介護技術は道具の使い方なども含めて習得しておくといいと思います。

介護は実はとても身近にあるテーマなのに、まだまだ遠いものと考えられがちです。でも、もし家族がそういった状況になったときに少しでも介護力を持っていれば、恐れることなく物事を客観的にとらえて「判断」することができるのです。自分たちに何ができるのかできないのか、できないとすれば何を活用すればできるようになるのか……など、専門職の方の指示に従うだけではなく、介護を自分の人生の一部として考えて選ぶことが大切だと思います。

――そうした判断の一つとして、在宅介護か施設入居かという選択があるのでしょうか。

岡田　ある程度の介護状態までは在宅で介護して、それ以上重くなったら施設を利用するという考え方もあると思います。ただ、施設を選択する理由が介護状態だけではないということも理解しておいていただきたいですね。在宅での家族介護者の有無や同居家族が居たとしても健康上の理由でということもあるのです。また、施設というと特別養護老人ホームがあげられますが、老人保健施設やグループホーム、有料老人ホーム、ケアハウスなど、その状態や目的に合わせた施設があります。

また、在宅で介護する場合は、訪問介護やデイサービス、短期入所などの多様なサービスがあります。それら施設や在宅でのサービスの種類や内容などにも目を通しておくと良いでしょう。

最近までは、一度「特別養護老人ホーム」に入ったら、そのまま出ないという人がほとんどでした。でも今は、特養から引きとって自宅で介護するという人も出始めています。その理由はいろいろあると思いますが、「在宅に受け皿となるサービスがあるから」ということも大きな理由の一つです。

友人の家族のことですが、この春まで3年間デイサービスやショートステイを利用して在宅介護を続けてきたのですが、夜間の介護が大きな負担となって特養を利用することになったそうです。しかし、特養での様子を見ていると、家にいたときのような元気な姿が見られなくなって、やっぱり今までのように在宅サービスを利用して家にいてもらおうということになったと話していました。今までは特養に入ったらその先を選択することなどありませんでしたが、このようにいろいろと比較しながら選択している家族も見られるようになってきています。

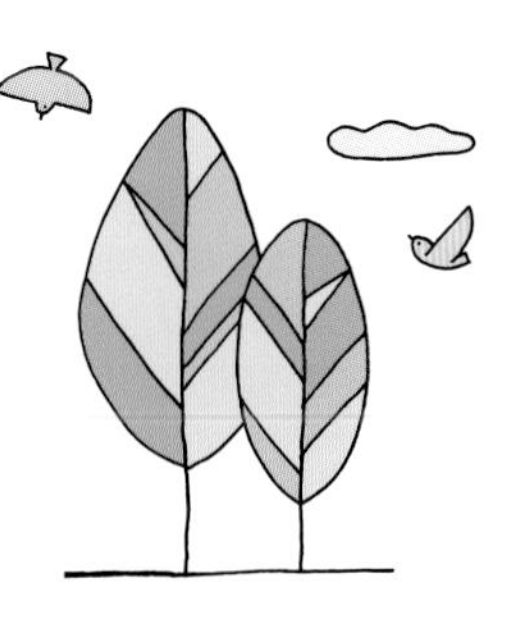

――子どもが親を介護する場合の準備としては、普段からどんなことに気を付けるべきなのでしょうか。

岡田　観察というと少し冷たい表現になりますが、やはりつとめてコミュニケーションをとって生活の状況を観るということですね。そしてその時の気になったことを「記録をする」ことで、日々の変化が分かってきます。今はブログなどを活用して介護記録を付けている人もいますね。やっぱり記憶より記録が重要。記録していれば、「こういったことが何回も続いている。じゃあお医者さんへ行こうか」という判断材料になります。「ちょっと変だから、とりあえず診てもらおう」では、介護される側も「急に何を言ってるんだ？」と思って、自分の変化を受け入れることができないと思います。

台所や居室の整理の状態、身につけている着衣の様子、家の中の臭気などに目を向けると、「そろそろ自分の生活に手が回っていないな」というのが分かってきます。自分の親だからこそコミュニケーションが難しい側面もありますし、今まで当たり前にできていたぶん、できなくなったことを受け入れにくかったりします。なるべくコミュニケーションを取りながら、意識してみていくことが大切です。

――もし家族が認知症を発症した場合には、どういう対応をしたらいいのでしょうか。

岡田　認知症といっても、さまざまな症状がありますので、一概にいうことはできませんが、家庭内で他者が理解できないような行動をとる認知症の人を介護するのは簡単なことではありません。病気なのだと頭で分かってはいても、やはり症状が出たときに家族は傷つき、悩みます。

　例えば、家族の一人に認知症の記憶障害という症状が出て、それが原因で財布の置き忘れのようなことが頻発します。当事者はただ置き忘れだと思えばよいのですが、そのような時には一番身近な人を疑ったりします。そのようなことが引き金となってこれまでの家族の問題が露見してきたりして、本当の問題は何なのかわからない混沌とした状態になることがあります。自分たち家族だけでは解決が難しい場合が多いのです。

　もし家族が認知症になったときは、専門医を受診することは当然のこととして、絡まった問題の解決の糸口を見つけるために、地域包括支援センターの専門職に相談してみましょう。誰かに相談したり、何かを活用したりするのも、大切な介護力の一つです。

　地域包括支援センターには、保健師、社会福祉士、主任ケアマネジャーが配置されています。抱え込まずに、それらを上手に活用していきましょう。

――抱え込まずにサービスを活用していく、まさにこの本の目指すところですね。新潟県民は責任感が強いせいか、「頼る」ことや「困りごとを伝える」ことが苦手なように思います。

岡田　例えるなら自分の持っている駒だけで将棋をしなくては、という感じですね。でも、たまにはチェスのキングを借りてきたっていいんですよ。そしてここでも「記録」が重要な役割を果たします。「困っているんです」だけでは何も伝わりませんから。話を聞く側が「何に困っているのですか、それが起こるのは昼ですか夜ですか」など引き出してくれると思いますが、相談するほうもきちんと伝わるだけの情報を持っていくことが大切です。

――岡田先生自身も今現在、ご家族の介護をされていますが、その中で強く感じていることをお聞かせください。

岡田　現在、要介護2の夫の母と、要介護5の実の父と一緒に暮らしています。私の実家は和歌山県です。母が一人で介護していたのですが、限界が来たというような状態になったものですから、父に「新潟に来ますか」と聞いたところ「史のところに行く」という返事があって、今年の3月に新潟に来てもらいました。

　「要介護の二人の世話をするのは大変でしょう」と皆から言われますが、二人は、介護保険のサービスを利用していますし、夫や娘と協力し合っていますので、そんなに大変だと思うことはありません。本当に恵まれた環境で介護できることに感謝しています。だけど、このように恵まれた環境であっても「きついな」と思うこともあります。そんな時に必要なのは気分転換ですね。私の場合は、朝日を浴びたり、歩いたり、お気に入りのラーメンを食べたりしています。

――「介護」は誰の身にも起こる問題ですから、それを自分でどう捉えていくかが、一番重要なのかもしれませんね。

岡田　そうですね。介護について知ることによって、介護は、困ったことだという考え方から、何とか解決できるものだというように変わってきます。人間のもっている潜在能力を信じることで、介護そのものが新しいことの発見につながり楽しいものになってきます。介護すること自体が人間を成長させてくれるものですが、このような物事をポジティブにとらえることのできる力は、介護だけではなく様々な人生の局面でも助けとなるものだと思っています。若い時から現代人の教養として介護を学び自分自身のクオリティーオブライフ（人生の質）を上げていってもらいたいと思います。

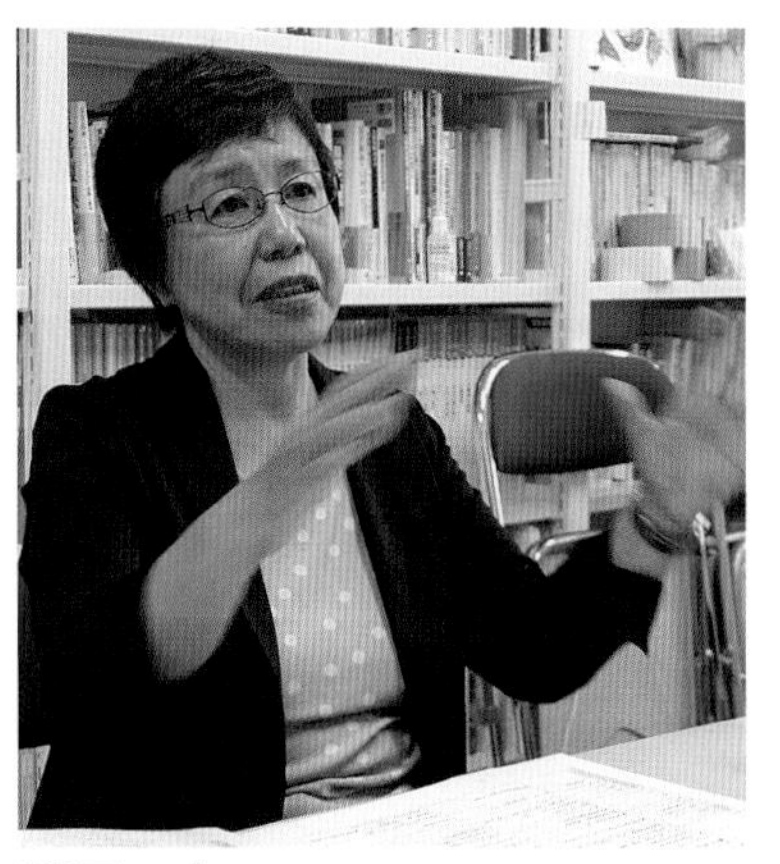

岡田　史

おかだふみ　新潟医療福祉大学社会福祉学科教授。和歌山県串本町出身。阪神淡路大震災での介護ボランティア活動をきっかけに災害時の介護について研究。地域の介護力向上のため「介護を学ぶ地域の集い」を主宰

第一章

今こそ知りたい「介護の準備」

介護を「まだうちは大丈夫」と思っていませんか?
はつらつとしている親にも老いはやってきます。
伴侶にも、自分にも、いつかは介護が日常になります。
介護の準備は元気なうちから始めるのがベストです。

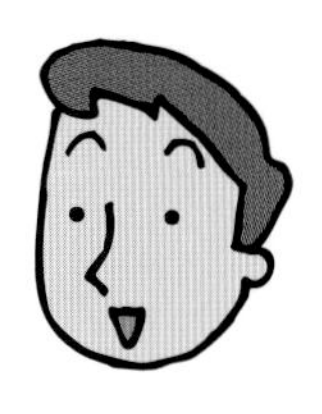
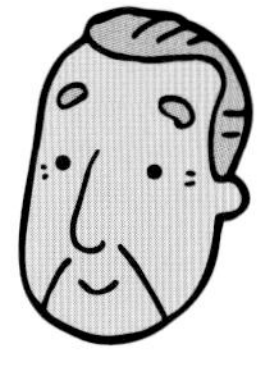
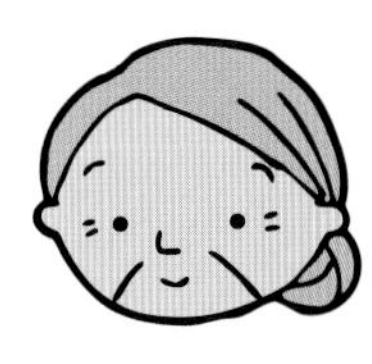
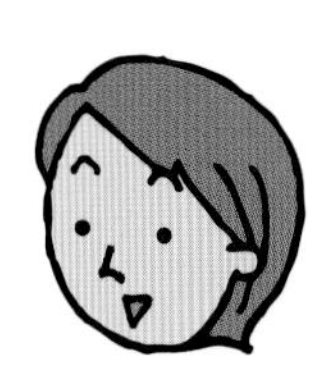

老いのサインを見逃さない

コミュニケーションをとることが大切

遠方に住んでいて久しぶりに実家に帰ったら、母親の手料理の味付けがおかしかった。きれい好きだったはずなのに家の中が片付いておらず、廊下や階段にまで荷物があふれていた……などはよく聞く話です。突然、親の気力や体力の衰えに気付いたということです。介護が必要だが、さて何をどうすればよいか分からない、自身がショックで落ち込んでしまい何も前に進まないという子世代も多いようです。

離れて暮らす親子に限りません。子から見て親は変わらず元気なように見え、なかなか変化に気付かないものです。

けがや病気が原因で介護が必要になることはありますが、そうでなければ介護が必要になるまでには時間があるはずです。親を寝たきりにさせないためにも、離れて暮らしていても電話をかけるなどして、こまめにコミュニケーションをとることで、老いのサインを見逃さないことが重要です。

親の変化に気付き健康状態を把握する

たまに親と一緒に出掛けると、以前では考えられない変化に気付くことがあります。歩くテンポが遅くなっていたり、階段の途中で何度も立ち止まったり、お金を払うときに小銭を出さずにお札ばかり出すなどです。誰でも高齢になれば身体が変化していきますが、その程度や進行の仕方は人それぞれです。親の健康状態を把握するために、どこか具合の悪いところはないか、病院にかかっていないか、薬を飲んでいるかいないかなど確認しておきましょう。

また、高齢になるとこころも変化していきます。例えば親しい人を亡くすなどの悲しい出来事や、自分の役割が変化したことにより、喪失感があるかもしれません。それらが要因となり、「うつ」になることもあるので心配です。

まずは親の健康状態を知りましょう。心身の変化を知ることで、健康維持や介護予防につなげていけるのです。

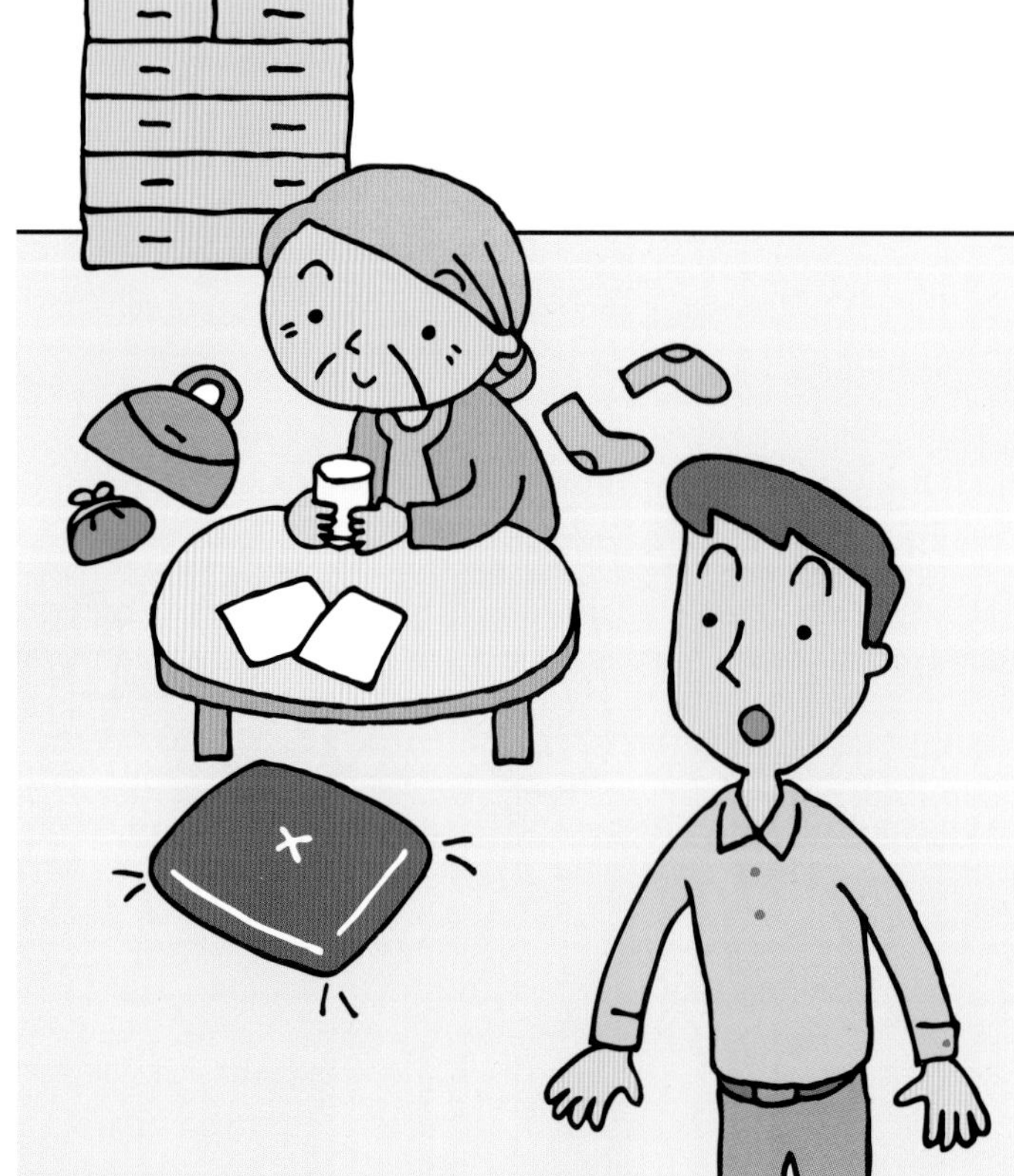

身体とこころの変化をチェックしよう!

耳
●高い音が聞きづらい
●同時に二つ以上の音を識別しにくい
●騒がしいところで会話ができない
目
●近くのものに焦点が合わせづらい(老眼)
口・味覚
●唾液の分泌が少なくなる
●のみ込みづらい、むせやすい
●塩味を感じる力が低下
体全体
●筋力が弱くなっている
●喉の渇きを感じにくい(脱水の心配が増える)
●眠りが浅い
●消化が悪くなり、便秘しやすい
こころの変化
●もの忘れが多い
●やる気が起きない
●ものごとが思ったようにいかないので自信をなくす
●親しい人との別れなどで、喪失感を抱いている

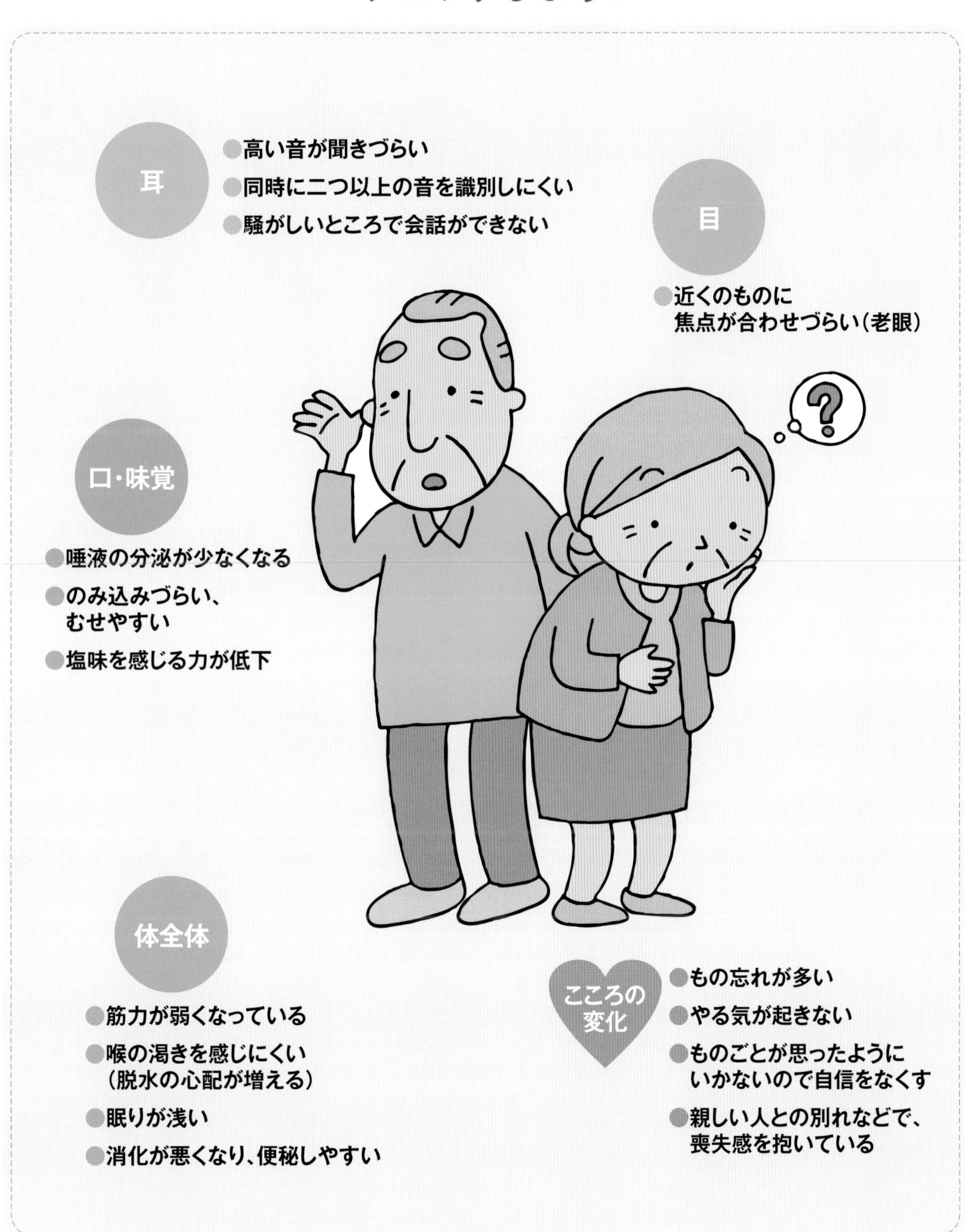

※その他に血液検査や尿検査などで分かるもの/腎臓のろ過機能の低下や抗体をつくり出す器官の働きが低下など

普段から介護予防を

体力・気力・意欲を維持する

日本は世界一の長寿国です。しかし、平均寿命が延びると不健康な期間も延びる可能性があるということなので、長寿を簡単には喜べません。健康で長生きをするためにも、普段から意識して介護予防をしていくことが大切です。

気を付けたいのは、現在治療をするような病気がなくても、生活に活発さがなくなってくることで体を使わなくなり、その機能が衰えてしまうことです。筋力や関節の機能低下や食欲低下による低栄養状態から、体力・気力・意欲が低下し、さらに活動が低下する「負のスパイラル」に陥らないようにしましょう。

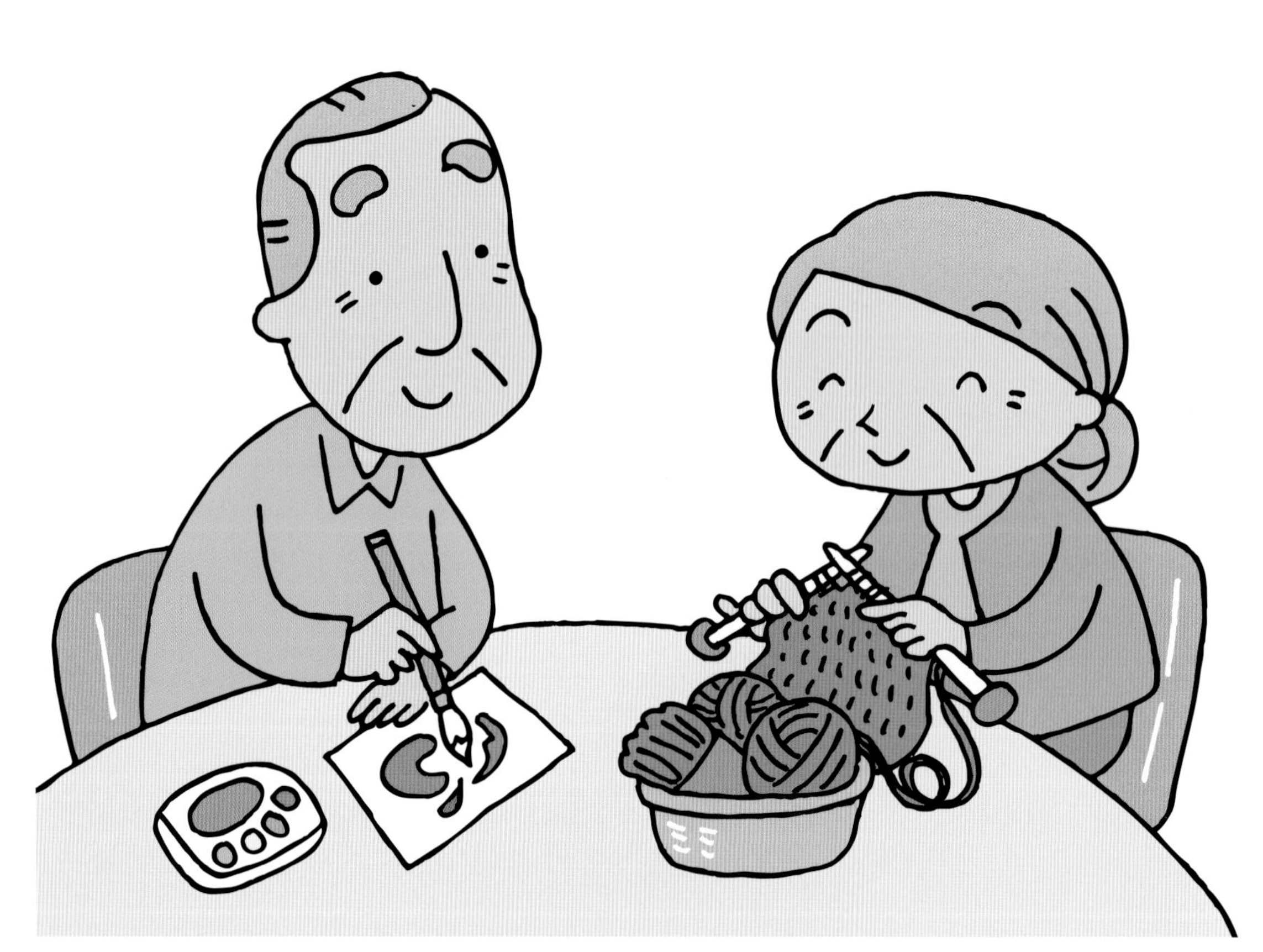

平均寿命と健康寿命

平均寿命を延ばすだけでなく、いかに健康寿命を延ばすかが重要といわれています。健康寿命とは、「健康上の問題で日常生活が制限されることなく生活できる期間」のことで、平均寿命と健康寿命の差は「健康上の問題で日常生活が制限されている期間」を意味します。

2010年において、この差は全国平均で男性が9.17年、女性が12.73年でした。ちなみに新潟県の男性の平均寿命79.47歳に対して健康寿命は69.91歳、女性の平均寿命86.96歳に対して健康寿命は73.77歳でした。その差から、「健康上の問題で日常生活に制限のある期間」が男性は9.56年、女性は13.19年に及ぶということになります。

この差を限りなくゼロに近づけることが、「健康で長生き」につながります。

平均寿命：都道府県別生命表（厚生労働省）、健康寿命：厚生労働科学研究費「健康寿命における将来予測と生活習慣病対策の費用対効果に関する研究」より

新しいことに挑戦し手先を使って脳を活性化

高齢者の生活では得られる情報も少なく、新しいことに触れる機会も減ってきますが、努力して新しいことに挑戦することが脳を活性化させます。パソコンに挑戦したり、創作活動をしたり、楽器を弾いてみるのもよいでしょう。また暮らしの中でも、脳を活性化する行動はたくさんあります。手・指を使うのが基本で、例えば料理、掃除、手芸、文字を書くなどです。

動きが遅く手先がおぼつかなく見えるかもしれませんが、親の仕事を奪わないことも大切な介護予防です。

筋力アップで転倒予防 多様な食品で低栄養予防

何歳になっても、鍛えると筋力は向上します。日頃から簡単な運動をすることで、筋肉を強くし、転びにくい体をつくります。

低栄養を防ぐために、栄養のバランスの取れた食事を取ることも大切です。厚生労働省が発表している「国民健康・栄養調査」によると、身長と体重から割り出すBMI値が20以下の低栄養傾向にあるとされる人の割合は、65歳以上の高齢者で16・8パーセント、年齢別では85歳以上が最も高くなります。

1日に取りたい食品のポイントは、肉や魚や卵、大豆製品などが、どれか毎食あるか、油料理も1～2品目、毎食、主食と主菜と副菜をそろえ、水分補給を忘れないことです。

早めに「介護保険」に関心を持つことも必要

元気なうちに「介護」について関心を持ち、知識を持つことは将来のために有効です。介護保険についても正しい知識を持ち、気になることは調べておくことです。もしも介護が必要になったとき、どんなサービスを利用するか、早めに選択していくことができますし、施設についても事前に情報を得て、いくつか選択肢を持つことも大事です。

筋力アップトレーニング

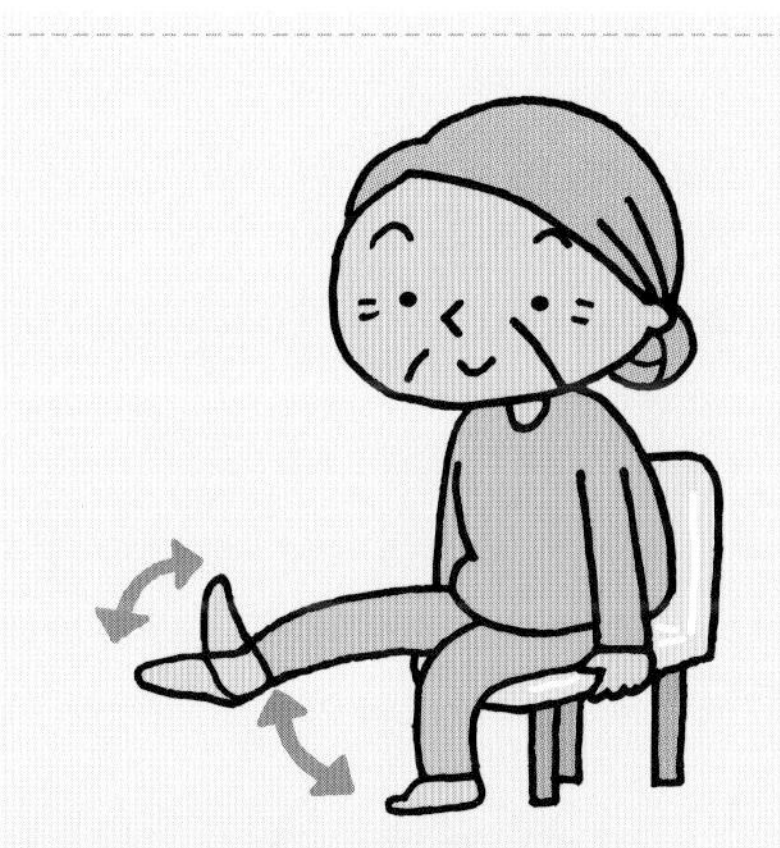

ももとすねを鍛えよう!

❶ 椅子に腰掛ける
❷ 膝を伸ばして上げ、爪先を上に向けて5秒保つ
❸ 下ろす
❹ ❷❸ を左右交互に5～10回繰り返す

足腰を強くしよう!

❶ 椅子の背につかまる
❷ 足の指に体重をかけるようにして膝をゆっくり曲げ、5秒保つ
❸ 膝をのばす
❹ ❷❸ を5～10回繰り返す

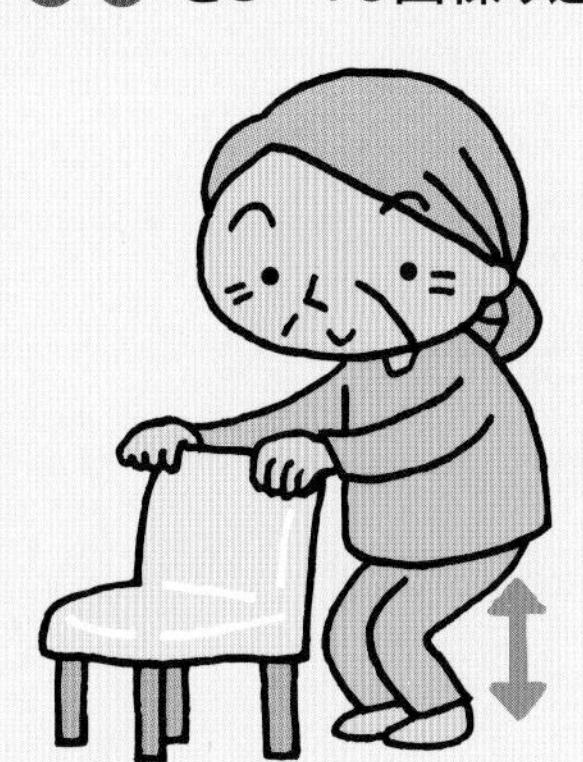

※体調が悪いときや足腰や関節に痛みがあるときは無理をしないで休みましょう

介護予防事業

一次予防と二次予防で高齢者の自立を支える

介護予防事業は、高齢者が要介護などの状態になることを防いだり、要介護状態であっても軽減し悪化させないようにすることを目的としています。高齢者一人一人が住み慣れた地域で自立した生活をしていけるように、市町村と地域包括支援センター、介護予防プログラムの実施者だけでなく、医療機関をはじめさまざまな機関や団体が連携して事業を展開しています。

介護予防事業には「一次予防事業」と「二次予防事業」があります。65歳以上の元気な高齢者を対象とする一次予防事業では、健康づくり講座や健康相談、膝痛・腰痛予防講座、認知症予防講座、生きがい講座などが行われています。

二次予防事業は、生活機能の低下があるとされた高齢者が対象です。一人一人の状態によって目標を定め、必要なサービスを利用したりプログラムに参加しながら達成を目指します。

介護予防事業は介護保険の要介護認定で「非該当（自立）」の判定を受けた人も対象となります。利用したい人は地域包括支援センターに問い合わせましょう。

介護予防事業が目指すこと

介護予防事業のサービスやプログラムは市町村ごとに行われています。その内容や名称は異なりますが、目指すポイントは「運動器の機能向上」「栄養改善」「口腔機能の向上」「閉じこもり予防」「認知症予防」「うつ予防」などです。

運動器の機能向上

筋力や骨が衰えると転倒・骨折しやすくなり、そこから要介護状態になるケースが多く見られます。医師・保健師・栄養士・理学療法士・健康運動指導士などによる講習会、筋力アップ運動やパワーリハビリなどを行います。

栄養改善

食事の支度が十分にできないことから、低栄養に陥っている高齢者が増えています。病気の予防や重症化防止のため、生活習慣を改善するための講習会や料理実習、個別相談などを行います。

口腔機能の向上

入れ歯が合わなかったり、嚥(えん)下(げ)（のみ込むこと、のみ下すこと）機能が衰えたりすると食事をうまく取れなくなり、低栄養になりかねません。口の中の状態によっては肺炎や気道感染を起こすこともありますので、歯の手入れ法を指導したり、摂食・嚥下機能を向上させる訓練を行

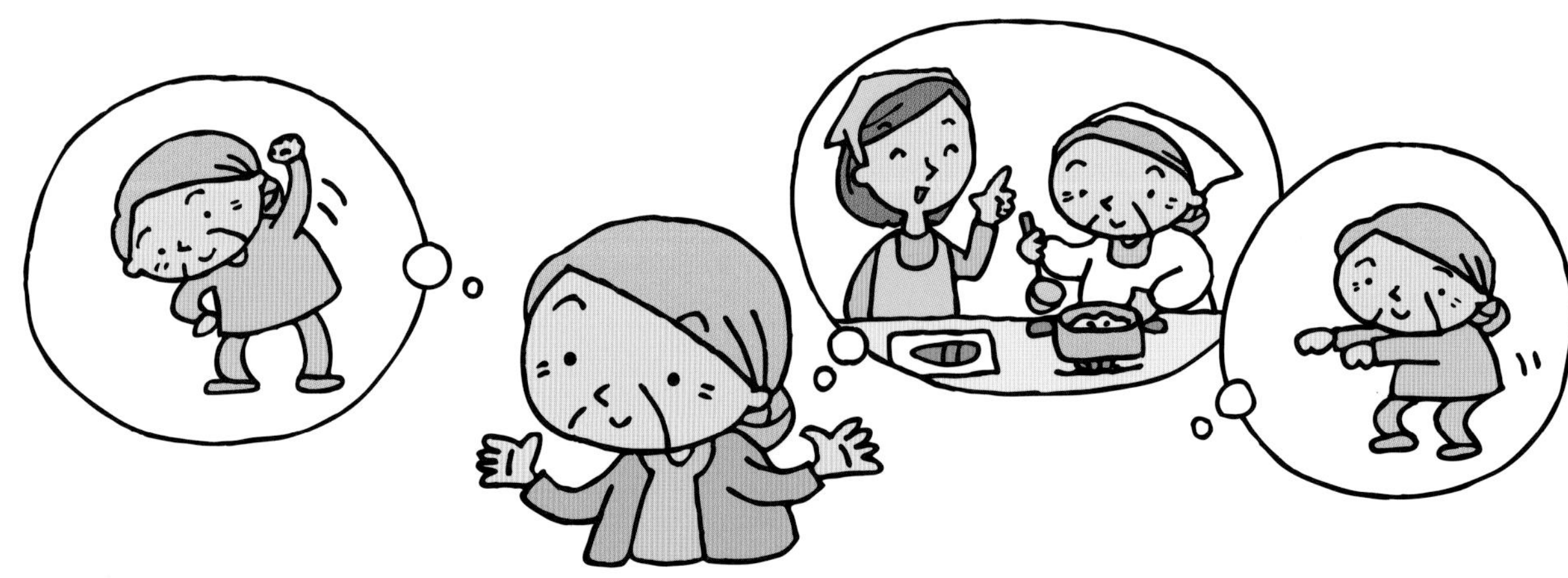

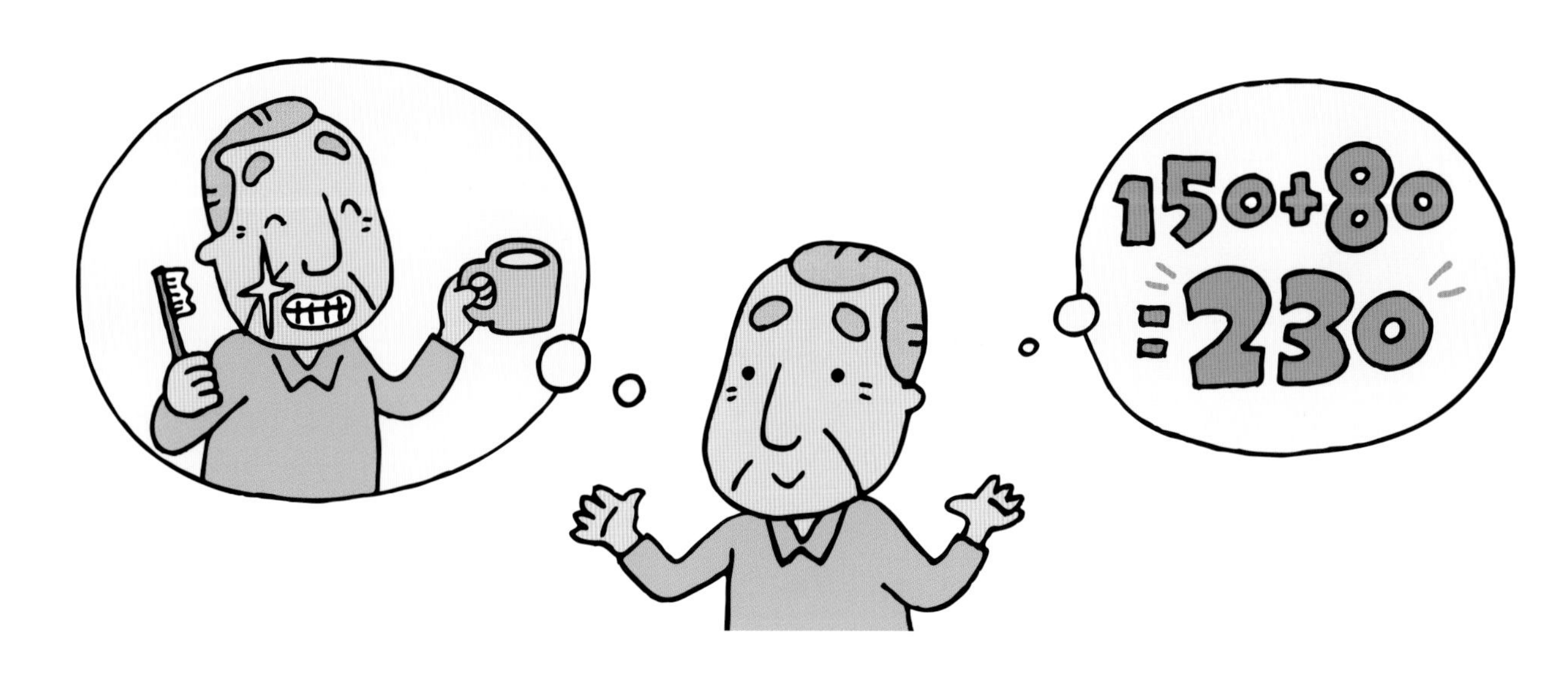

います。

閉じこもり予防・認知症予防

外出や社会参加をしなくなると、意欲が低下したり筋力が衰えたりすることがあります。生きがいを見つける講習会や外出や体力づくりにつながる教室、指導を行います。また簡単な頭の体操や、創作活動をしながら参加者同士の交流を図る教室などを開きます。

うつ予防

高齢者は社会や家庭環境の変化によって、うつ状態になりやすといわれます。うつの早期発見のために保健師や看護師の個別訪問や相談などを行います。医療機関の受診につなげることもあります。

介護予防対象者は「基本チェックリスト」で調査

介護予防の対象となるのは原則として65歳以上で、要支援・要介護認定を受けていない高齢者です。一人一人の心身機能や栄養の状態、閉じこもりの心配などがあるかないかなどを調査し、二次介護予防対象者を見つけるために、「基本チェックリスト」（14ページ）が用意されています。

基本チェックリストの回答の結果によって、どんな予防や支援が必要かを確認することができます。具体的には「もっと運動をした方がよい」「栄養状態の改善を行ったほうがよい」「口の中の手入れをしたほうがよい」「認知症の予防・支援が必要」などです。チェックリストを自宅に送付し回収する市町村もありますので、自宅に届いたら必ず記入し、返信しましょう。

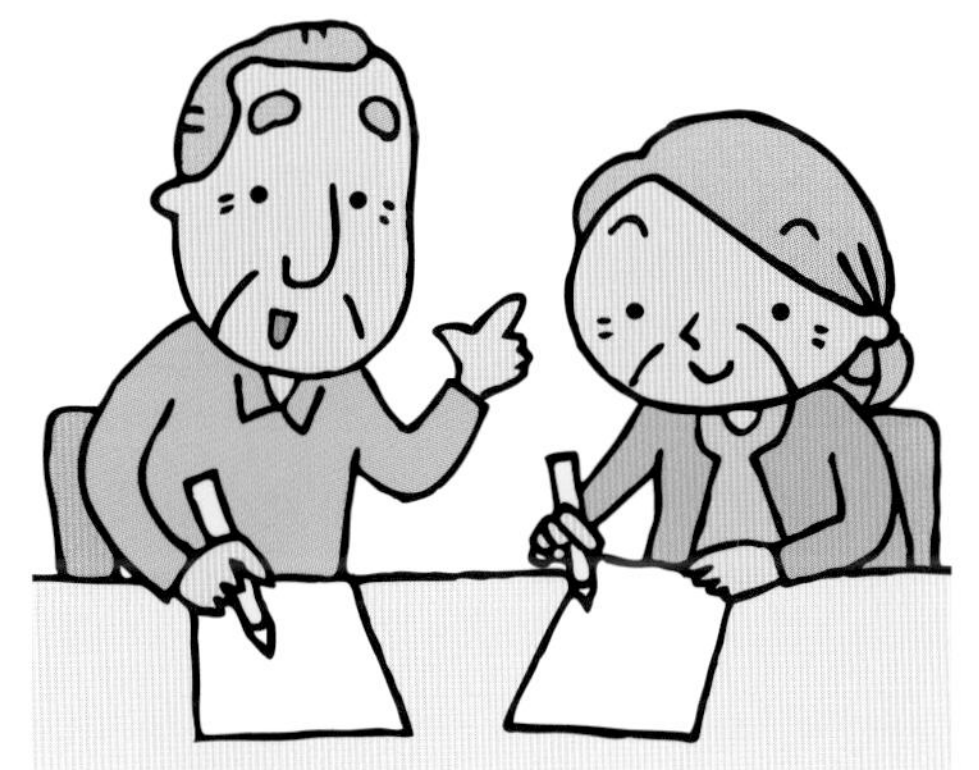

新潟県の介護予防事業

県内の各市町村では、医療機関やボランティア団体などとの連携によって、さまざまな介護予防事業を行っています。とくに運動器の機能向上を図るための筋力アップや転倒予防のための教室が充実していて、「コツコツ貯筋体操」（柏崎市）や「スマイル体操」（胎内市）など、親しみやすい独自の体操を実施している自治体もあります。柏崎市では、この転倒予防体操を身近な会場で行うことができ、2015年7月現在、159会場で3, 600人以上が実践しているということです。

また住民の運営による「通いの場」（名称は地域によって異なります）が県内20市町村に841カ所（2013年資料）あります。ここでは簡単な体操（運動）や茶話会、趣味活動などが行われています。高齢者がいつでも気軽に訪れることができ、外出したり人と交流したりすることで、閉じこもり防止やうつ防止になっています。

基本チェックリスト

はいといいえ、いずれかに○をつけてください。

No.	質問項目		回答		
1	バスや電車で1人で外出していますか	0	はい	1	いいえ
2	日用品の買物をしていますか	0	はい	1	いいえ
3	預貯金の出し入れをしていますか	0	はい	1	いいえ
4	友人の家を訪ねていますか	0	はい	1	いいえ
5	家族や友人の相談にのっていますか	0	はい	1	いいえ
6	階段を手すりや壁をつたわらずに昇っていますか	0	はい	1	いいえ
7	椅子に座った状態から何もつかまらずに立ち上がっていますか	0	はい	1	いいえ
8	15分位続けて歩いていますか	0	はい	1	いいえ
9	この1年間に転んだことがありますか	1	はい	0	いいえ
10	転倒に対する不安は大きいですか	1	はい	0	いいえ
11	6ヵ月間で2～3kg以上の体重減少がありましたか	1	はい	0	いいえ
12	BMIが18.5未満である BMI=体重(kg)÷身長(m)÷身長(m) 【例】体重50kg、身長155cmの場合　BMI　50÷1.55÷1.55=20.8	1	はい	0	いいえ
13	半年前に比べて固いものが食べにくくなりましたか	1	はい	0	いいえ
14	お茶や汁物等でむせることがありますか	1	はい	0	いいえ
15	口の渇きが気になりますか	1	はい	0	いいえ
16	週に1回以上は外出していますか	0	はい	1	いいえ
17	昨年と比べて外出の回数が減っていますか	1	はい	0	いいえ
18	周りの人から「いつも同じ事を聞く」などの物忘れがあると言われますか	1	はい	0	いいえ
19	自分で電話番号を調べて、電話をかけることをしていますか	0	はい	1	いいえ
20	今日が何月何日かわからない時がありますか	1	はい	0	いいえ
21	(ここ2週間)毎日の生活に充実感がない	1	はい	0	いいえ
22	(ここ2週間)これまで楽しんでやれていたことが楽しめなくなった	1	はい	0	いいえ
23	(ここ2週間)以前は楽にできていたことが今ではおっくうに感じられる	1	はい	0	いいえ
24	(ここ2週間)自分が役に立つ人間だと思えない	1	はい	0	いいえ
25	(ここ2週間)わけもなく疲れたような感じがする	1	はい	0	いいえ

❶ 質問6～10の「1」の合計3点以上の場合
↓
❶ 運動器の機能低下に注意が必要です。

❷ 質問11・12の「1」の合計2点の場合
↓
❷ 低栄養状態に注意が必要です。

❸ 質問13～15の「1」の合計2点以上の場合
↓
❸ 口腔機能などの低下に注意が必要です。

❹ 質問1～20の「1」の合計10点以上の場合
↓
❹ 全般的な生活機能の低下に注意が必要です。

❶～❹に該当しなかった場合
↓
現在のところ、生活機能の低下の心配はないようです。

チェックリストの結果が❶～❹に該当した方には生活機能の向上に役立つ介護予防のサービスの利用をおすすめします。介護予防のサービスの詳細については、お住まいの地域の地域包括支援センターにご相談ください。

第一章
1-02

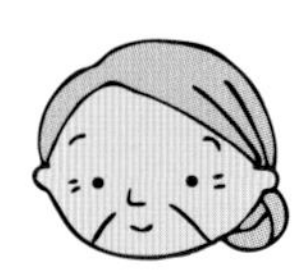
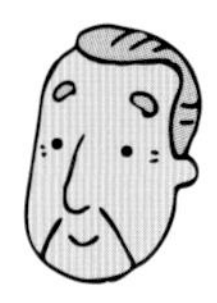

今こそ知りたい「認知症の心得」

あなたは本当に認知症と関わりがないでしょうか？
２０２５年には65歳以上の高齢者で認知症は５人に１人とも。
そうした認知症患者には家族や友人がいます。
認知症について正しく理解することがとても大切です。

認知症も早期発見が大切

初期のサインを見逃さない

ついさっきの出来事を忘れる。同じことを何度も言ったり、聞き返したりすると周囲から指摘される。よく探しものをする。そんなお年寄りの小さな変化に気づくことはありませんか。もしかしたら、それが認知症の初期のサインかもしれません。

認知症に早く気付くことができれば、「物盗られ妄想」が起きても、病気のせいと分かって、人間関係がギクシャクするのも防ぐことができるでしょう。いくつか思い当たることがあれば、専門医に相談してみましょう。

認知症を正しく理解する

何らかの理由で、脳の神経細胞が壊され、知的能力が低下していくのが認知症です。なかでも日本人に多いのは次の4種類です。

- **アルツハイマー型認知症**
- **脳血管性認知症**
- **レビー小体型認知症**
- **前頭側頭型認知症**

特にアルツハイマー型が過半数を占めて脳血管性が20〜30%、両方を併発している場合もあります。ですから、認知症のタイプや病気によって、介護する人の対応や治療に使う薬物が異なってくるので、認知症をひとくくりに考えないことが大切です。

おもな認知症とその特徴

では具体的におもな認知症の特徴を紹介しましょう。

早期発見には「かかりつけ」も重要

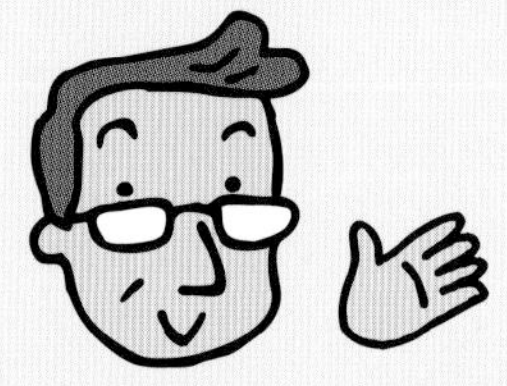

認知症の早期発見には、本人や家族が小さな異常を感じたら速やかに適切な医療機関に相談することが基本です。また、かかりつけ医やかかりつけ歯科医、かかりつけ薬局の薬剤師などが、認知症の疑いに早期に気付いてくれることもありますので、日頃の健康管理に「かかりつけ」を持つことは大切です。

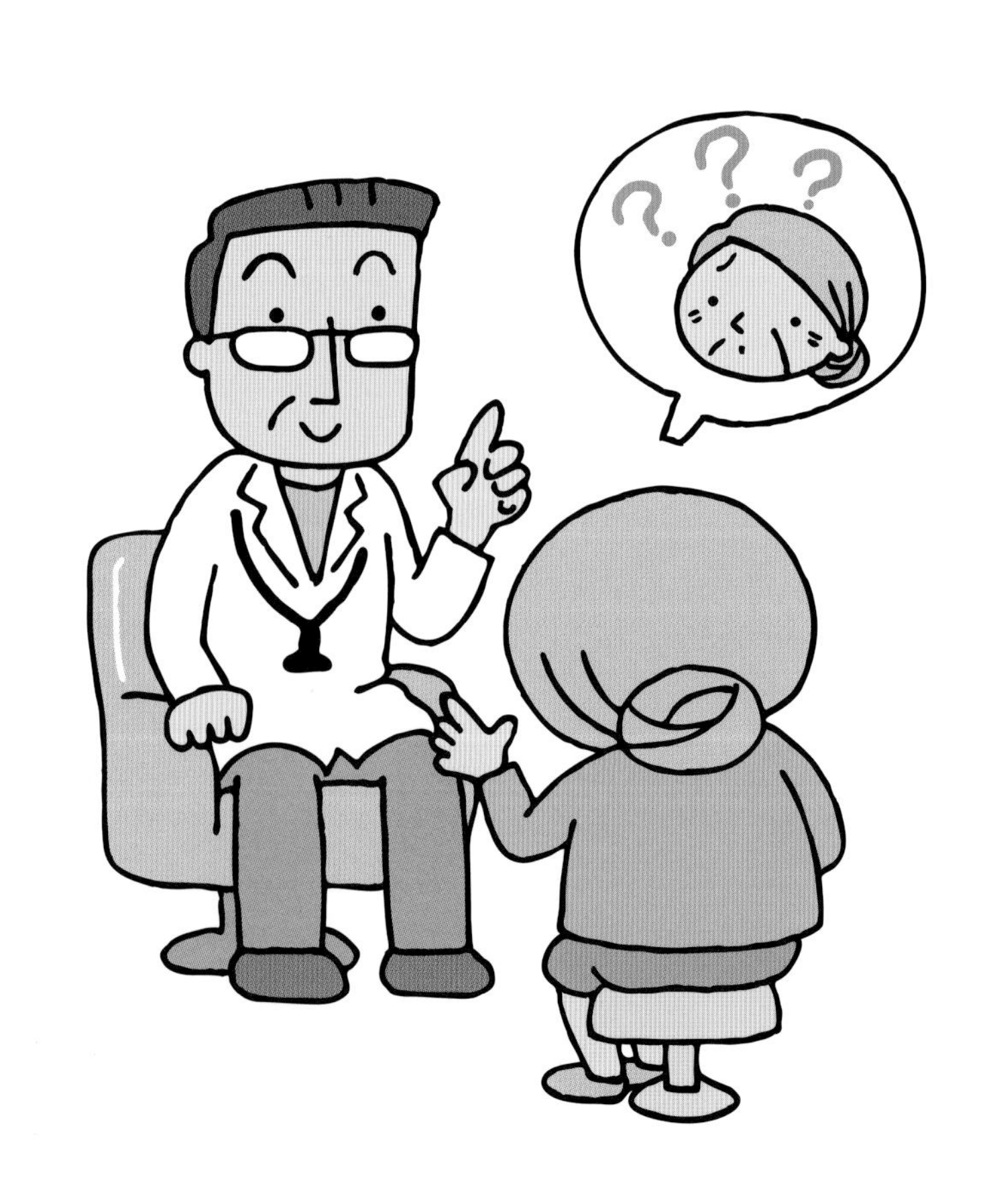

アルツハイマー型認知症

脳が全体的に萎縮していき、特に記憶をつかさどる海馬の萎縮が著しく、物忘れが起こります。数年から十数年かけてゆっくりと進行しますが、病気が中期になると、抑うつ、妄想、徘徊など、さまざまな症状が現れます。

脳血管性認知症

男性に多く、脳梗塞や脳出血など脳血管障害（脳卒中）に伴って起こります。高血圧や脂質異常症など脳の動脈硬化の原因となる病気に注意が必要です。動作や思考が鈍くなり、言語や運動の機能低下が見られます。障害を受けていない部分の脳の機能は保たれるので、できることとできないことの差が、比較的はっきりしているのも特徴の一つです。

レビー小体型認知症

認知症の約1割を占めます。レビー小体という物質が大脳皮質にたまり、多くの場合、動作の鈍さ、筋肉の硬直などのパーキンソン症状を伴います。また、実際に存在しないものが見える幻視も特徴です。症状は変動しやすく、時間帯や日によって強かったり、ほとんど現れないこともあります。

前頭側頭型認知症

脳の前頭葉や側頭葉の萎縮によって起こります。物忘れは目立ちませんが、人格や行動が極端になります。抑うつ、同じ言葉や行動を繰り返す常同行動が目立ちます。

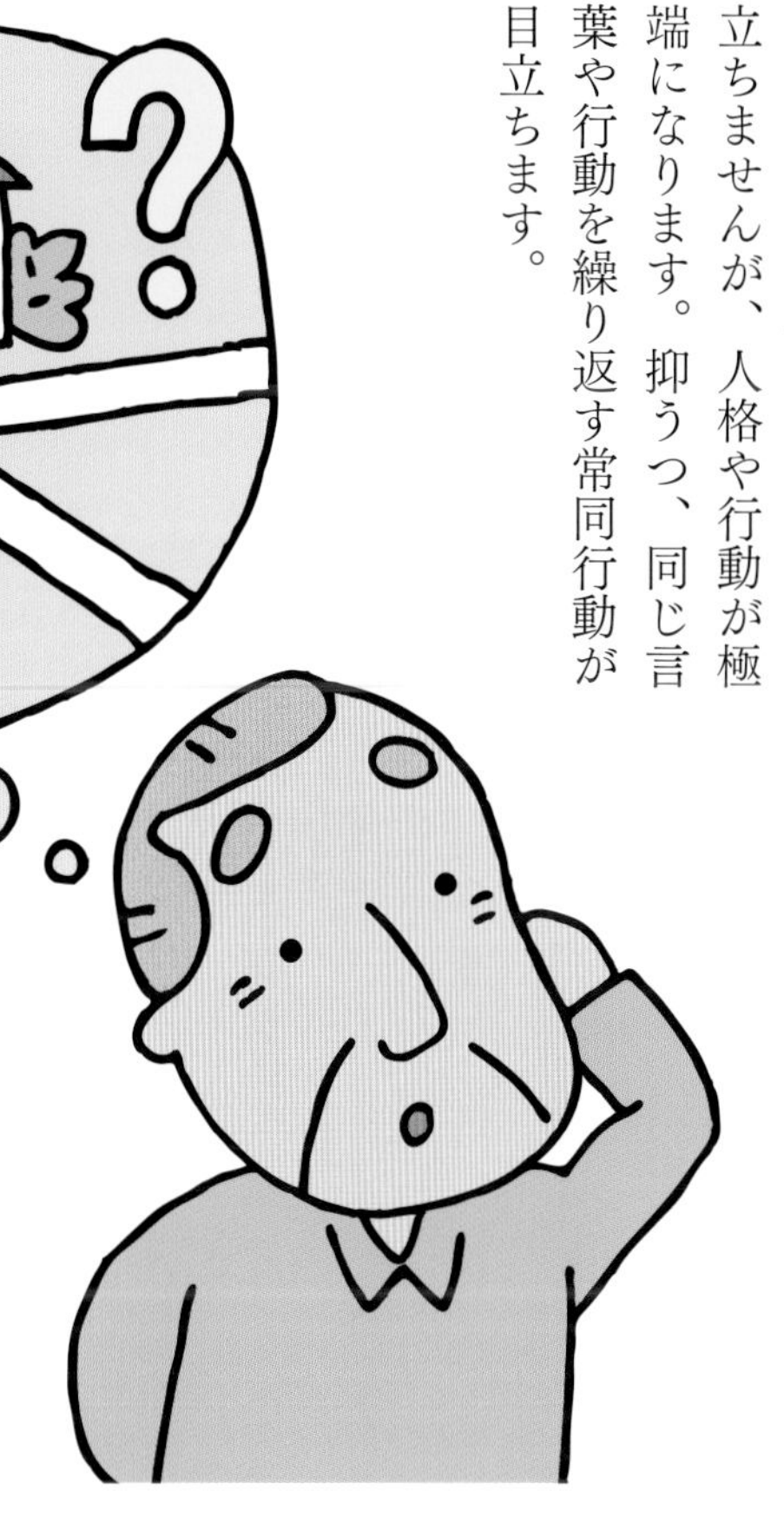

認知症の診断方法「流れ」

正しい診断を受けるためにも家族は日常の様子や変化を記録して、なるべく正確に医師に伝えることが大切です。

本人に自覚症状があるか確認する
→ 家族に日常生活の様子を質問する
→ 認知症判断テスト
→ 血液検査や頭部画像検査（MRIやCTなど）
→ 原因となる疾病の有無や認知症の進行具合などを総合的に診断

物忘れだけが認知症ではない！

認知症の症状とは

認知症では、物忘れ（記憶障害）以外にもさまざまな症状が現れます。それは、誰にでも起こる「中核症状」と、周囲との関わりで良くなったり悪くなったりする、「行動・心理症状」の2つです。

中核症状

脳の神経細胞の働きが低下することによって、直接起こる症状で、次のようなものがあります。

ついさっきの出来事を忘れる

「食べたものを忘れる」といった老化に伴う物忘れとは違い、認知症では、食事をしたこと自体を忘れてしまいます。

時間、場所、季節、人をきちんと認識できなくなる

「今日の日付は」「季節が春か秋か」「そこの角を曲がると自宅がある」といった感覚が低下します。目の前にいる人が家族だということが、分からなくなる人もいます。

判断力、理解力の低下

食事が作れなくなったり、おつりの計算ができなくなったり、会話の内容が理解できなくなったりします。また、服を着るなどの単純な行為ができなくなったり、家電製品をうまく使えなくなったりします。

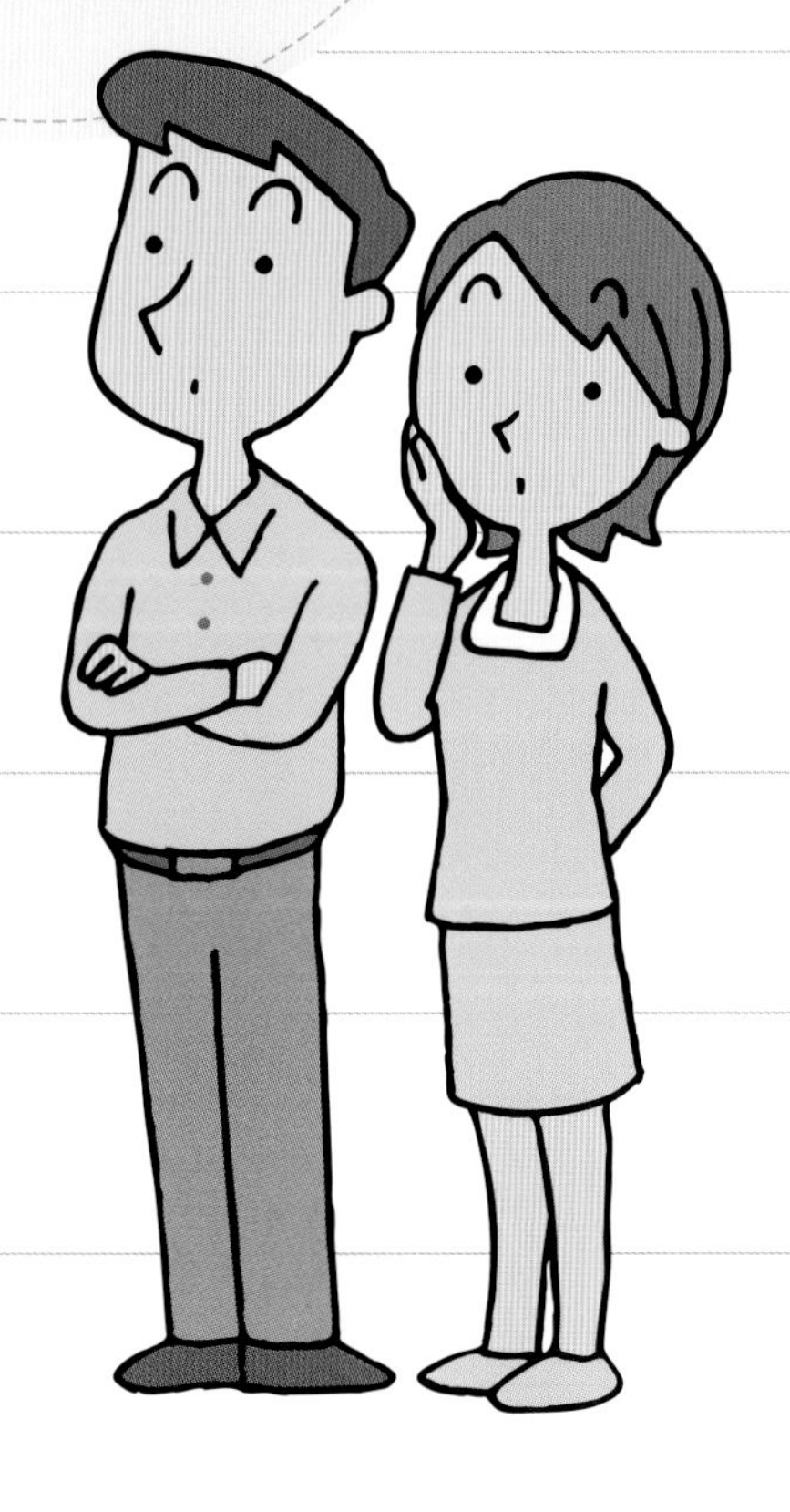

行動・心理症状

行動・心理症状は、興奮、暴力、妄想など、認知症に伴う行動と精神の症状で、BPSDとも呼ばれます。認知症の人の約8割に見られ、介護する家族のストレスを生む大きな原因になります。

また、脳細胞の働きの異常と本人の置かれている環境や、人間関係、性格などが絡み合って起きてくるため、症状は人それぞれに異なります。

周辺症状の多くは、適切な治療や介護によって、軽くすることができます。次のような困ったことが起きたら、早めにかかりつけ医に相談しましょう。

抑うつ

これまでできていたことができなくなるため、本人の気持ちが落ち込みます。何に対しても興味が持てなくなり、落ち込んだり、食欲が低下したりします。認知症のごく初期に現れます。

妄想

「家族が財布を盗んだ」「隣の家の外壁にウチの屋根の雪がぶつかった」など、現実には起きていないことを信じて疑いません。本人は確信しているので、いくら反論しても、理解してはくれません。妄想の矛先は、多くの場合、身近な家族に向かうため、対応が非常に難しい症状です。

興奮

性格が変わったように周囲の口添えなどに怒りっぽくなったり、ちょっとしたことで手を上げたりします。また、不安定の高まりから興奮状態になる人もいます。

徘徊(はいかい)と迷子

認知症が進むと現れる症状です。家族が気づかないうちに、外へ出て、迷子になることがよくあります。目的もなく歩き回るように見えますが、「生まれた家に帰りたい」など、本人なりの目的があることもしばしばあります。

幻覚

「家の中に小人(こびと)が入ってくる」という「幻視」、音がしていないのに音や声が聞こえる「幻聴」があります。本人には、実際に見えたり、聞こえたりしているので、それを否定すると、介護者との信頼関係が損なわれてしまう場合もあります。

過食

食事をした直後に「食べていない」と言うので、食事を出すと、ぺろりと食べてしまいます。求めるままに食事を出していると、健康を損ねてしまう恐れもあります。逆に食事に関心がない「拒食」もあります。

認知症 早期発見の目安

出典／社団法人「認知症の人と家族の会」作成より一部改変

日常の暮らしの中で、認知症の始まりではないかと思われる言動をまとめました。医学的な診断基準ではありませんが、暮らしの中での目安として参考にしてください。いくつか思い当たることがあれば、一応専門家に相談してみることがよいでしょう。

もの忘れがひどい

1	□	今電話を切ったばかりなのに、話し相手の名前を忘れる
2	□	同じことを何度も言う・問う・する
3	□	しまい忘れ置き忘れが増え、いつも探し物をしている
4	□	財布・通帳・衣類などを盗まれたと人を疑う

判断・理解力が衰える

5	□	料理・片付け・計算・運転などのミスが多くなった
6	□	新しいことが覚えられない
7	□	話のつじつまが合わない
8	□	テレビ番組の内容が理解できなくなった

時間・場所が分からない

9	□	約束の日時や場所を間違えるようになった
10	□	慣れた道でも迷うことがある

人柄が変わる

11	□	ささいなことで怒りっぽくなった
12	□	周りへの気づかいがなくなり頑固になった
13	□	自分の失敗を人のせいにする
14	□	「このごろ様子がおかしい」と周囲から言われた

不安感が強い

15	□	一人になると恐がったり寂しがったりする
16	□	外出時、持ち物を何度も確かめる
17	□	「頭が変になった」と本人が訴える

意欲がなくなる

18	□	下着を替えず、身だしなみを構わなくなった
19	□	趣味や好きなテレビ番組に興味を示さなくなった
20	□	ふさぎ込んで何をするのもおっくうがりいやがる

新潟県の認知症医療サポート体制

認知症疾患医療センター

認知症疾患医療センターとは、地域における認知症診療の拠点として、都道府県および政令指定都市の指定を受けた医療機関のことです。認知症専門医療の提供と介護サービス事業者との連携を担う機関として、認知症の患者本人とその家族が、住み慣れた地域で安心して暮らせるように支援します。指定医療機関では、相談や診断、専門的な検査を行ないます。

認知症サポート医

独立行政法人国立長寿医療研究センターが行う認知症サポート医養成研修を修了した医師で、かかりつけ医への助言などの支援を行うとともに、専門医療機関や地域包括支援センターなどとの連携役になり、認知症に関する地域の医療体制の中核的な役割を担います。

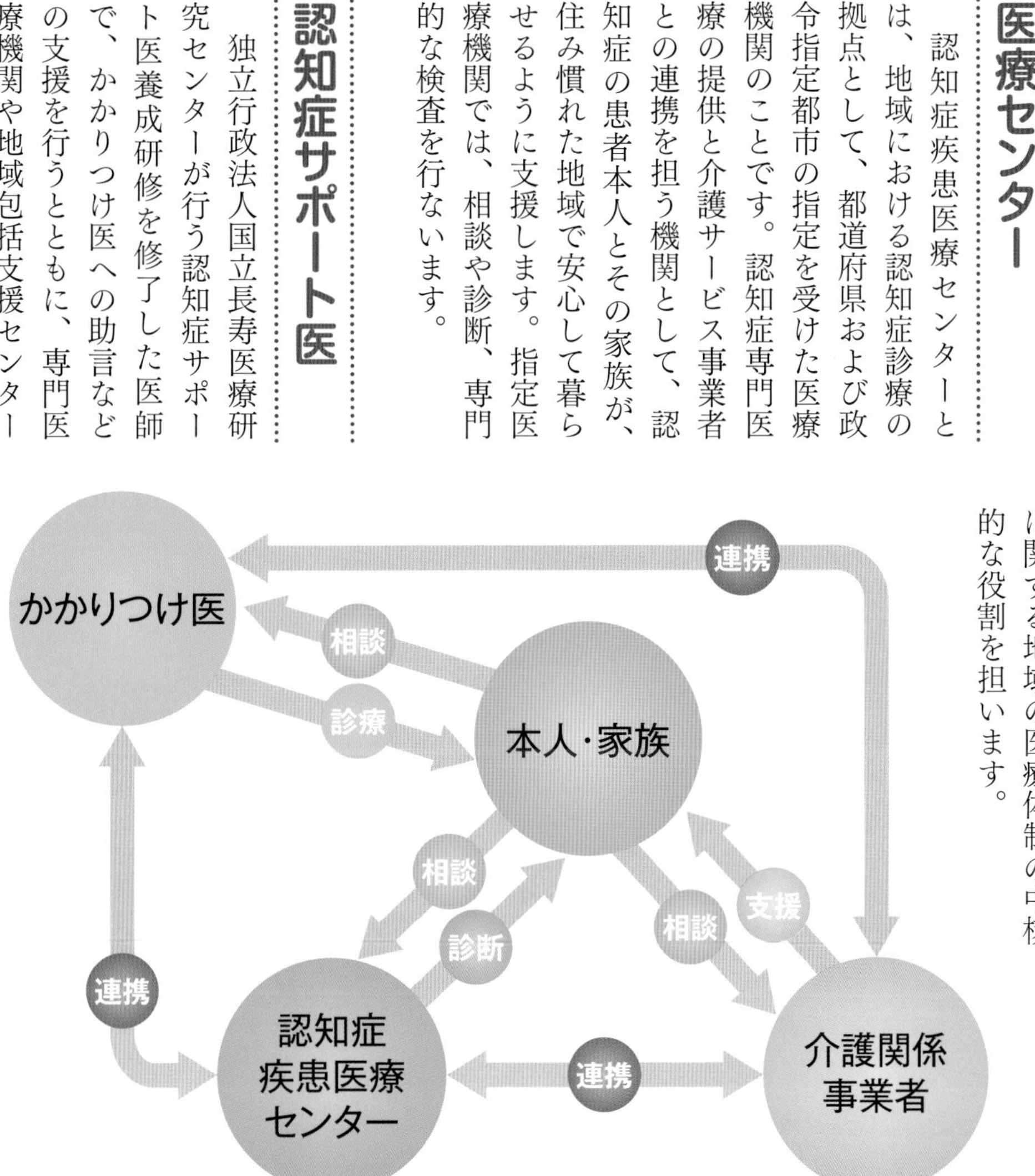

新潟県指定の認知症疾患医療センター

病院名	所在地	TEL／FAX
(医)白日会 黒川病院	胎内市下館字大開1522	TEL 0254-47-2640 FAX 0254-47-3181
(医)楽山会 三島病院	長岡市藤川1713-8	TEL 0258-42-3400 FAX 0258-42-2710
(医)立川メディカルセンター 柏崎厚生病院	柏崎市茨目字二ツ池2071-1	TEL 0257-23-1234 FAX 0257-47-3181
(医)高田西城会 高田西城病院	上越市西城町2-8-30	TEL 025-523-2139 FAX 025-526-0102
南魚沼市立ゆきぐに大和病院	南魚沼市浦佐4115	TEL 025-777-2111 FAX 025-777-3853

新潟市指定の認知症疾患医療センター

病院名	所在地	TEL／FAX
(医)敬成会 白根緑ヶ丘病院	新潟市南区西白根41	TEL 025-372-4107 FAX 025-372-6377
(医)新成医会 総合リハビリテーションセンターみどり病院	新潟市中央区神道寺2-5-1	TEL 025-244-0080 FAX 025-244-0050

今こそ知りたい「介護の相談先」

どうも親の一人暮らしが難しくなってきたようだ。
遠方に居て親の面倒をみることができない。
誰かに日常生活を介助してもらいたい。
そこで知っておきたいのが介護や福祉の相談窓口です。

第一章

1-03

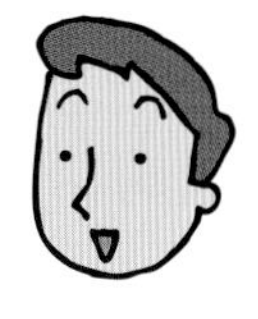
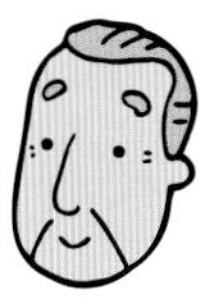
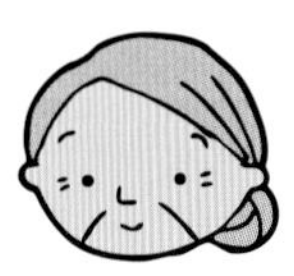
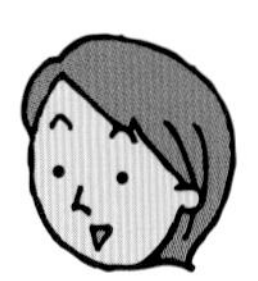

不安を感じたら まず地域包括支援センターに相談を

「そろそろ介護保険を使ったほうがいいかもしれない」と感じたとき、まず相談する先は、「地域包括センター」です。市町村によって名称が違う場合もありますが、地元の市町村の窓口に問い合わせれば教えてくれます。このとき気を付けたいのは、介護者（介護する子どもなど）の住む市町村ではなく、利用者（要介護者）が住む市町村にある窓口に相談するということです。

気になることや不安なことがあったら、早めに相談することが大事です。

退院後の不安は医療機関の相談窓口で解決

病気やけがで入院し、自宅に戻ってからの生活が不安という場合は、退院前に病院にある相談窓口やソーシャルワーカー（相談員）に相談しましょう。

退院後に自宅での医療や介護が必要な場合、今後のプランを立てたり、準備の手配をしてもらえます。また利用できる介護保険や福祉制度について説明を受けることもできますので、不安に感じていることを話し、今後の生活の仕方を検討していきましょう。

相談の際は困っていることを整理する

介護を必要としている人、介護を担う人、それぞれに抱えている不安や状況はさまざまです。相談窓口に相談をする際、何が不安なのかを事前に整理し書き出してみましょう。

小さなことでも構いません。例えば「最近家を出るのがおっくうで、外出していない」「妻に先立たれて食事作りに困っている」「一人暮らしの親が物忘れがはげしい」「火の始末が心配」など、具体的に記します。不安の原因が身体のことか、心のことか、環境についてか、または複数の不安が重なっているのかを整理し、相談窓口で一緒に考えることで、どんなサービスを利用すれば解決するかが見えてきます。

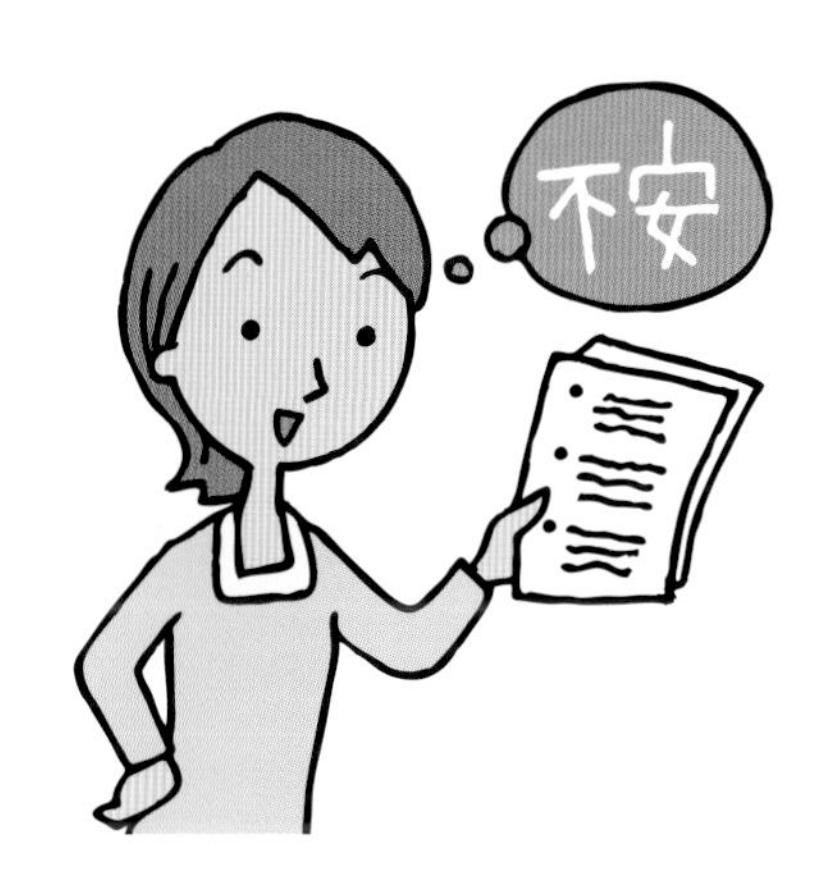

離れている親のご近所や民生委員とつながる

核家族化が進み、多くの人が「もしも遠く離れて暮らしている親が倒れたら……」という不安を抱えています。そこでつながりを持ちたいのが、親が住んでいる地域の民生委員や近所の人たちです。

民生委員は高齢者や介護者などが、周囲に相談できずに孤立してしまわないように、地域の身近な相談相手になってくれています。またご近所と親とのつながりも心強い支えです。帰省したときに挨拶に行き、親と離れている状況を話しておけば、頻繁に顔を出してもらったり気にかけてもらえます。自分の連絡先を伝え、相手の連絡先を聞いておくと、いざというときに頼りになります。

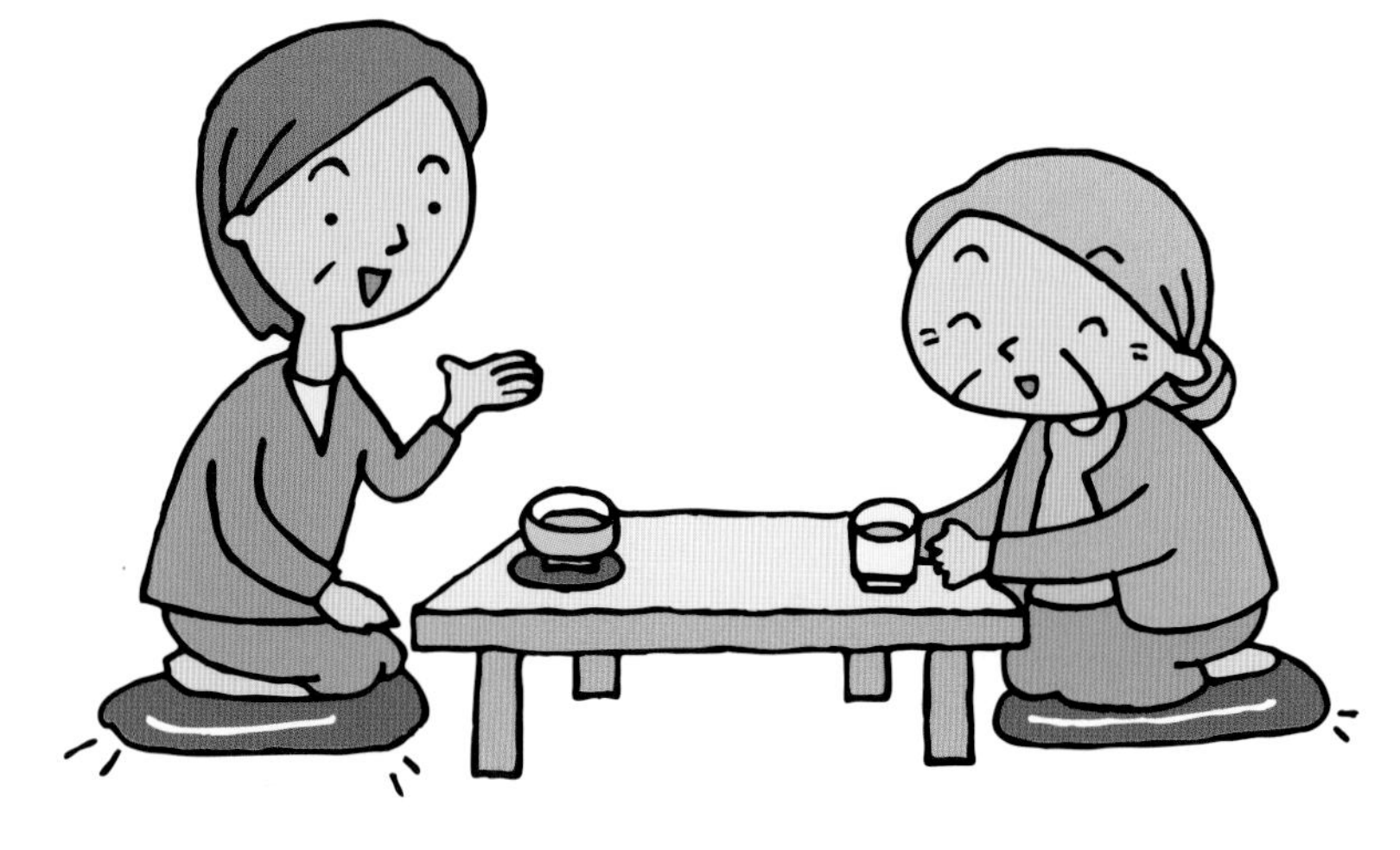

地域包括支援センター

家族や親が介護保険を使ったほうがいいかもしれないと感じたり、必要とする状態になったりしたときに、最初に相談する総合相談窓口です。地域にある保健センターや福祉事業所などの機関や団体と連携しながら、お年寄りの暮らしを地域で支えていくために設置されています。人口2万~3万人に1カ所を目安に設置されています。介護を受ける人の住む市町村のどこにあるかを確認しておきましょう（28ページ参照）。

地域包括支援センターは、社会福祉士、保健師または看護師、主任ケアマネジャーなどの専門職がいて、お年寄りや家族からの相談を広く受けています。どこに相談したらよいか分からないときも、まずは相談してみましょう。相談は無料です。

相談を受けて介護保険を使った方がよい場合は、すぐに申請の方法を教えてもらえます。まだ介護保険を使う必要はないものの、このままだと将来介護が必要になりそうな場合は、介護予防事業につなげてくれます。

また地域包括支援センターは、お年寄りの権利を守るための相談や防止活動も行っています。さまざまな機関と連携し、悪質な訪問販売に遭わないような防止活動や、財産管理が心配な人への制度利用の支援、虐待があった場合の対応や防止活動などです。

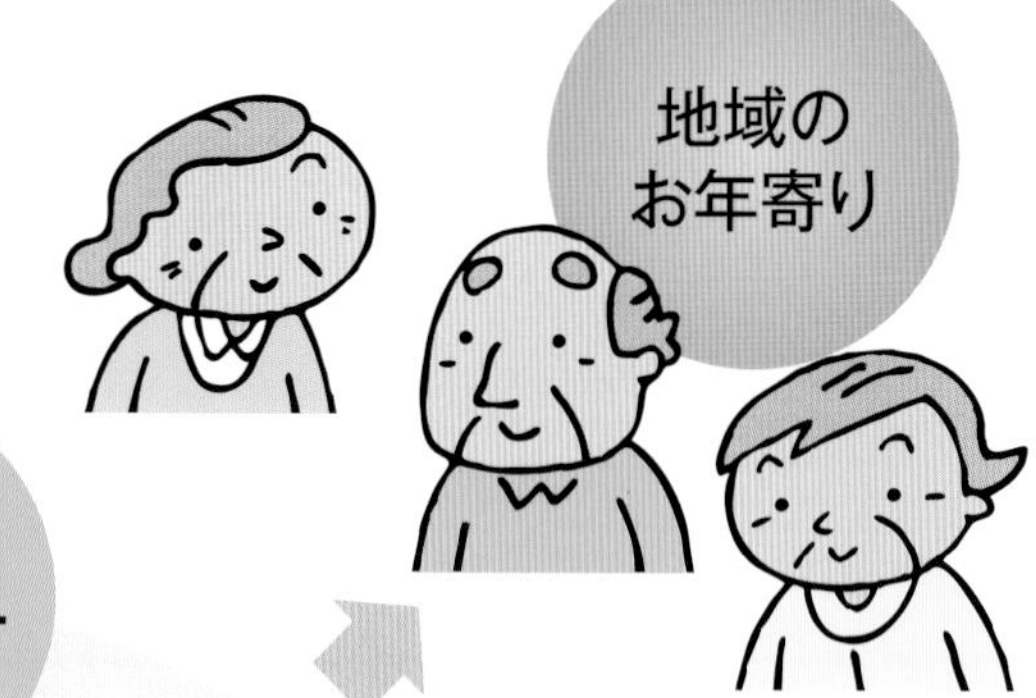

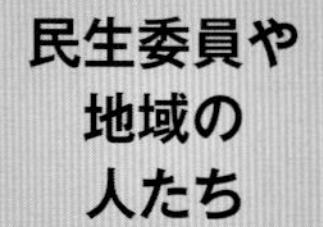

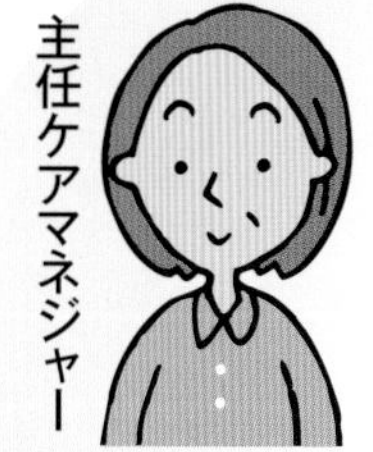

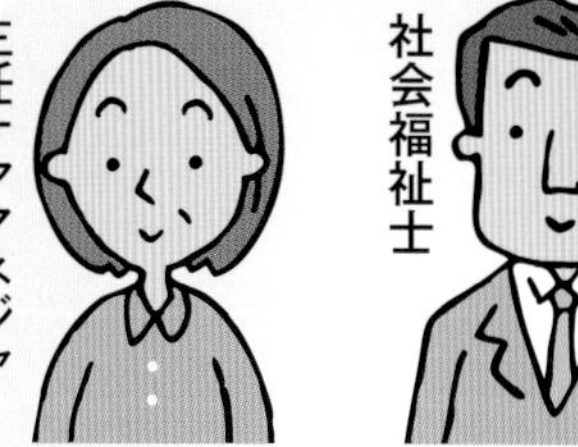

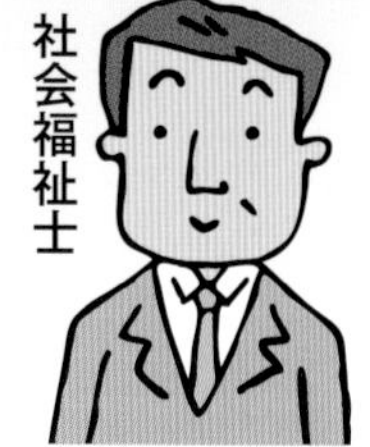

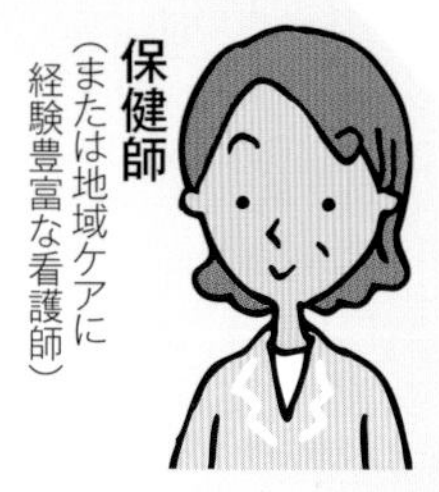

社会福祉協議会

各市町村にあり、地域の住民や民生委員・児童委員、社会福祉施設、関係機関・団体等の参加と協力のもと、住民一人一人が住み慣れた地域で安心して暮らすことができるまちづくりのための活動に取り組んでいます。各市町村社会福祉協議会の連絡先は新潟県社会福祉協議会のホームページから見ることができます。

社会福祉法人
新潟県社会福祉協議会

〒九五〇―八五七五
新潟市中央区上所二丁目二番二号
新潟ユニゾンプラザ３F
Tel ０２５・２８１・５５２０
http://www.fukushiniigata.or.jp/

新潟県社会福祉協議会では、「高齢者相談窓口センター」を設けています。高齢者やその家族らに対応する相談窓口で、相談は無料です。

新潟県高齢者総合相談センター

Tel ０２５・２８５・４１６５
Fax ０２５・２８１・５６１０
http://www.fukushiniigata.or.jp/seikatsu/elderly/

新潟県福祉サービス運営適正化委員会

Tel ０２５・２８１・５６０９
Fax ０２５・２８１・５６１０
http://www.fukushiniigata.or.jp/committee/

福祉、法律、医療の専門家で構成され、福祉サービスに関する利用者等の苦情が適切に解決されるよう、必要な相談や事情調査、助言などを行います。

国民健康保険団体連合会 介護サービス相談室

介護保険サービスについて苦情・相談の内容が市町村域を越える問題のある場合、また利用者の方が特に希望する場合は、国民健康保険団体連合会（国保連合会）に苦情・相談をすることができます。

新潟県国民健康保険団体連合会
介護サービス相談室

〒九五〇―八五六〇
新潟市中央区新光町四―一
新潟県自治会館本館三階
Tel ０２５・２８５・３０２２
Fax ０２５・２８５・３３５０
E-mail：kaigo@niigata-kokuho.or.jp

受付時間 月曜～金曜日
（祝日を除く）
９：００～１７：００

保健所

保健所は、地域住民の健康を支える中核となる施設です。県内の保健所ではメンタルヘルスやこころの健康に関する相談を受け付けています。

新潟市こころの健康センター

認知症やうつ病などについて専門医に相談することができます。

相談日 毎月第２火曜日午後（予約制）
毎月第４木曜日午後（予約制）

※このほか、各区役所健康福祉課、各地域保健福祉センター、新潟市こころの健康センターでは職員が随時相談に応じている。

新潟市こころの健康センター

Tel ０２５・２３２・５５６０

各市町村の保健所（こころの健康などに関する相談）

お住まいの市町村	保健所	電話番号
村上市、関川村、粟島浦村	村上保健所	0254-53-8369
新発田市、阿賀野市、胎内市、聖籠町	新発田保健所	0254-26-9133
五泉市、阿賀町	新津保健所	0250-22-5174
三条市、加茂市、燕市、田上町、弥彦村	三条保健所	0256-36-2363
長岡市、小千谷市、見附市、出雲崎町	長岡保健所	0258-33-4931
魚沼市	魚沼保健所	025-792-8614
南魚沼市、湯沢町	南魚沼保健所	025-772-8137
十日町市、津南町	十日町保健所	025-757-2402
柏崎市、刈羽村	柏崎保健所	0257-22-4161
上越市、妙高市	上越保健所	025-524-6132
糸魚川市	糸魚川保健所	025-553-1936
佐渡市	佐渡保健所	0259-74-3407

※相談の受付時間は、平日の午前8時30分から午後5時15分まで。

シルバー人材センター

シルバー人材センターの会員になっている高年齢者（原則60歳以上）が、地域社会との連携・協力により、その知識・経験・能力を生かした仕事をしてくれます。基本的には臨時的・短期的・軽易な業務ですが、その業務内容は多岐にわたります。

介護保険制度による訪問介護事業（ホームヘルパー）を行っているセンターもあり、利用者と年齢が近いので「話しやすい」「話が合う」と好評のようです。訪問介護を希望する場合は、担当のケアマネジャーに相談しましょう。

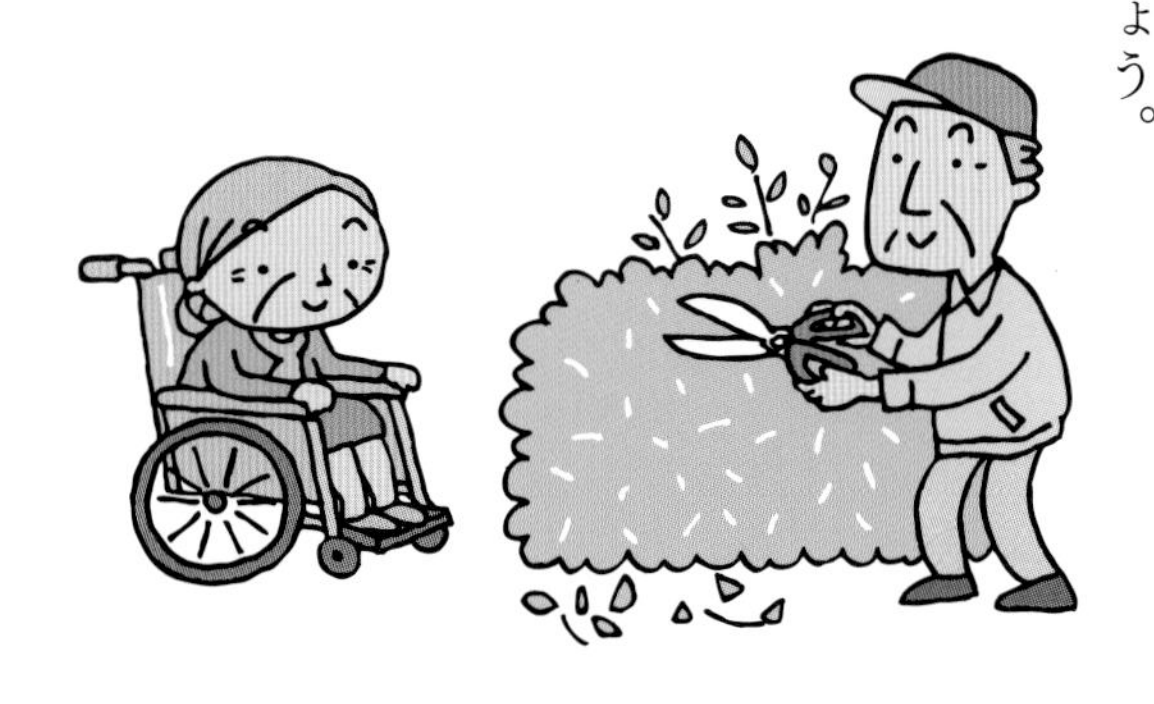

サービス内容例（新潟市）

- 買い物、調理、洗濯、掃除などの家事援助
- お年寄りの見守り、話し相手、食事やトイレの介助、通院介助など
- 庭の手入れ、簡単な大工仕事、玄関先の除雪など

※利用料金は内容によって異なります。依頼する際に見積もりをとりましょう。

仕事の依頼から発注するときは

依　頼	電話やインターネットで、利用者の市町村のシルバー人材センターに発注
見積もり	必要に応じて相談・見積もりに来てもらう
依頼・契約・就業	仕事の依頼を受けた会員が訪問し仕事を行う
請求・支払い	支払いは、外注費・委託費などでセンターへ

お問い合わせ（新潟県内のシルバー人材センター）

詳しくはあなたの地域のシルバー人材センターへお問い合わせください。 http://webc.sjc.ne.jp/niigata/center_3

（公社）新潟市シルバー人材センター	〒950-0994 新潟市中央区上所1丁目11番4号	TEL 025-241-3541
（公社）長岡市シルバー人材センター	〒940-0048 長岡市台町2丁目4番56号　越後交通ビル E・PLAZA	TEL 0258-35-2380
（公社）上越市シルバー人材センター	〒943-0834 上越市西城町1丁目12番4号 シルバープラザ上越	TEL 025-522-2812
（公社）三条市シルバー人材センター	〒955-0065 三条市旭町2丁目6番11号 三条市役所 第二庁舎	TEL 0256-34-2526
（公社）柏崎市シルバー人材センター	〒945-0032 柏崎市田塚3丁目11番30号	TEL 0257-24-2148
（公社）新発田地域シルバー人材センター	〒957-0052 新発田市大手町1丁目14番14号	TEL 0254-22-1010
（公社）小千谷市シルバー人材センター	〒947-0035 小千谷市大字桜町5104番地 小千谷市総合福祉センター サンラックおぢや	TEL 0258-82-6550
（公社）加茂市シルバー人材センター	〒959-1313 加茂市幸町2丁目3番5号 老人福祉センター ゆきつばき荘	TEL 0256-53-1772
（公社）十日町地域シルバー人材センター	〒949-0082 十日町市本町2丁目226番地1 十日町市役所本町分庁舎	TEL 025-752-0888
（公社）見附市シルバー人材センター	〒954-0053 見附市本町2丁目10番21号	TEL 0258-62-0609
（公社）村上地域シルバー人材センター	〒958-0837 村上市三之町1番6号 村上市勤労者総合福祉センター	TEL 0254-53-6486
（公社）燕市シルバー人材センター	〒959-1263 燕市大曲3015番地 燕勤労者総合福祉センター	TEL 0256-64-2483
（公社）糸魚川市シルバー人材センター	〒941-0006 糸魚川市大字竹ケ花579番地 アクアホール	TEL 025-552-9954
（公社）妙高市シルバー人材センター	〒944-0051 妙高市錦町2丁目1番5号 妙高市高齢者生産活動センター	TEL 0255-72-0610
（公社）五泉市シルバー人材センター	〒959-1825 五泉市太田1092番地1 五泉市福祉会館	TEL 0250-43-5911
（公社）阿賀野市シルバー人材センター	〒959-2022 阿賀野市外城町10番5号 阿賀野市福祉会館	TEL 0250-62-1365
（公社）佐渡シルバー人材センター	〒952-0006 佐渡市春日1150番地20 佐渡市両津総合福祉センター しゃくなげ	TEL 0259-24-1212
（公社）魚沼市シルバー人材センター	〒946-0011 魚沼市小出島130番地1 魚沼市小出公民館	TEL 025-792-3778
（公社）南魚沼シルバー人材センター	〒949-6611 南魚沼市坂戸399番地1 南魚沼市ふれ愛支援センター	TEL 025-772-4973
（公社）弥彦村シルバー人材センター	〒959-0318 西蒲原郡弥彦村大字麓3134番地3 サン・ビレッジ弥彦	TEL 0256-94-5144
（公社）阿賀町シルバー人材センター	〒959-4402 東蒲原郡阿賀町津川2136番地 阿賀町文化福祉会館	TEL 0254-92-2103

ボランティア

新潟県内では多くのＮＰＯ法人が福祉や介護事業を行っています。ボランティア団体も増え、介護保険サービスを利用しなくても、ボランティアなどによる助けがあれば日常の生活が続けられるお年寄りの心強い支えになっています。

新潟県ボランティアセンター（新潟県社会福祉協議会）は、ボランティアの手助けがほしい人とボランティアをする人との調整役を行っています。

ボランティアセンター

Tel 025・281・5527
Fax 025・281・5529
Mail volunteer@fukushiniigata.or.jp

助け合い活動

新潟県総合生活協同組合「コープくらしの助け合い新潟・コスモスの会」、コープにいがた「くらしの助け合い　たんぽぽの会」は提供会員と利用会員、コーディネーターなどで組織する助け合いの会です。活動は有償で行っています。まず会員に登録し、主に掃除、洗濯、食事作り、買い物などの家事の手伝いや、高齢者の話し相手や見守りなどに利用することができます。介護保険で補いきれない高齢者とその家族への生活援助の要望に対応している組織です（※高齢者の身体介護や病人の看病など、専門的な技術を必要とするものは除きます）。

民間の便利屋さん

全国展開をしている便利屋さんから、地域密着型の個人の便利屋さんまで、さまざまな困りごとを助けてくれる便利業者が増えています。その内容は部屋の片付けから家事代行、ごみの分別、買い物代行、水回りのトラブル、パソコンの困りごと対応などさまざまです。除雪など新潟ならではの依頼に対応してくれる業者もあります。

有償ですが気軽に頼めるので、いざというときのために連絡先をひかえておくとよいでしょう。

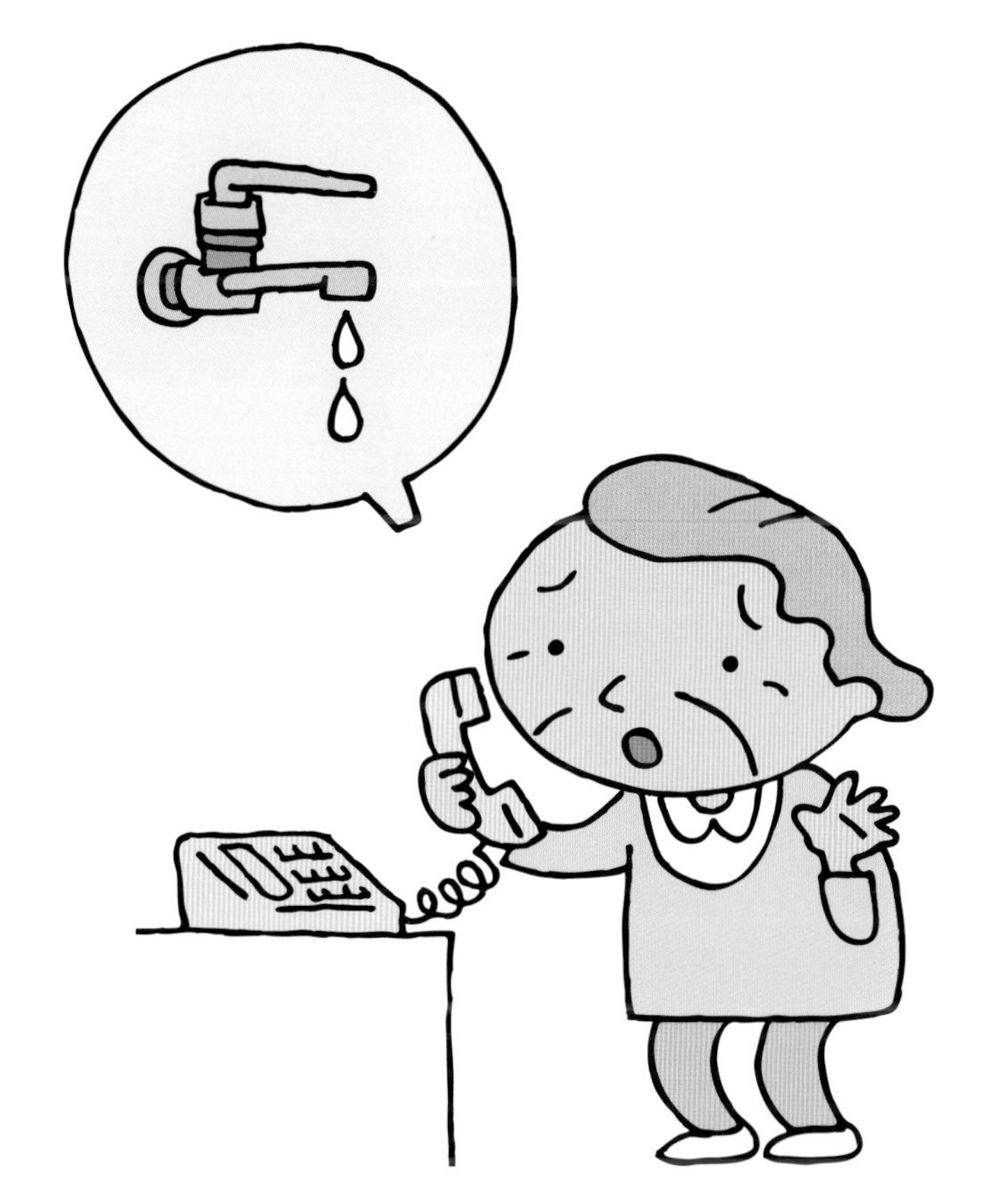

(2015年8月1日現在)

新潟県地域包括支援センターのご案内

地域包括支援センターは、高齢者の方々が住み慣れた地域で、いつまでも健やかに安心して生活していけるように、「介護」「福祉」「健康」「医療」などの面から総合的に支えるために市町村が設置している機関です。

市区町村	名称	電話	住所
新発田市	新発田中央地域包括支援センター	0254-26-2400	新発田市大手町1丁目14-13
	新発田東地域包括支援センター	0254-31-2001	新発田市下石川710番地
	新発田西地域包括支援センター	0254-32-3927	新発田市本田壬393番地1
	新発田南地域包括支援センター	0254-24-1111	新発田市諏訪町1-10-38
	新発田北地域包括支援センター	0254-41-4646	新発田市真野原外3331番地5
村上市	村上市地域包括支援センター	0254-53-2111(内線363)	村上市三之町1番1号
胎内市	胎内市地域包括支援センターみらい	0254-44-8691	胎内市新和町2-10
	地域包括支援センター胎内市社協	0254-44-8687	胎内市西本町11-11「ほっとHOT・中条」内
	地域包括支援センター中条愛広苑	0254-46-5601	胎内市十二天91番地
	地域包括支援センターやまぼうし	0254-47-2115	胎内市下館大開1522番地
聖籠町	聖籠町地域包括支援センター	0254-27-6521	北蒲原郡聖籠町大字諏訪山825番地
関川村	関川村地域包括支援センターせきかわ	0254-64-1473	岩船郡関川村大字下関912番地
粟島浦村	粟島浦村地域包括支援センター	0254-55-2111	岩船郡粟島浦村字日ノ見山1513-11
新潟市北区	新潟市地域包括支援センター阿賀北	025-258-1212	新潟市北区松潟1490番地2
	新潟市地域包括支援センターくずつか	025-386-8100	新潟市北区東栄町1丁目1番35号
	新潟市地域包括支援センター上土地亀	025-386-1150	新潟市北区上土地亀2433番地1
新潟市東区	新潟市地域包括支援センター山の下	025-256-6880	新潟市東区河渡本町2丁目35
	新潟市地域包括支援センター木戸・大形	025-272-3552	新潟市東区竹尾4丁目11番5号
	新潟市地域包括支援センター石山	025-277-0077	新潟市東区中野山4丁目16番13号
新潟市中央区	新潟市地域包括支援センター関屋・白新	025-231-5659	新潟市中央区関屋大川前1丁目2番36号
	新潟市地域包括支援センターふなえ	025-229-3600	新潟市中央区入船町3丁目3629
	新潟市地域包括支援センター宮浦東新潟	025-240-6111	新潟市中央区鐙1丁目5-16
	新潟市地域包括支援センター姥ヶ山	025-240-6077	新潟市中央区神道寺1-10-6
新潟市江南区	新潟市地域包括支援センター大江山・横越	025-385-5791	新潟市江南区茜ヶ丘7-22
	新潟市地域包括支援センターかめだ	025-383-1780	新潟市江南区早通6丁目7番34号
	新潟市地域包括支援センター曽野木両川	025-280-3636	新潟市江南区鍋潟新田382番地
新潟市秋葉区	新潟市地域包括支援センターにいつ日宝町	0250-22-1931	新潟市秋葉区日宝町5番25号
	新潟市地域包括支援センター新津	0250-25-3081	新潟市秋葉区萩野町3-8
	新潟市地域包括支援センターこすど	0250-61-1855	新潟市秋葉区小須戸120番地
新潟市南区	新潟市地域包括支援センターしろね北	025-362-1750	新潟市南区高井東2丁目2番30号
	新潟市地域包括支援センターしろね南	025-373-6770	新潟市南区白根1132番地1 老人福祉センター白寿荘内
	新潟市地域包括支援センターあじかた	025-372-5121	新潟市南区西白根44番地
新潟市西区	新潟市地域包括支援センター小新・小針	025-201-1351	新潟市西区小針3-34-5
	新潟市地域包括支援センター坂井輪	025-269-1611	新潟市西区新通4734番地
	新潟市地域包括支援センター黒埼	025-377-1522	新潟市西区鳥原3255-1
	新潟市地域包括支援センター赤塚	025-264-3377	新潟市西区赤塚4782番地

市区町村	名　称	電　話	住　所
新潟市西蒲区	新潟市地域包括支援センター西川	0256-88-3122	新潟市西蒲区大潟198番地
	新潟市地域包括支援センター中之口・潟東	025-375-8833	新潟市西蒲区福島305-1
	新潟市地域包括支援センター巻	0256-73-6780	新潟市西蒲区巻甲1569-7
	新潟市地域包括支援センター岩室	0256-82-5501	新潟市西蒲区橋本97番地1
五泉市	五泉地域包括支援センター	0250-41-1710	五泉市太田438番地1（五泉市保健センター1階）
	村松地域包括支援センター	0250-58-8811	五泉市村松乙116番地1
阿賀野市	阿賀野市地域包括支援センター阿賀野	0250-62-2510	阿賀野市岡山町10番15号
	阿賀野市地域包括支援センター笹神	0250-62-4141	阿賀野市山崎77番地
阿賀町	阿賀町地域包括支援センター	0254-92-3986	東蒲原郡阿賀町向鹿瀬1154
三条市	三条市地域包括支援センター嵐北	0256-36-0620	三条市東裏館3丁目6番58号
	三条市地域包括支援センター嵐南	0256-36-5001	三条市南四日町3丁目7番38-5号
	三条市地域包括支援センター東	0256-38-4455	三条市塚野目2380番地2
	三条市地域包括支援センター栄	0256-45-7600	三条市福島新田1481番地
	三条市地域包括支援センター下田	0256-46-3193	三条市荻堀1182番地1 下田保健センター
加茂市	加茂市在宅介護・看護支援センター	0256-41-4032	加茂市石川2丁目2473-1
燕市	燕市地域包括支援センターおおまがり	0256-61-6165	燕市大曲2472番地1
	燕市地域包括支援センターさわたり	0256-62-2900	燕市佐渡745番地1
	燕市吉田地区地域包括支援センター	0256-94-7676	燕市吉田大保町25番15号
	燕市分水地区地域包括支援センター	0256-97-7113	燕市分水栄町1番3号
弥彦村	弥彦村地域包括支援センター	0256-94-1030	西蒲原郡弥彦村大字麓3047
田上町	田上町地域包括支援センター	0256-57-6112	南蒲原郡田上町大字原ヶ崎新田3070番地
長岡市	長岡市地域包括支援センターなかじま	0258-30-1121	長岡市水道町3-5-30 長岡市社会福祉センター内
	長岡市地域包括支援センターけさじろ	0258-37-5700	長岡市今朝白2-8-18 長岡市高齢者センターけさじろ内
	長岡市地域包括支援センターふそき	0258-25-3354	長岡市新保町1399-3 長岡市高齢者センターふそき内
	長岡市地域包括支援センターみやうち・やまこし	0258-39-0080	長岡市曲新町566-7 長岡市高齢者センターみやうち内
	長岡市地域包括支援センターにしながおか	0258-29-6621	長岡市三ツ郷屋下川原383-1 ケアハウス西長岡内
	長岡市地域包括支援センターまきやま・みしま	0258-29-7005	長岡市槙山町1592-1 長岡市高齢者センターまきやま内
	長岡市地域包括支援センターなかのしま・よいた	0258-61-2600	長岡市中野中甲1666-2 長岡市サンパルコなかのしま内
	長岡市地域包括支援センターこしじ・おぐに	0258-41-3201	長岡市浦3060 特別養護老人ホームわらび園内
	長岡市地域包括支援センターわしま・てらどまり	0258-74-3808	長岡市小島谷3422-3 長岡市デイサービスセンターわしま内
	長岡市地域包括支援センターとちお	0258-53-2265	長岡市栃尾泉419-2 特別養護老人ホームいずみ苑内
	長岡市地域包括支援センターかわぐち	0258-89-3974	長岡市西川口1168番地 長岡市高齢者生活支援ハウスぬくもり荘内
柏崎市	柏崎市中地域包括支援センター	0257-24-6715	柏崎市田塚1丁目8番1号 JA柏崎旧田塚支店内
	柏崎市東地域包括支援センター	0257-31-2122	柏崎市大字善根6769-1
	柏崎市西地域包括支援センターまちなか	0257-20-1535	柏崎市西本町1丁目4-38
	柏崎市南地域包括支援センター	0257-31-4515	柏崎市佐水3140番地
	柏崎市北地域包括支援センターはらまち	0257-24-4201	柏崎市原町4番23号 なごみ荘内
	柏崎西地域包括支援センターくじらなみ	0257-41-5612	柏崎市鯨波2丁目5-4
	柏崎市北地域包括支援センターにしやま	0257-47-7509	柏崎市西山町鬼王155-1
小千谷市	小千谷市地域包括支援センター	0258-83-0807	小千谷市城内2-7-5
見附市	見附市地域包括支援センター中央	0258-63-3555	見附市学校町2丁目13番31号

市区町村	名　称	電　話	住　所
見附市	見附市地域包括支援センター南	0258-62-1750	見附市緑町20-1
刈羽村	刈羽村地域包括支援センター	0257-45-3916	刈羽郡刈羽村大字割町新田215-1
出雲崎町	出雲崎町地域包括支援センター	0258-41-7211	三島郡出雲崎町大字大門394番地1
十日町市	地域包括支援センター三好園しんざ	025-750-5380	十日町市新座甲609番地2
	地域包括支援センターつまりの里	025-758-2324	十日町市新宮乙195番地3
	地域包括支援センター社協とおかまち	025-597-3805	十日町市松代3559番地6
魚沼市	魚沼市地域包括支援センター	025-792-9760	魚沼市大沢213-1
南魚沼市	大和地域包括支援センター	025-777-3111	南魚沼市浦佐1188-2
	六日町地域包括支援センター	025-773-6675	南魚沼市六日町180-1
	塩沢地域包括支援センター	025-782-0252	南魚沼市塩沢1370-1
湯沢町	湯沢町地域包括支援センター	025-784-3000	南魚沼郡湯沢町大字湯沢2877-1
津南町	津南町地域包括支援センター	025-765-5455	中魚沼郡津南町大字下船渡戊585番地
上越市	地域包括支援センターたかだ	025-526-1155	上越市西城町3-6-31
	さくら聖母の園地域包括支援センター	025-522-7524	上越市西城町2-3-20
	高田の郷地域包括支援センター	025-521-5133	上越市新南町28-3
	新光園地域包括支援センター	025-545-2154	上越市新光町3-10-31
	ふもと地域包括支援センター	025-531-1502	上越市中央1-23-26
	地域包括支援センター府中会	025-544-3325	上越市東雲町2-11-6
	安塚地域包括支援センター	025-592-3033	上越市安塚区安塚2549-5
	浦川原地域包括支援センター	025-599-3872	上越市浦川原区顕聖寺242-2
	大島地域包括支援センター	025-594-3800	上越市大島区大平5142-1
	地域包括支援センター沖見の里	025-529-3181	上越市牧区大月252
	柿崎地域包括支援センター	025-536-6312	上越市柿崎区柿崎5548
	地域包括支援センターうのはな苑	025-535-1151	上越市大潟区土底浜1079
	頸城地域包括支援センター	025-530-3801	上越市頸城区百間町615-2
	吉川地域包括支援センター	025-548-3030	上越市吉川区原之町1819-1
	中郷地域包括支援センター	0255-74-2355	上越市中郷区二本木1959-4
	地域包括支援センターいたくら	0255-81-4858	上越市板倉区曽根田101-7
	地域包括支援センターみねの園	025-528-3006	上越市清里区岡野町1618
	三和地域包括支援センター	025-529-2234	上越市三和区井ノ口406-1
	名立地域包括支援センター	025-537-2566	上越市名立区名立大町4234
妙高市	妙高市地域包括支援センター	0255-74-0017	妙高市栄町5-1
糸魚川市	地域包括支援センターおうみ	025-562-3500	糸魚川市田海5600
	地域包括支援センターよしだ	025-550-1788	糸魚川市横町5丁目9番12号
	糸魚川総合病院地域包括支援センター	025-553-1221	糸魚川市大字竹ケ花418番地1
	地域包括支援センターみやまの里	025-550-6525	糸魚川市大字大野129番地
	能生地域包括支援センター	025-561-4180	糸魚川市能生4460
佐渡市	佐渡東地域包括支援センター	0259-23-5515	佐渡市春日1150番地20
	佐渡西地域包括支援センター	0259-57-8152	佐渡市河原田本町394番地
	佐渡中地域包括支援センター	0259-66-4600	佐渡市栗野江1837番地
	佐渡南地域包括支援センター	0259-88-3844	佐渡市羽茂本郷550番地 佐渡市役所羽茂支所内

第二章

今こそ知りたい「介護保険制度」

いざ介護が必要になったら何をすればいいのでしょう？
一般的に男性は70歳、女性は75歳を超えたあたりから
介護を必要とする人が急に増えはじめます。
そんなときに頼りになるのが介護保険制度です。

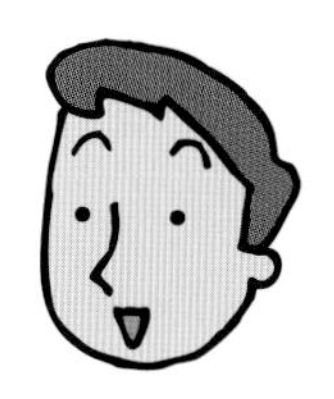
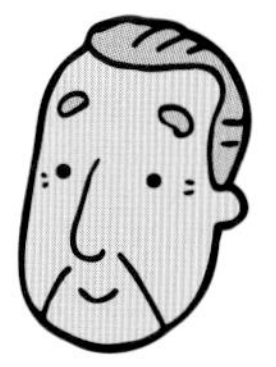
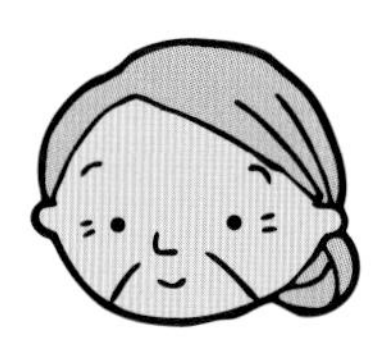
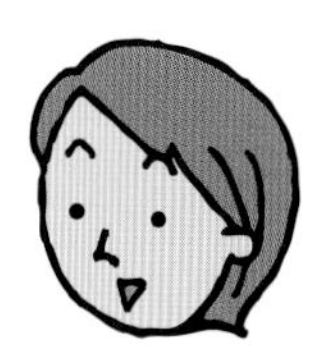

介護保険制度の基本と仕組み

そもそも介護保険制度とは

2000年4月に施行された介護保険制度は、原則40歳以上の国民全てが加入し、その保険料を負担することによって「介護保険サービス」を利用することができる社会保険制度です。同じ社会保険制度でも年金や雇用保険などが「現金給付」であるのに対し、介護保険は要介護認定を受けた利用者が利用料の1割（高額所得者は2割）を負担することで介護保険サービスそのものが給付される「現物給付」となっています。

公的医療保険における診察、治療、薬剤などの医療行為を給付されるのと同じ仕組みです。医療保険では、高額療養費や出産育児一時金など、現金給付の対象となるものもあります。

介護サービスを利用できるのは

介護保険制度では保険料を納めれば全員がすぐに介護サービスを利用できるわけではありません。

保険料を納めている人を大別して65歳以上で介護保険サービスを受ける権利を持つ人を「第1号被保険者」、40歳～64歳の人を「第2号被保険者」と呼びます。

第1号被保険者で「介護が必要である」と市町村に認定（要介護認定）された方が介護サービスを受けることができます。

第2号被保険者政府の定める「特定疾病」にかかって要介護状態になった場合に、利用できます。第1号被保険者は特定疾病の該当の有無は問われません。

介護サービスを利用することができる人

		第1号被保険者	第2号被保険者
対象者	39歳以下	65歳以上の人	40歳から64歳までの医療保険加入者
受給要件	原因を問わず公的介護保険制度の給付対象とはなりません	厚生労働省令で定める「要介護状態」「要介護者」の定義に該当するもの 「要支援状態」「要支援者」の定義に該当するもの	要介護、要支援状態が、特定疾病による場合に限定 **特定疾病** ❶末期がん ❷関節リウマチ ❸筋萎縮性側策硬化症 ❹後縦靭帯骨化症 ❺骨折を伴う骨粗しょう症 ❻初老期における認知症 ❼進行性核上性麻痺、大脳皮質基底核変性症およびパーキンソン病 ❽脊髄小脳変性症 ❾脊柱管狭窄症 ❿早老症 ⓫多系統萎縮症 ⓬糖尿病性神経障害、糖尿病性腎症および糖尿病性網膜症 ⓭脳血管疾患：脳出血、脳梗塞、くも膜下出血、硬膜下血腫等 ⓮閉塞性動脈硬化症 ⓯慢性閉塞性肺疾患 ⓰両側の膝関節または股関節に著しい変形を伴う変形性関節症

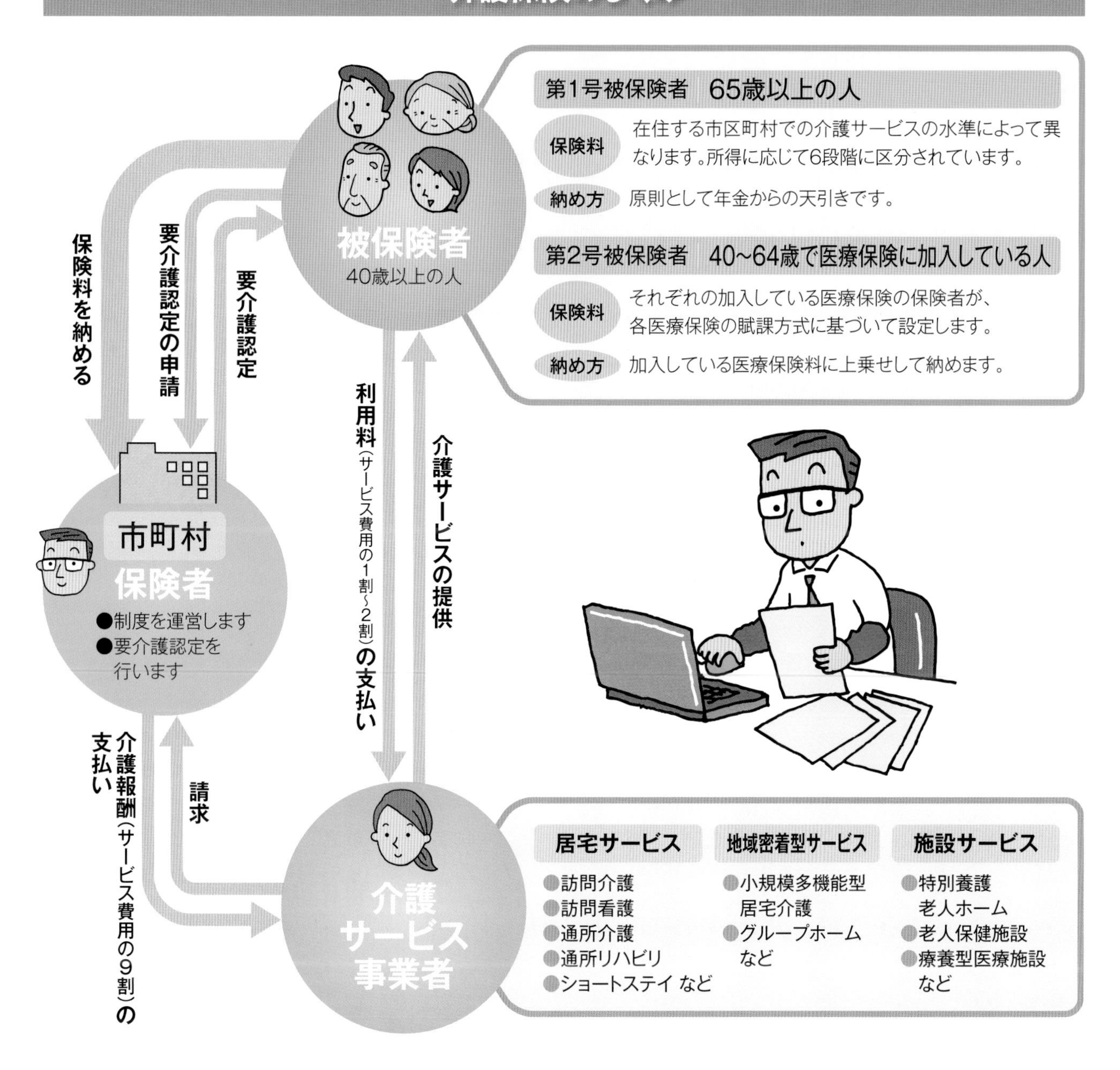

介護サービスを利用するには

介護保険制度の運営を行っているのは市町村で、これを「保険者」と呼びます。

介護が必要な場合は居住している市町村（保険者）に相談します。両親と離れて暮らしている場合には、要介護者（介護を必要としている人）が居住している市町村の「地域包括支援センター」に相談すると、申請から認定までの方法を教えてくれます。

利用は認定されてから

要介護度は軽度から順に、「要支援1・2」「要介護1～5」と7段階に設定されています。要介護1～5の認定を受けると介護保険からの給付として、「在宅サービス」「施設サービス」、主に中重度の要介護者に対しては「地域密着型サービス」が提供されて利用できるようになります。

要支援1・2に認定された場合は、予防給付としての「介護予防サービス」「地域密着型介護予防サービス」が提供されます。

介護保険料と支給限度額

保険料の決め方は

介護保険制度の財源は、第1号被保険者と第2号被保険者が納める保険料が全体の50％で、残りを国や県、市区町村の公費でまかなっています。

第1号被保険者と第2号被保険者の保険料の負担割合は人口比で案分され、3年ごとに割合を見直します。

介護保険制度が開始された2000年の時点では65歳以上の第1号被保険者が17％で第2号被保険者が33％（合計で財源の50％）という割合でしたが、2015年では第1号被保険者が22％、第2号被保険者が28％の割合になります。

65歳以上の高齢者が増加すれば、より多くの人がサービスを利用するようになり、それにかかる費用も増えますので、第1号被保険者の負担割合が上がっていく仕組みです。

65歳以上の保険料は市町村ごと

介護保険制度は市町村が運営主体です。そのため65歳以上の第1号被保険者の納める保険料は市町村ごとで異なります。

市町村が介護保険を運営するのに必要な総給付費の22％（第1号被保険者の負担割合）と各市町村が独自に提供する介護サービスの費用を合算し、そこに住んでいる65歳以上の人口で割ったものが「基準額」です。

これをもとに被保険者本人の所得や世帯状況によって保険料が9段階に定められています。

市町村別 第6期（平成27～29年度）計画期間における第1号保険料基準額について

市町村名	第6期保険料（月額）	市町村名	第6期保険料（月額）
新潟市	6,175円	阿賀野市	6,286円
長岡市	6,108円	佐渡市	5,800円
三条市	5,308円	魚沼市	6,000円
柏崎市	5,350円	南魚沼市	5,813円
新発田市	5,400円	胎内市	5,923円
小千谷市	5,400円	聖籠町	6,400円
加茂市	5,290円	弥彦村	6,400円
十日町市	5,700円	田上町	5,800円
見附市	5,300円	阿賀町	6,000円
村上市	5,300円	出雲崎町	5,885円
燕市	6,300円	湯沢町	5,000円
糸魚川市	5,835円	津南町	6,000円
妙高市	5,950円	刈羽村	5,800円
五泉市	6,171円	関川村	6,300円
上越市	6,358円	粟島浦村	6,300円

新潟県平均（加重平均）5,956円

※市町村介護保険条例にて規定された保険料基準額に12分の1を乗じた額

介護保険制度の財源構成

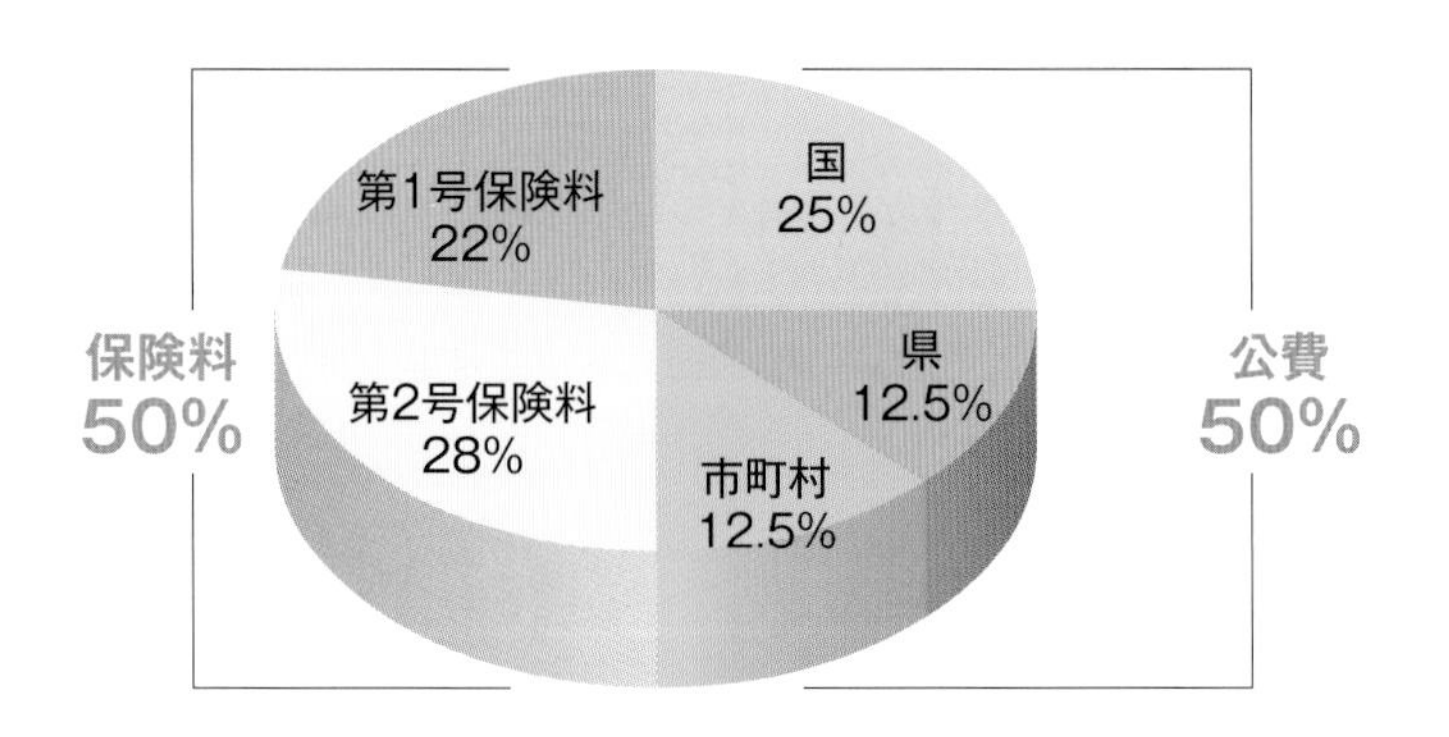

保険料が高い安いだけでなく

65歳以上の人の介護保険料は住んでいる地域で異なり、同じく市町村によって介護サービスの提供内容もさまざまです。

利用頻度にかかわらず多様なサービスを提供している地域、利用者の多いサービスを中心に提供する地域など、介護保険料が高いか安いかだけでなく、地域の介護サービスの特性を知っておくことも重要です。

40歳～64歳の保険料は個人ごと

40歳～64歳の第2号被保険者の保険料は、加入している健康保険組合や共済組合、国民健康保険など、公的医療保険の種類によって一人一人違います。

サラリーマンは医療保険と同様に標準報酬月額（収入）に介護保険料率を掛けたもので、事業主が2分の1を負担します。

国民健康保険に加入している人は、前年の所得や課税額を基に計算し、国が保険料の2分の1を負担します。

限度額を超えると自己負担に

介護保険サービスでは、要支援1・2、要介護1～5という各介護度に応じて、介護保険からの「支給限度額」が設定されています。

この範囲内で利用者はサービス利用料の1割（高額所得者は2割）を負担するかたちです。ただし、支給限度額を超えてサービスを利用すると、その分の料金は全額自己負担になります。

なお、「福祉用具購入」「住宅改修」については通常の介護サービスとは別に上限額が決められているほか、「居宅療養管理指導」は支給限度額の対象外となっています。

親が弱りはじめたら相談

久しぶりに実家へ帰ったら、両親の足腰がかなり弱っていて毎日の生活が大変そうだった。

こういうケースでは、両親の判断を待つのではなく、子どもたちから見て何らかの支援が必要だと思えば、介護認定に向けて早めに相談したほうが安心です。高齢者は自信やプライドから「自分は大丈夫!」と、たいてい言い張ります。

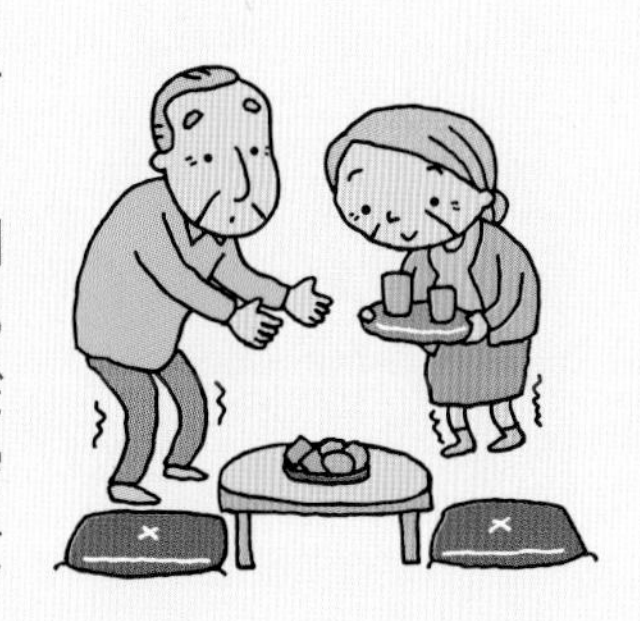

要介護度区分の状態像と支給限度額

<table>
<tr><th rowspan="2">要介護度</th><th rowspan="2">状態像</th><th colspan="2">要介護認定基準時間</th><th colspan="2">支給限度額</th></tr>
<tr><th></th><th>要介護認定等基準時間の分類</th><th>在宅サービス区分（月額／利用者負担1割）</th><th></th></tr>
<tr><td rowspan="2">要支援（社会支援を要する状態）〔1・2〕</td><td rowspan="2">日常生活上の基本的動作については、ほぼ自分で行うことが可能であるが、日常生活動作の介助や現在の状態の防止により、要介護状態となることの予防について資するよう、手段的日常生活動作について何らかの支援を要する状態
※従来の「要支援」は要支援1、要介護1の中で改善が期待できる場合は要支援2</td><td>〔要支援1〕25分以上32分未満</td><td rowspan="7">直接生活介助
入浴、排せつ、食事等の介護
間接生活介助
洗濯、掃除等の家事援助等
問題行動関連行為
徘徊に対する探索、不潔な行為に対する後始末等
機能訓練関連行為
歩行訓練、日常生活訓練等の機能訓練
医療関連行為
輸液の管理、じょくそうの処理等の診療の補助</td><td>50,030円</td><td rowspan="7">住宅改修
20万円

福祉用具購入
10万円／年</td></tr>
<tr><td>〔要支援2〕32分以上50分未満</td><td>104,730円</td></tr>
<tr><td>要介護1（部分的な介護を要する状態）</td><td>要支援状態から、手段的日常生活動作を行う能力がさらに低下し、部分的な介護が必要となる状態</td><td>32分以上50分未満</td><td>166,920円</td></tr>
<tr><td>要介護2（軽度の介護を要する状態）</td><td>要介護1の状態に加え、日常生活動作についても部分的な介護が必要となる状態</td><td>50分以上70分未満</td><td>196,160円</td></tr>
<tr><td>要介護3（中等度の介護を要する状態）</td><td>要介護2の状態と比較して、日常生活動作および手段的日常生活動作の両方の観点からも著しく低下し、ほぼ全面的な介護が必要となる状態</td><td>70分以上90分未満</td><td>269,310円</td></tr>
<tr><td>要介護4（重度の介護を要する状態）</td><td>要介護3の状態に加え、さらに動作能力が低下し、介護なしには日常生活を営むことが困難となる状態</td><td>90分以上110分未満</td><td>308,060円</td></tr>
<tr><td>要介護5（最高度の介護を要する状態）</td><td>要介護4の状態よりさらに動作能力が低下しており、介護なしには日常生活を営むことがほぼ不可能な状態</td><td>110分以上</td><td>360,650円</td></tr>
<tr><td>自立（非該当）</td><td colspan="5">歩行や起き上がりなどの日常生活上の基本的動作を自分で行うことが可能であり、かつ、薬の内服、電話の利用などの手段的日常動作を行う能力もある状態</td></tr>
</table>

※要介護認定等に係る介護認定審査会による審査及び判定の基準等に関する省令より

介護保険サービスの種類

自宅か、施設か、その両方か予防が中心などで分かれる

申請して「要介護認定」を受けると、実際に介護保険サービスを利用できるようになります。

介護保険で規定されている介護サービスには、要介護1～5の認定を受けた人が利用できる「介護給付」によるサービスと、要支援1・2の認定を受けた人が利用できる「予防給付」によるサービスがあります。

具体的には自宅などの居宅を基本とした「居宅サービス」と施設を利用する「施設サービス」、居宅と施設の中間的なサービスとしての「地域密着型サービス」、予防に重点を置いた「介護予防サービス」です。

例えば自宅で介護サービスを利用しようとする場合には、要介護度に応じて、居宅サービス、地域密着型サービス、介護予防サービスが提供されます。

他に、ケアマネジャーによる介護相談やケアプランの作成が「居宅介護支援」としてありますが、これは介護保険サービスの利用者は必ず利用するサービスなので別枠にしたかたちです。

家で利用するサービスとは

スタッフが自宅を訪問して提供してくれるサービスには、「訪問介護」「訪問入浴介護」「訪問看護」「訪問リハビリテーション」などがあります。

自宅の介護環境を整えるための福祉用具のレンタルや購入、住宅改修なども居宅サービスに含まれます。

また、自宅から特定の施設へ通って介護サービスを受けるのが「通所系サービス」で、日帰りの通所介護（デイサービス）や一時的に宿泊する短期入所サービス（ショートステイ）です。

介護保険適用の施設とは

介護保険を使って入所できる施設は3種類です。

- **「指定介護老人福祉施設」特別養護老人ホーム（特養）**
- **「介護老人保健施設」（老健）**
- **「指定介護療養型医療施設」（療養病床）**

厚生労働省の方針として、なるべく自宅や地域で過ごしてもらうことを優先するようになったため、要介護度の低い人は入所できない状況となっています。

「いざとなったら施設へ行く」という考え方は現在では通用しません。

介護予防サービスとは

2006年の介護保険改正により介護給付から分離するかたちで創設されたのが介護予防サービスです。

介護を必要とする人に対する支援ではなく、なるべく自立した日常生活を送れるように、「要介護者（介護が必要な人）」の発生をできるだけ抑えることを目的としたサービスになります。

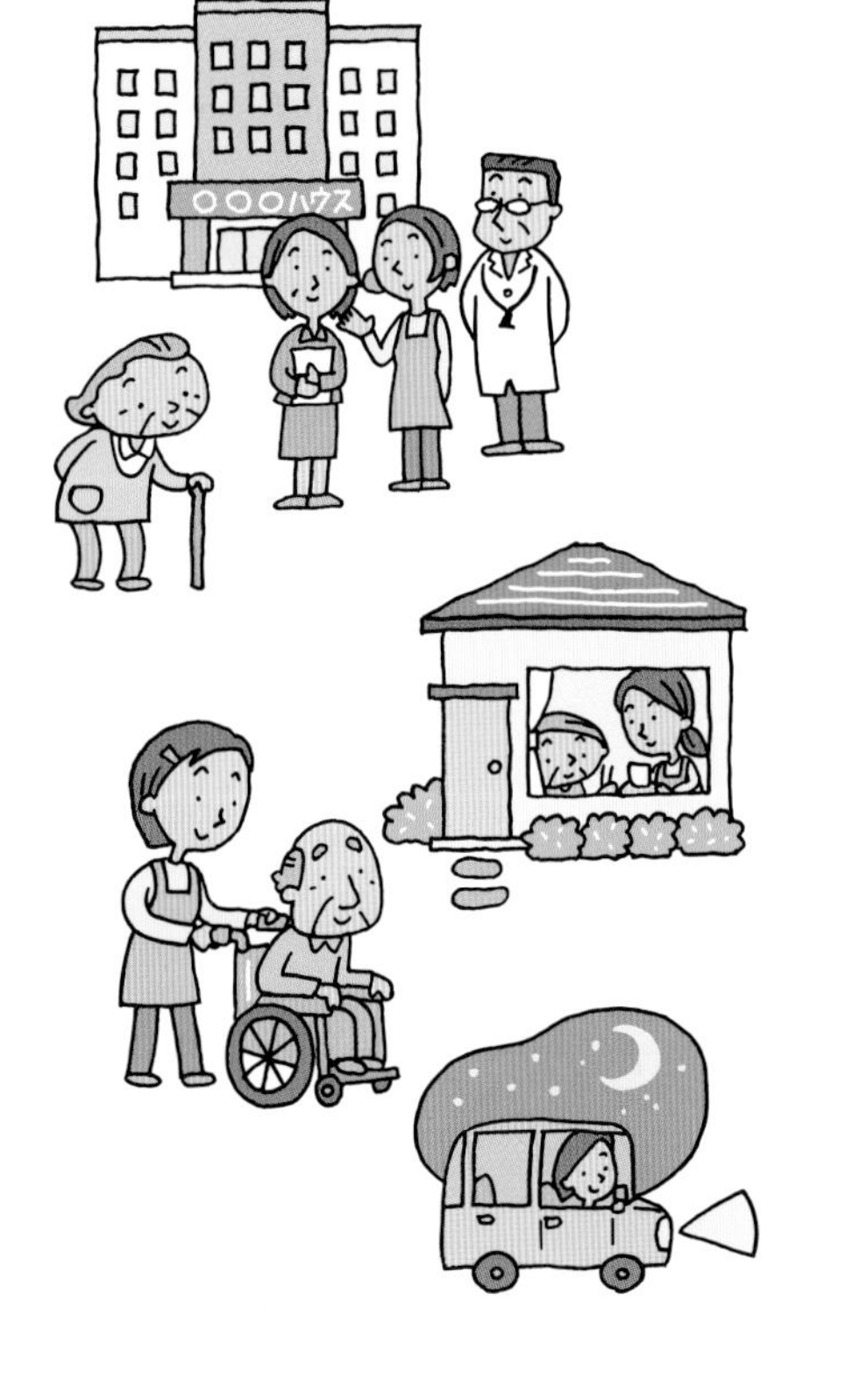

地域密着型サービスとは

介護予防サービスと同じく2006年の介護保険制度改正によって生まれたサービス体系で、介護が必要な状態になっても住み慣れた地域で暮らしていけるように、市町村が指定・監督する事業者が地域住民に対して提供するサービスです。

利用対象者は事業者が所在する市町村に居住している人になります。

「特定施設入居者生活介護」とは

介護保険制度では有料老人ホームや軽費老人ホームなどで提供される介護サービスも、自宅と同様に「居宅サービス」に区分されます。

介護サービス自体は有料老人ホームなどの介護・看護スタッフが提供するものと、外部の事業者がサービス提供を行うかたちです。

介護サービスの種類

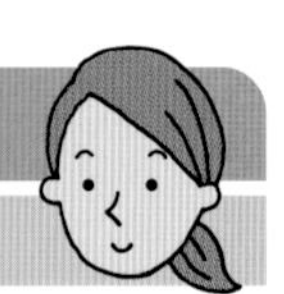

都道府県・政令市・中核市が指定・監督を行うサービス

予防給付を行う介護サービス

介護予防サービス

【訪問サービス】
- ❶ 介護予防訪問介護（ホームヘルプサービス）
- ❷ 介護予防訪問入浴介護
- ❸ 介護予防訪問看護
- ❹ 介護予防訪問リハビリテーション
- ❺ 介護予防居宅療養管理指導

【通所サービス】
- ❻ 介護予防通所介護（デイサービス）
- ❼ 介護予防通所リハビリテーション

【短期入所サービス】
- ❽ 介護予防短期入所生活介護（ショートステイ）
- ❾ 介護予防短期入所療養介護

- ❿ 介護予防特定施設入居者生活介護
- ⓫ 介護予防福祉用具貸与
- ⓬ 特定介護予防福祉用具販売

介護給付を行う介護サービス

居宅サービス

【訪問サービス】
- ❶ 訪問介護（ホームヘルプサービス）
- ❷ 訪問入浴介護
- ❸ 訪問看護
- ❹ 訪問リハビリテーション
- ❺ 居宅療養管理指導

【通所サービス】
- ❻ 通所介護（デイサービス）
- ❼ 通所リハビリテーション

【短期入所サービス】
- ❽ 短期入所生活介護（ショートステイ）
- ❾ 短期入所療養介護

- ❿ 特定施設入居者生活介護
- ⓫ 福祉用具貸与
- ⓬ 特定福祉用具販売

居宅介護支援
- ⓭ 居宅介護支援

施設サービス
- ⓮ 介護老人福祉施設
- ⓯ 介護老人保健施設
- ⓰ 介護療養型医療施設

市町村が指定・監督を行うサービス

予防給付を行う介護サービス

地域密着型介護予防サービス
- ❶ 介護予防認知症対応型通所介護
- ❷ 介護予防小規模多機能型居宅介護
- ❸ 介護予防認知症対応型共同生活介護（グループホーム）

介護予防支援
- ❹ 介護予防支援

介護給付を行う介護サービス

地域密着型サービス
- ❶ 定期巡回・随時対応型訪問介護看護
- ❷ 夜間対応型訪問介護
- ❸ 認知症対応型通所介護
- ❹ 小規模多機能型居宅介護
- ❺ 認知症対応型共同生活介護（グループホーム）
- ❻ 地域密着型特定施設入居者生活介護
- ❼ 地域密着型介護老人福祉施設入所者生活介護
- ❽ 複合型サービス

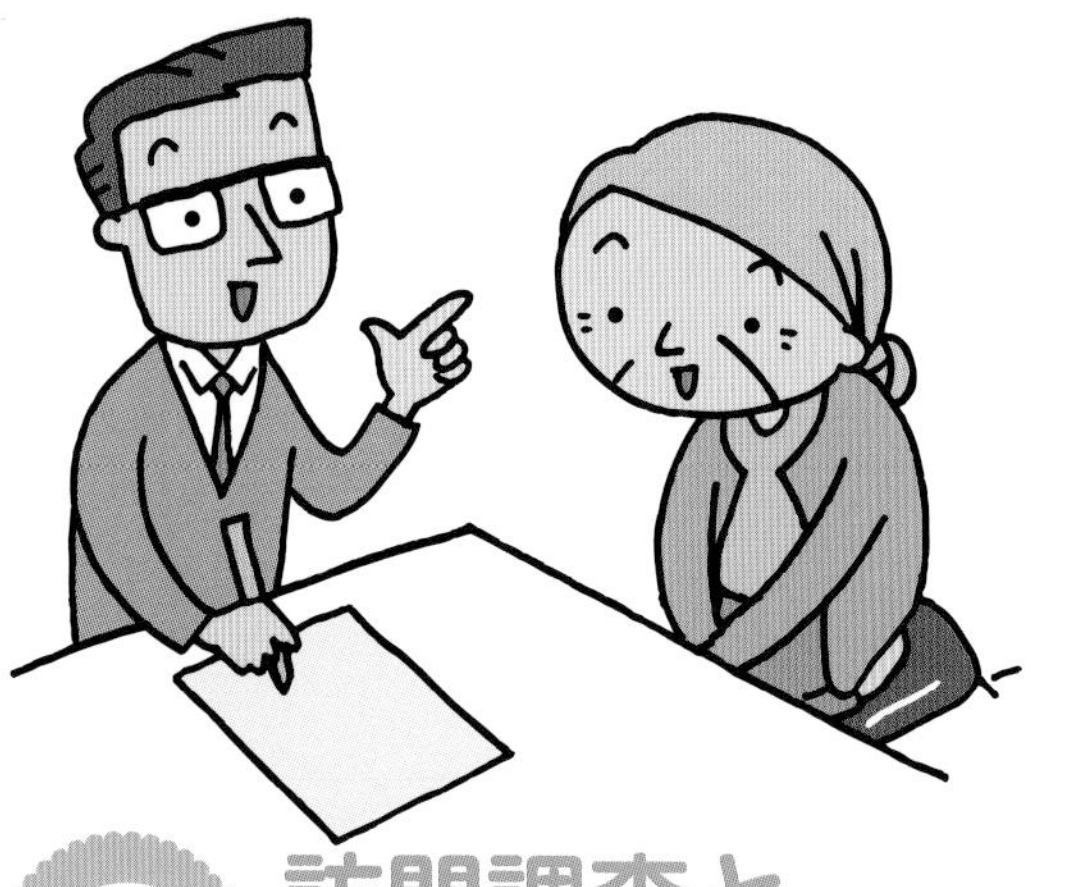

2 訪問調査と主治医意見書

要介護認定の申請を行うと、原則として1週間以内に訪問調査員（認定調査員）が自宅などを訪問して、心身の状態について確認するための認定調査を行います。主治医意見書は市町村が主治医に依頼をします。主治医がいない場合は、市町村の指定医の診察が必要です。

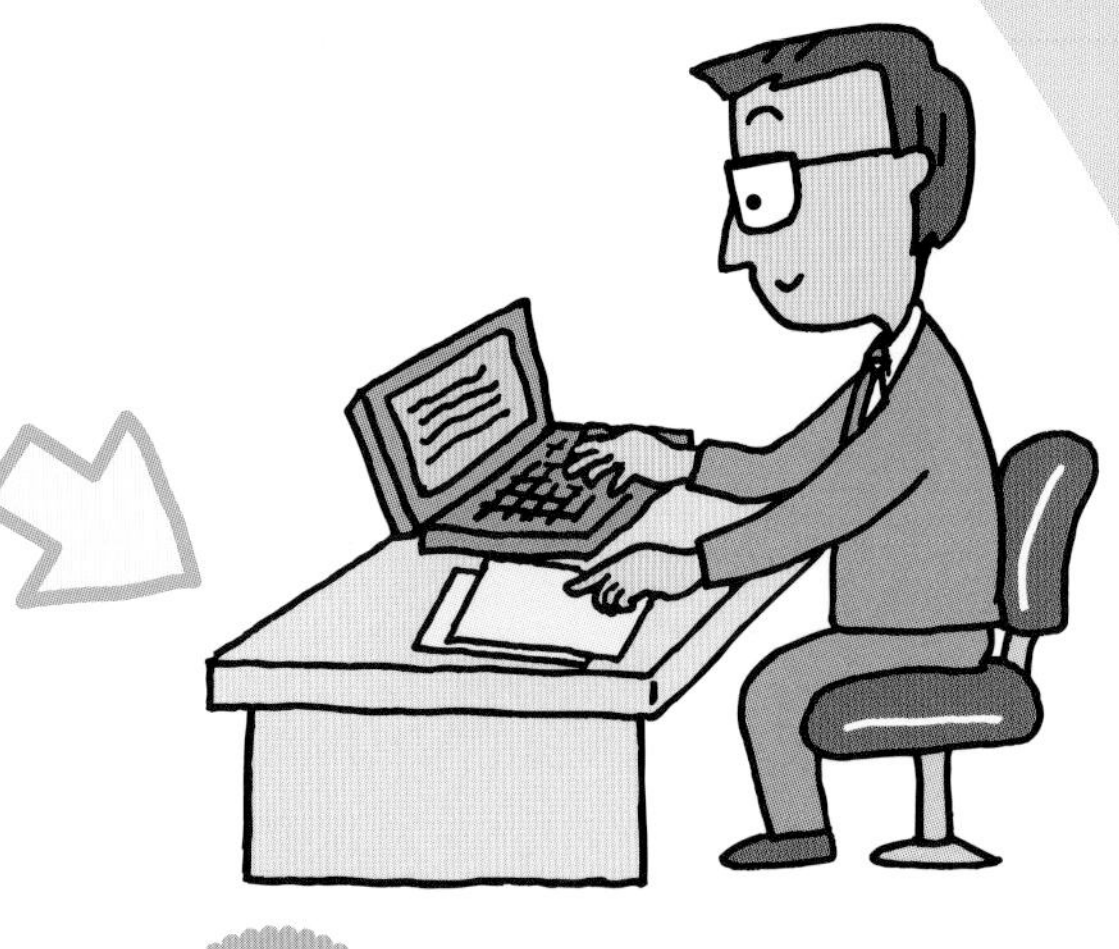

3 審査判定

審査判定は訪問調査の結果および主治医意見書の一部の項目をコンピューターに入力して、全国一律の判定方法によって一次判定します。一次判定の結果と主治医意見書に基づき、「介護認定審査会」による要介護度の二次判定が行なわれます。

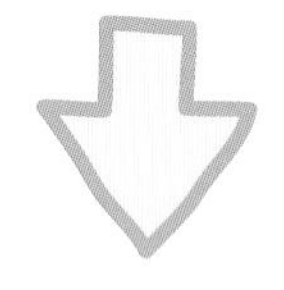

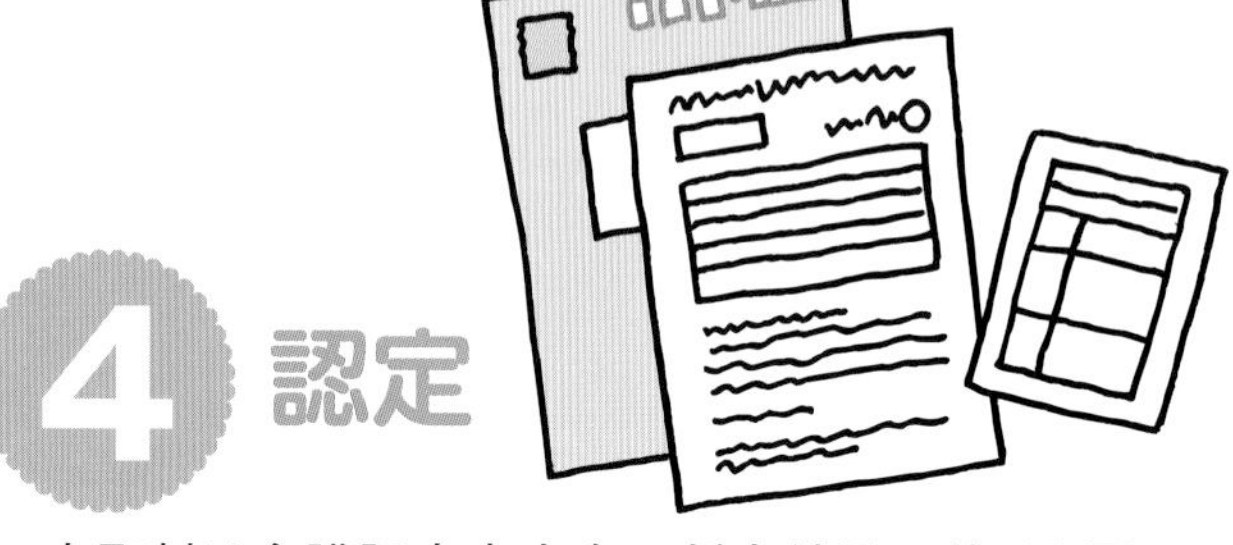

4 認定

市町村は介護認定審査会の判定結果に基づき要介護認定を行い、申請者に結果を通知します。申請から認定の通知までは原則30日以内です。認定は「要支援1・2」から「要介護1～5」までの7段階および非該当に分かれます。

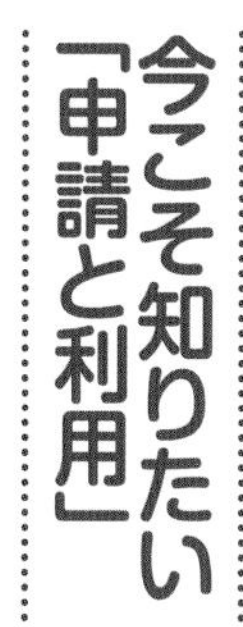

今こそ知りたい「申請と利用」

実際に介護保険サービスを利用するためには、まず「要介護認定」を受ける必要があります。

介護保険制度では特別な手続きなしで65歳以上は第1号被保険者になりますが、介護が必要になって実際にサービスを利用するためには、第1号被保険者、第2号被保険者とも、要介護認定を受けなくてはいけません。

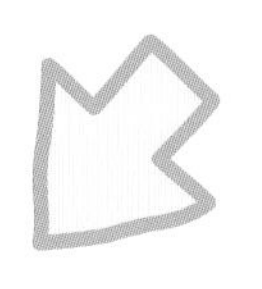

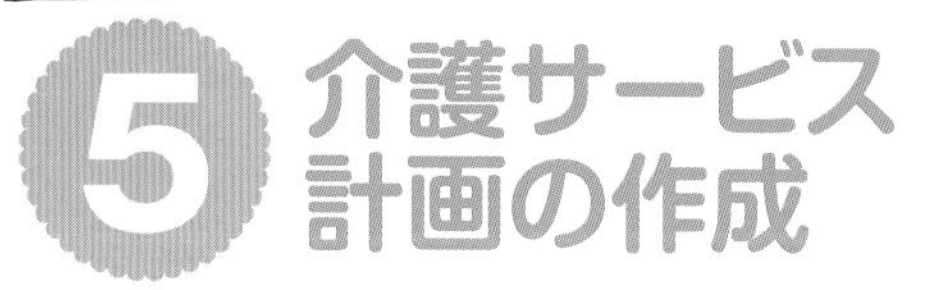

5 介護サービス計画の作成

介護（介護予防）サービスを利用する場合は、介護（介護予防）サービス計画書（ケアプラン）の作成が必要となります。「要支援1・2」の介護予防サービス計画書は地域包括支援センターに相談し、「要介護1」以上の介護サービス計画書は介護支援専門員（ケアマネジャー）のいる、県知事の指定を受けた居宅介護支援事業者（ケアプラン作成事業者）へ依頼します。

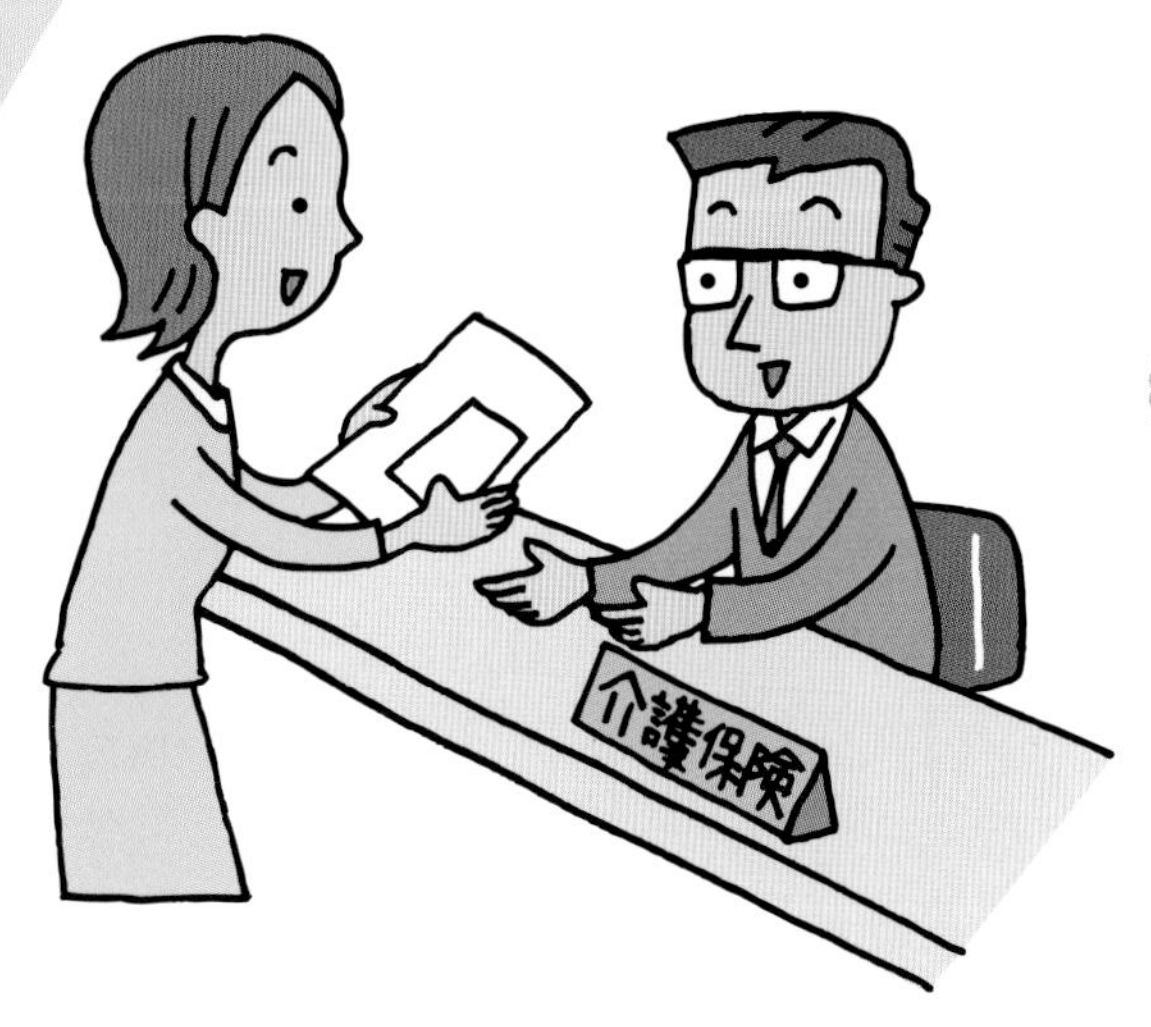

1 窓口への申請

利用者が住んでいる市町村の介護保険担当の窓口へ行き、「介護保険申請書（要介護認定申請書）」に必要事項を記入して申請を行います。申請自体が難しい場合には、近くの地域支援包括センターに相談すると、申請を代行してくれます。

介護保険サービスを利用するまでの流れ

認定の有効期間

新規・変更申請

原則6カ月（状態に応じ3～12カ月まで設定）

更新申請

原則12カ月（状態に応じ3～24カ月まで設定）

有効期間を経過すると介護サービスが利用できないので、有効期間満了までに認定の更新申請が必要となります。身体の状態に変化が生じたときは、有効期間の途中でも、要介護認定の変更の申請をすることができます。

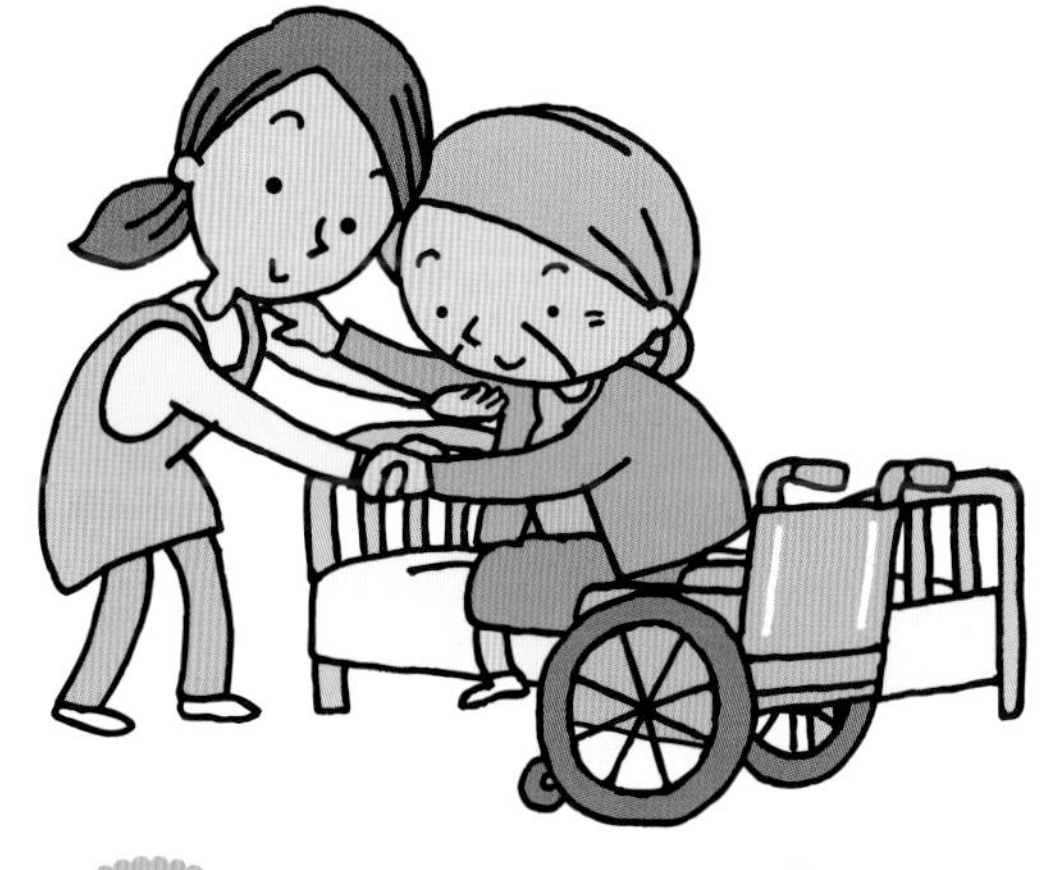

6 介護サービスの利用

作成された介護サービス計画に基づいた、さまざまな介護（介護予防）サービスが実際に利用できます。

介護保険の申請方法

介護サービスを受けるには早めの申請が必要

介護保険を使うには申請を行い、要介護認定を受けることが必要です。健康保険とは違い、介護保険証を持っていれば使いたいときにいつでもサービスが受けられるのではなく、こちらから手続きをしないと介護保険サービスを利用することはできません。

認定が出るまで約1カ月かかりますので、必要なときに必要なサービスを受けるためにも、早めの申請がポイントです。

申請は市町村の窓口へ

申請は住んでいる市町村の窓口で行います。65歳以上の人は介護保険被保険者証、40～64歳までの人（第2号被保険者）が申請を行う場合は、医療保険証が必要です。なお、申請費用はかかりません。

本人や家族が窓口まで行くことができない場合は、地域包括支援センターや居宅介護支援事業所のケアマネジャーに申請を代行してもらうことができます。最寄りのセンターや事業所を把握しておきましょう。

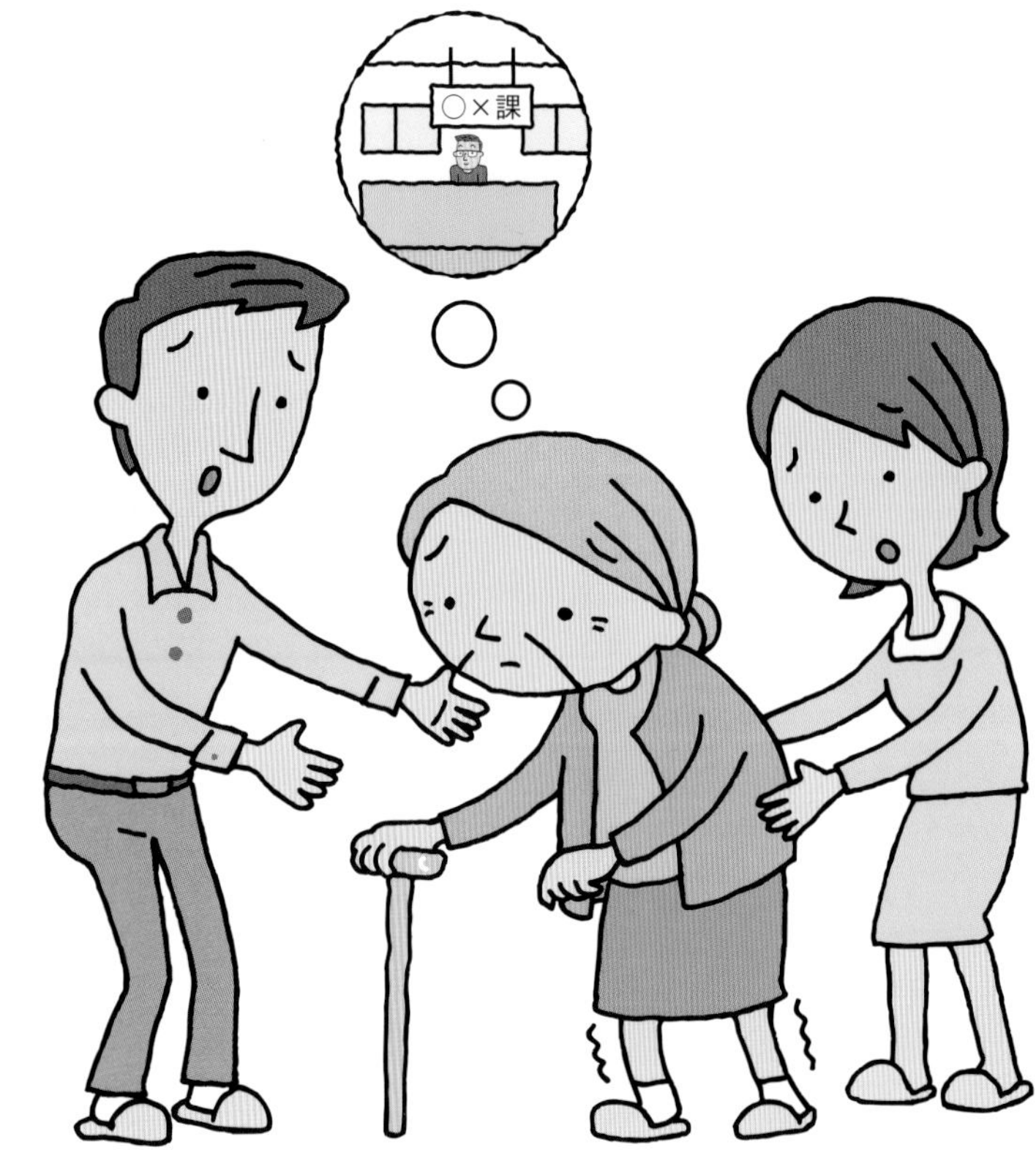

窓口へ行く前に、**これらをメモしておくと便利**です。申請書をダウンロードできる市町村もありますので、記入例に従って記入し提出してください。

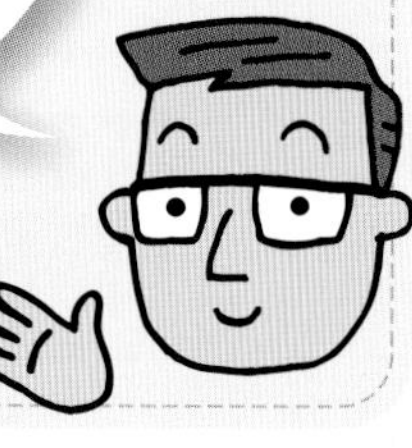

申請書に記載する内容は?

❶ 被保険者（サービスを利用したい人）の氏名
❷ 性別
❸ 生年月日
❹ 住所・電話番号
❺ 本人以外が申請する場合は、申請者の氏名、住所、電話番号、本人との関係
❻ 40～64歳までの人（第2号被保険者）は特定疾病名

認定調査員による訪問（認定）調査

認定調査員が訪問して調査

申請書が市町村に受理されると、認定調査員が自宅や施設を訪問して聞き取り調査（認定調査）を行います。日時の問い合わせがあるので、家族が立ち会える日に認定調査を受けましょう。本人の体調が悪い場合は別な日に再調査してもらえます。

認定調査は調査票の項目に従い、住所や氏名などの「概況調査」、調査員が当てはまる状況をチェックする「基本調査」と、具体的な状況を記述する「特記事項」に分かれます。

あると便利な「介護日誌」事実を正確に伝えよう

訪問調査は約1時間。限られた時間内に本人の心身の状態を確認し、家族の話を聞いてもらうためには事前の準備が必要です。基本調査項目と調査例を42～43ページに掲げました。調査項目を確認し、これまでにかかった病気やけがなどはメモにしてまとめておきます。

日頃の「介護日誌」があれば用意しておき、本人の前で言いにくいことはメモに書いて調査員に渡します。

大切なのは、ありのままの事実を正確に伝えること。控えめに伝えたり、オーバーに話したりしては、要介護度を正確に判定することはできません。

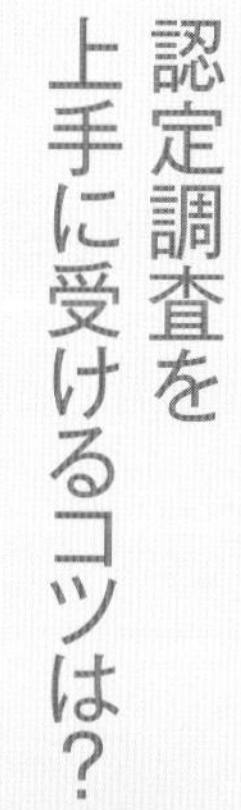

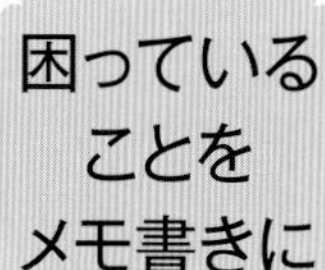

介護する人が困っていることは、メモにしてまとめておきます。日頃の様子と併せ「浴槽が深く入浴介助は2人がかり」「夜中に歩き回るので家族が不眠」など、これも具体的に表現することが大事です。

元気なところを見せたがり頑張ってしまう

いつも通りに振る舞えず、調査員の前で張り切ってしまうタイプの人は、普段はできないことを無理にやってみせたり、できないことを「できる」と言い張ったりします。認定調査には本人をよく知る人が立ち会い、別室などで事実を伝えましょう。

あいまいな表現はNG

「ひどい物忘れがある」ではなく「食事をしたことを忘れて催促する」「家族の顔や名前が分からないときがある」など、より具体的に説明しましょう。「おむつ不要、排尿は自立」と「家族が3時間ごとにトイレに連れていき、衣服の着脱を手助けする」では大違いです。

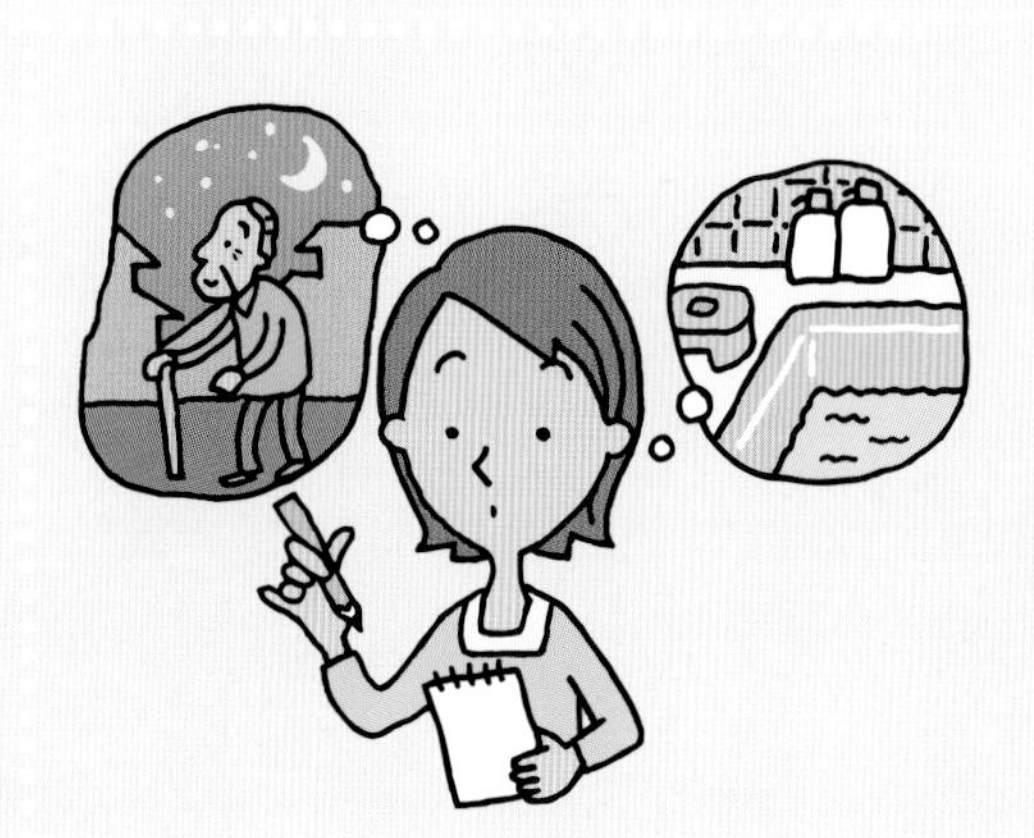

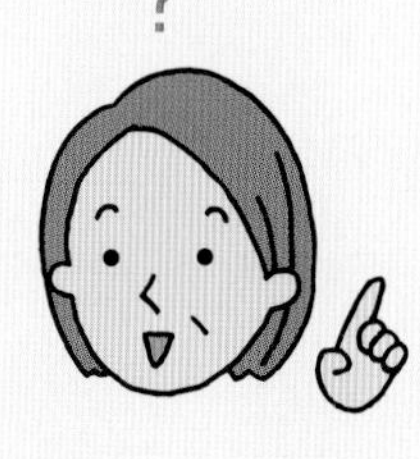

基本調査項目と調査例について

基本調査の調査項目は、内容によって第1群から第5群で構成されており、高齢者の心身の特徴を示す指標となっています。過去1カ月間の日常を振り返り、67項目について「できる・一部ならできる・できない」といった択一式で答えます。

調査員が判断しやすいように、実際にはどこまでできるのか、介助がどの程度必要なのかを正確に伝えることが重要です。

第1群

身体機能・起居動作

高齢者のまひ、拘縮（筋肉の持続性収縮や関節の動きが制限された状態など）、寝返りといった基本的な動作や寝居に関する能力を示します。

❶ **まひ等の有無（複数回答可）**

1. ない
2. 左上肢
3. 右上肢
4. 左下肢
5. 右下肢
6. その他（四肢の欠損）

❷ **拘縮の有無（複数回答可）**

1. ない
2. 肩関節
3. 股関節
4. 膝関節
5. その他（四肢の欠損）

❸ **寝返り**
❹ **起き上がり**
❺ **座位**
❻ **両足での立位（りつい）保持**
（立っていられるかどうか）
❼ **歩行**
❽ **立ち上がり**
❾ **片足での立位（りつい）**
❿ **洗身**
⓫ **爪切り**
⓬ **視力**
⓭ **聴力**

第2群

生活機能

日常生活に必要な機能を把握する指標として、生活上の障害に対する介助の状況（どんな介助を受けているか）を示します。

❶ **移乗**
❷ **移動**
❸ **嚥下（えんげ）（のみ込み）**
❹ **食事摂取**
❺ **排尿**
❻ **排便**
❼ **口腔清潔**
❽ **洗顔**
❾ **整髪**
❿ **上衣の着脱**
⓫ **ズボン等の着脱**
⓬ **外出頻度**

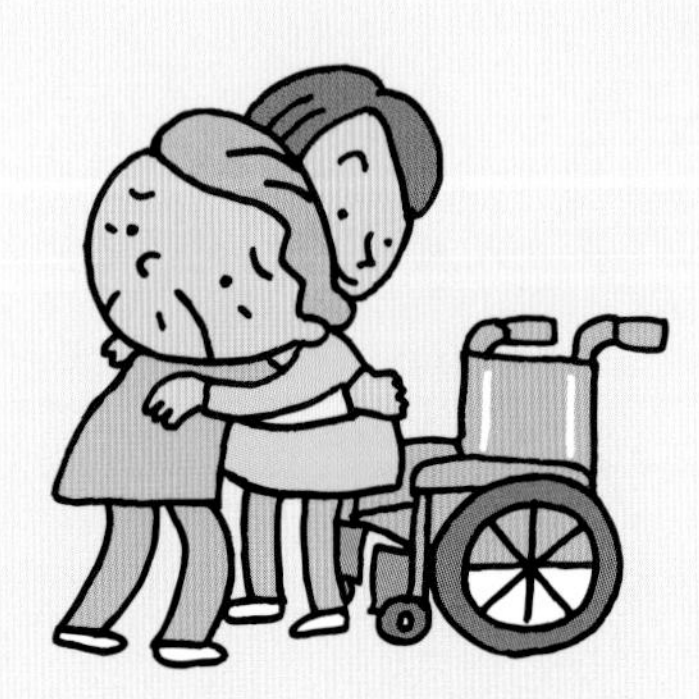

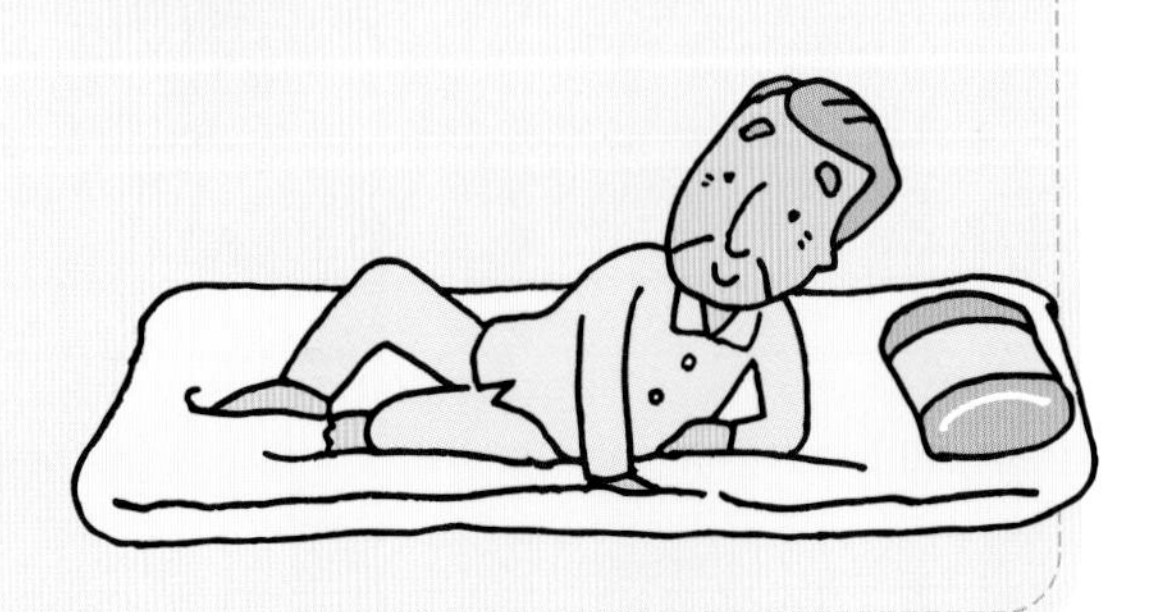

第5群
社会生活への適応

地域での社会生活を維持するために必要な能力や介助の状況を示します。

1. **薬の内服**
2. **金銭の管理**
3. **日常の意思決定**
4. **集団への不適応**
5. **買い物**
6. **簡単な調理**

特別な医療について
(過去14日間に受けたもの・複数回答可)

1. 点滴の管理
2. 中心静脈栄養
3. 透析
4. ストーマ(人工肛門)の処理
5. 酸素療法
6. レスピレーター(人工呼吸器)
7. 気管切開の処置
8. 疼痛(とうつう)の管理
9. 経管栄養
10. モニター測定(血圧、心拍、酸素飽和度等)
11. じょくそう(床ずれ)の処置
12. カテーテル(コンドームカテーテル、留置カテーテル、ウロストーマ等)

これらの項目に対して「能力を確認して判定すること」「生活を営む上で他者からどのような介助が現在提供されているのか」「障害や現象(行動)の有無」の3軸が判定基準となります。

第4群
精神・行動障害

認知症等による行動障害の有無と程度を示します。

1. **物を盗まれたなどと被害的になる**
2. **事実とは異なる話をする**(作話)
3. **泣いたり、笑ったりして感情が不安定になる**
4. **昼夜の逆転がある**
5. **しつこく同じ話をする**
6. **大声をだす**
7. **介護に抵抗する**
8. **「家に帰る」などと言い落ち着きがない**
9. **1人で外に出たがり目が離せない**
10. **いろいろなものを集めたり無断で持ってくる**
11. **物を壊したり衣類を破いたりする**
12. **ひどい物忘れ**
13. **意味もなく独り言や独り笑いをする**
14. **自分勝手に行動する**
15. **話がまとまらず、会話にならない**

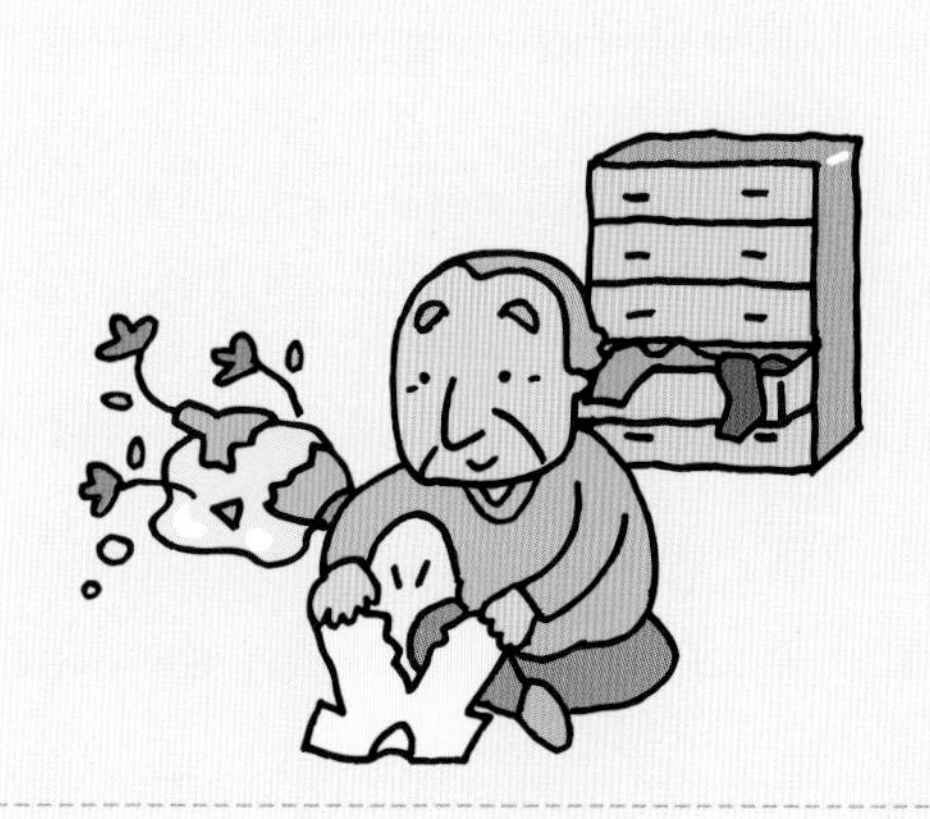

第3群
認知機能

認知機能の程度を示します。

1. **意思の伝達**
2. **毎日の日課を理解**
3. **生年月日や年齢を言う**
4. **短期記憶**
(面接調査の直前に何をしていたか思い出す)
5. **自分の名前を言う**
6. **今の季節を理解**
7. **場所の理解**
(自分がいる場所を答える)
8. **徘徊(はいかい)**(目的もなく動き回る)
9. **外出すると戻れない**

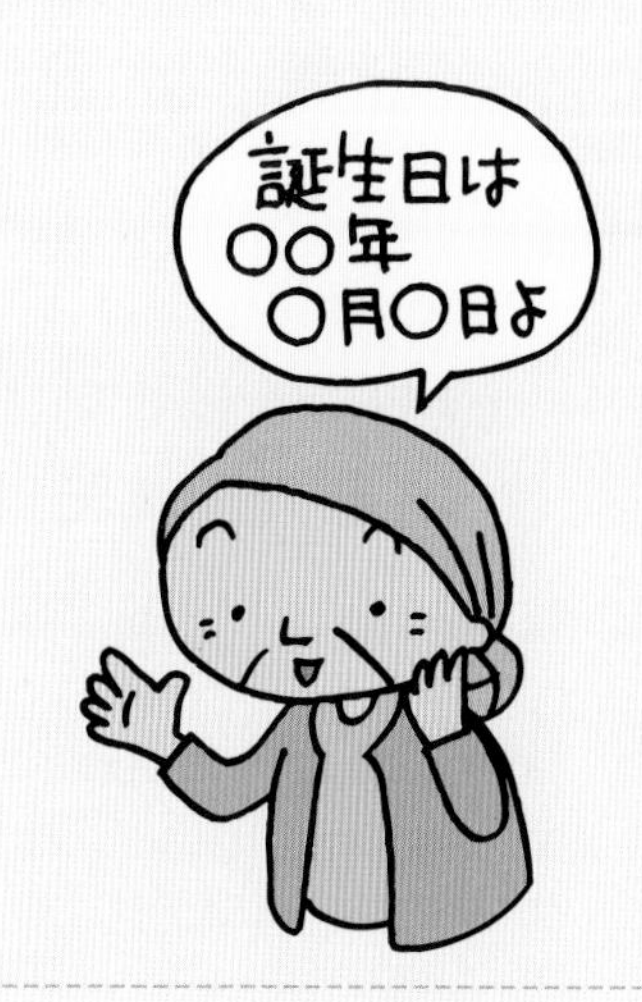

介護認定審査と判定

調査票をもとにコンピューターで二次判定

認定調査員が本人と家族の心身の状態を聞き取る訪問調査を行い、主治医（かかりつけ医）に意見を求めます。コンピューターによる一次判定、専門家による二次判定を経て、判定結果が通知されます。

市町村では認定調査と併せ、申請書に記した医師に対し「主治医意見書」の作成依頼を行います。病気やけがの状況について医学的意見を求めるためで、所定の書類に必要事項を記載してもらいます。主治医がいない場合は、市町村の指定する医師の診察を受ける必要があります。意見書作成の自己負担はありません。

介護認定審査会の審査を経て要介護度を決定

訪問調査による認定調査の結果と主治医意見書の一部はコンピューターに入力され、全国一律の判定方法で要介護度の判定が行われます。これを「一次判定」と言います。

その結果と主治医意見書に基づいて開かれるのが「介護認定審査会」です。審査会は保健、医療、福祉の学識経験者5名ほどで構成され、要介護度の判定が行われ、市町村が要介護度を決定します。

重要な決め手となる「特記事項」は具体的に

認定調査の基本調査（42～43ページ）の、「できる・一部できる・できない」で本人の状態を十分に表せない場合、認定調査員が具体的な文章で状態を記録するのが「特記事項」です。この特記事項は、主治医意見書と並び、介護認定審査会に大きく影響します。認定調査を上手に受けるコツ（41ページ）を参照し、認定調査員により具体的に伝えましょう。

申請前、認定前に介護保険を利用するには？

申請を行ってから要介護認定の結果が出るまでは、約1カ月かかります。ただし、認定が下りることを前提に、申請前・認定前に介護保険サービスを受けたい場合は、特例として介護サービスを使うことができます。

「認定を受けたものとみなして」サービスを利用できますが、認定結果が思っていたよりも軽い場合は、超過分の利用代金が全額自己負担になります。どうしても使いたい場合は地域包括センターやケアマネジャーに相談し、最小限のサービス利用にしておきましょう。

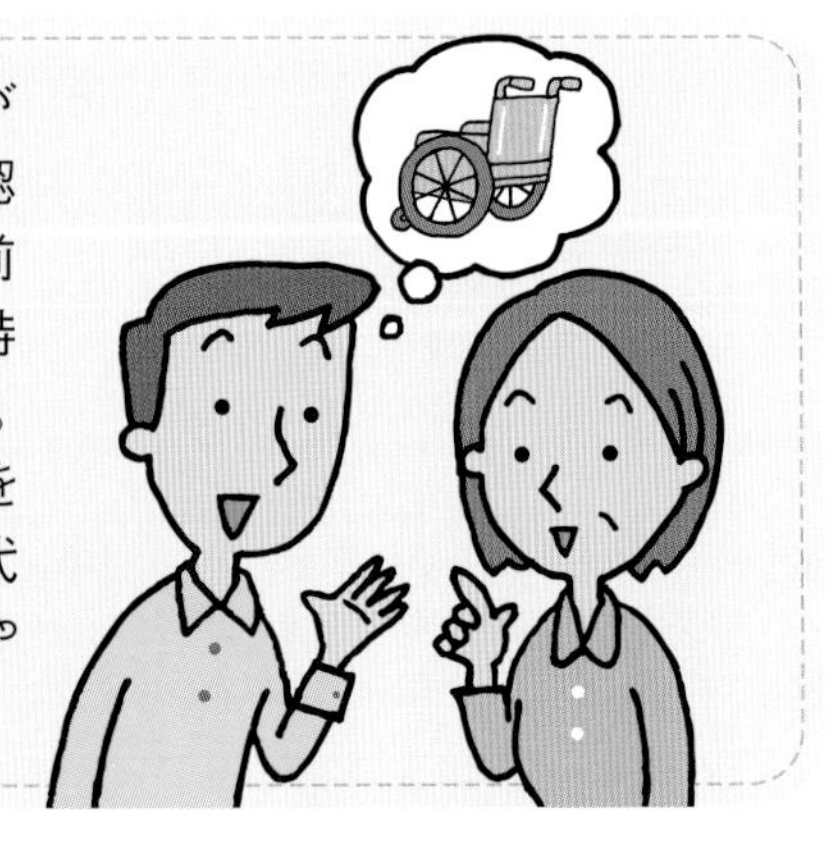

認定通知

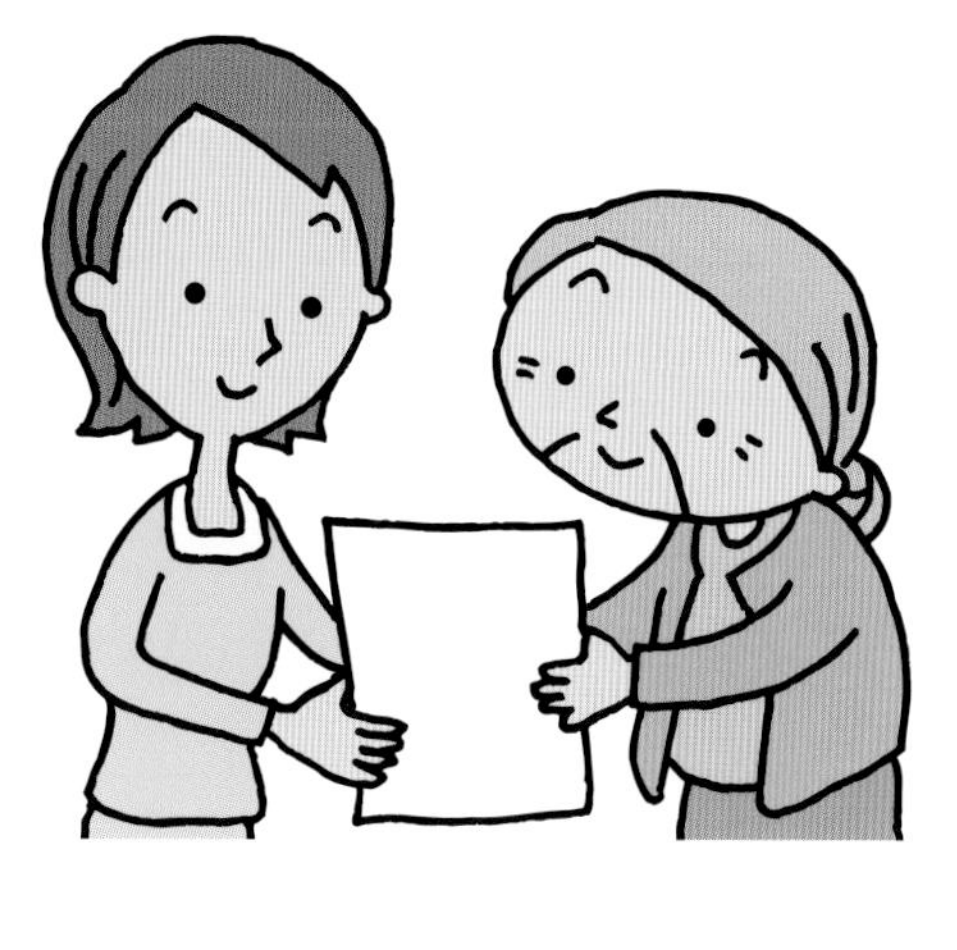

7段階の判定結果と被保険者証は1カ月後に

原則として申請から30日以内に、申請者本人に判定結果を文書で通知します。介護が必要でないと判断された場合は「非該当（自立）」、介護が必要と判断された場合は「要支援1・2」「要介護1～5」の7段階で判定され、要介護認定通知書と介護保険被保険者証が郵送されてきます。事情によって30日以内に結果を通知できない場合には延期通知書が送られます。

要介護認定の有効期間は6～12カ月

要介護認定には原則6カ月の有効期間がありますが、市町村によっては3カ月から12カ月に設定される場合があります。

この間に介護が必要な状態が改善されない場合は、要介護認定を更新することができます。更新の申請は原則12カ月。有効期間の満了まで更新の手続きを行わない場合は要介護認定が失効し、以降の介護サービスが利用できません。有効期間中に心身の状態に変化が生じた場合は、要介護認定変更の申請ができます。

判定に納得できないときは

認定申請の結果が「非該当（自立）」と判定された、要介護認定区分と本人の状態に差異があるなど、要介護認定の結果に不満や疑問がある場合は、調査を行った調査員や自治体に問い合わせができます。納得がいかない場合は再申請ができ、また県に設置される「介護保険審査会」に不服申し立てをすることができます。

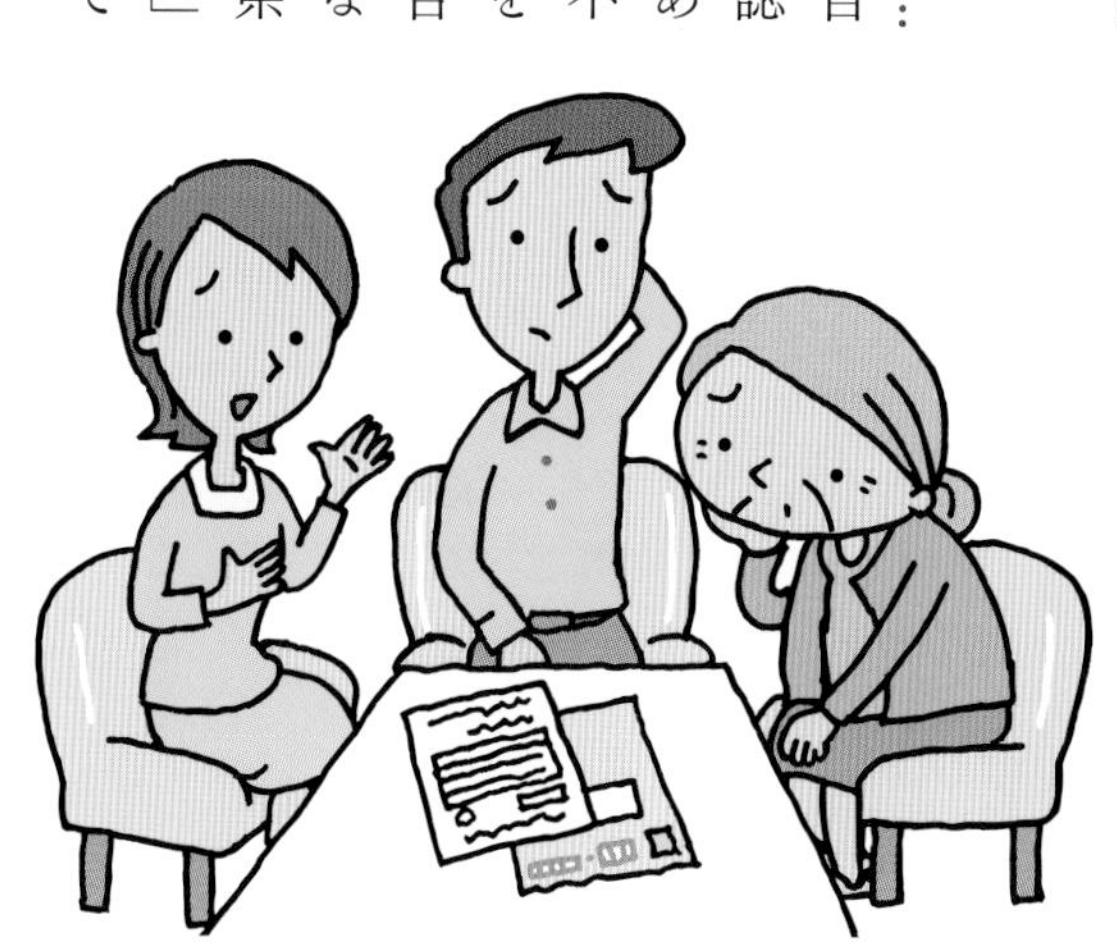

「非該当（自立）」でも受けられるサービスは?

認定申請の結果が「非該当（自立）」と判定された人は、介護サービスを利用することができません。しかし、介護予防のためのサービスや介護保険外の高齢者支援サービスを利用できる場合があります。住んでいる市町村の高齢者福祉担当窓口に問い合わせてみましょう。

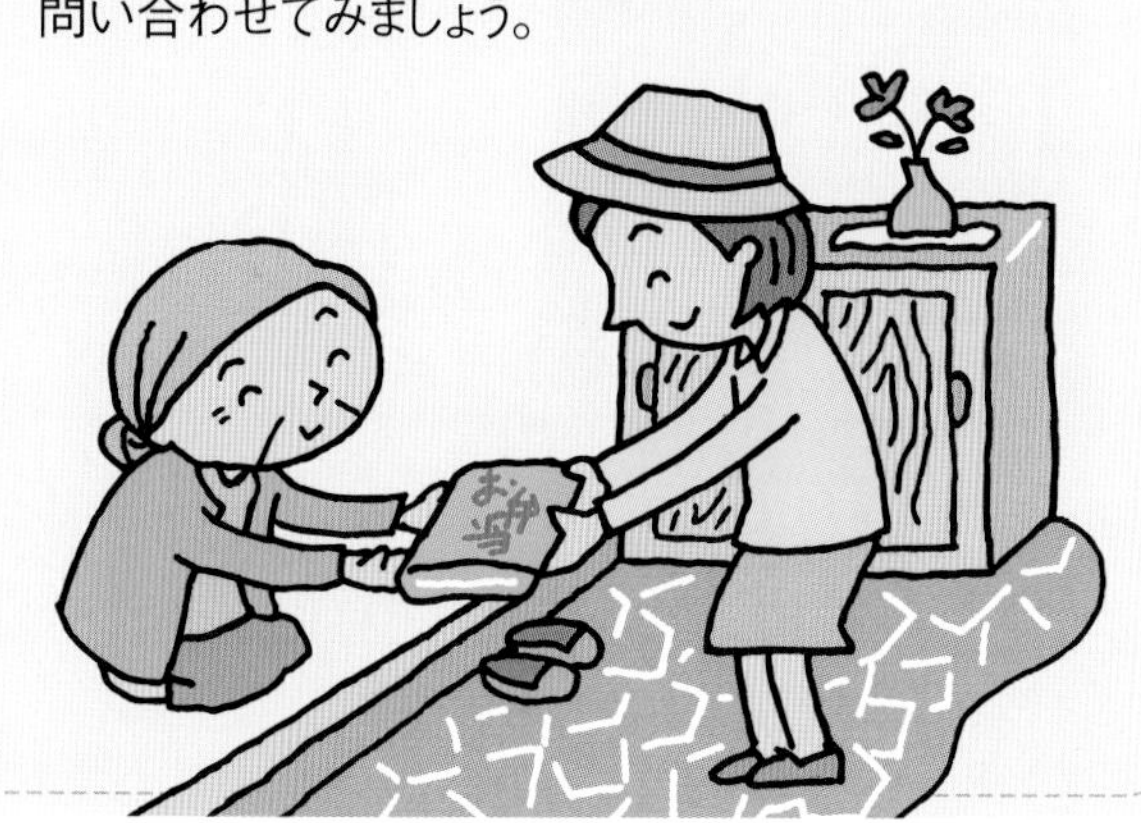

ケアマネジャー

ケアマネジャーは介護のコーディネーター

ケアマネジャー（介護支援専門員、以下ケアマネ）は、2000年4月の介護保険制度導入とともにできた資格。介護を必要とする人と福祉・医療・保険のサービスとを結びます。

ケアマネは、介護保険サービスを利用する人などの相談に応じ、在宅や施設での適切なサービスが受けられるようケアプラン（介護サービス計画）を立てたり、市町村や介護サービス事業者、施設などの関係機関との連絡調整を行ったりする専門職です。

医師、看護師、社会福祉士、介護福祉士など保健・医療・福祉分野の実務経験が5年以上あり、介護支援専門員実務研修受講試験に合格、さらに介護支援専門員実務研修の課程を修了した人に資格が与えられます。居宅介護支援事業所や介護保険施設などに所属している人がほとんどです。資質、専門性の向上、公正・中立の確保などの観点から、5年ごとに資格が更新されます。

信頼できるケアマネはどうやって選ぶ？

介護サービスを利用するにあたっては、市区町村の介護窓口や最寄りの地域包括支援センターからケアマネのリストをもらいましょう。病院のソーシャルワーカー、かかりつけ医や看護師、知人や友人などから情報を集め、面談してからケアマネを選びます。

最新の情報を持っているか、利用者の生き方や暮らし方を尊重してくれるかなどを踏まえ、利用者や家族、行政や関連施設と豊かなコミュニケーションを築くことができる人かどうかも重視し、最良のケアマネと出会いたいものです。

なお、1人のケアマネが担当できる要介護者は介護度1～5の人で35件まで。要支援者は2件で要介護1件に換算されます。

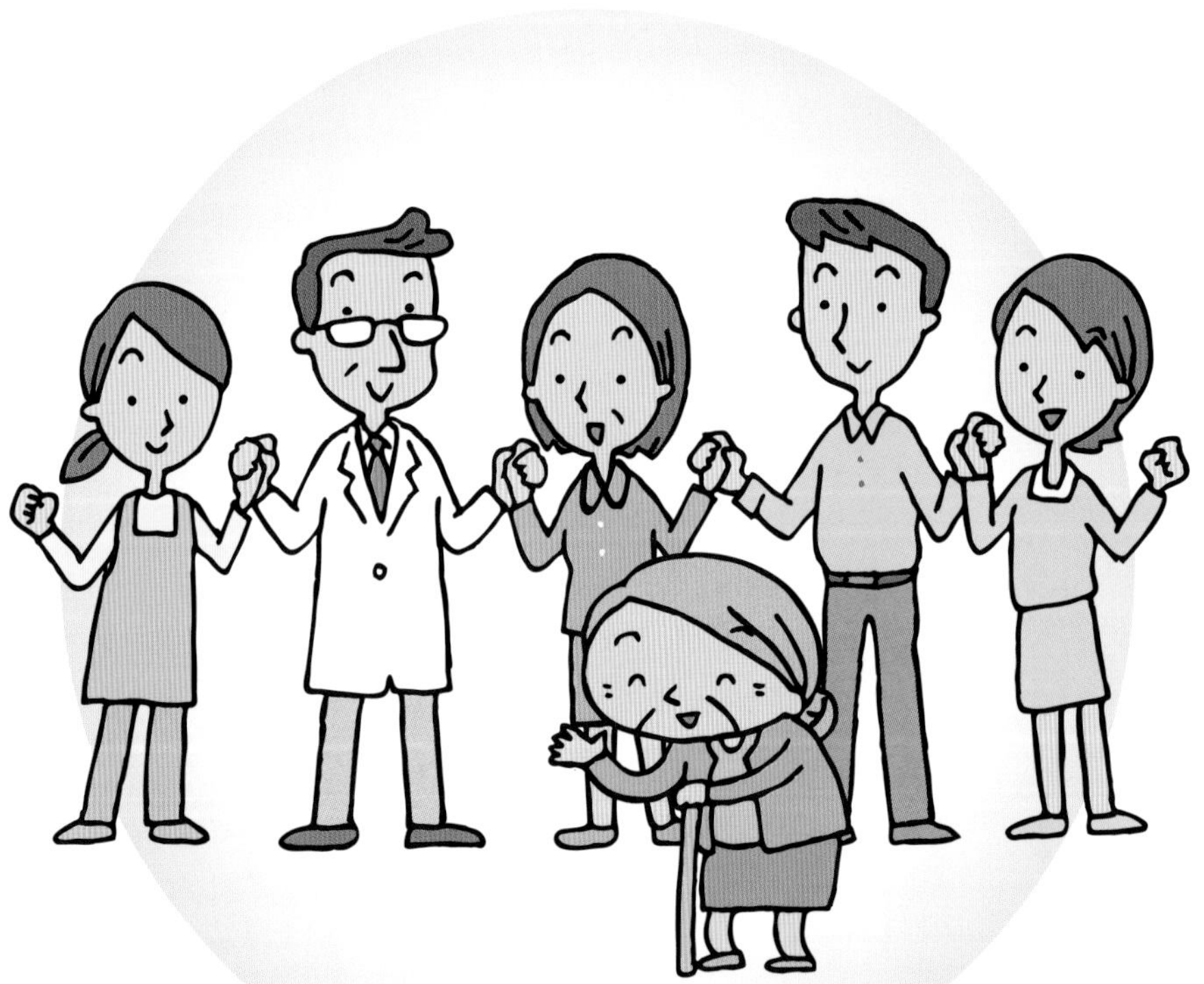

ケアマネジャーを上手に使おう

ケアマネとの面談ではここをチェック

ケアマネジャー（ケアマネ）は、利用者の希望や心身の状態を考慮し、在宅や施設で適切なサービスを受けられるよう、介護生活全般をコーディネートするプロです。複数人のケアマネと面談する際は、こんなところに注目するといいでしょう。

●医療系か福祉系か

ケアマネの経歴を尋ねます。例えば、看護師の資格を持ったケアマネなら医療系の知識が豊富。介護福祉士など福祉系の資格や経験を持ったケアマネは、実際の高齢者介護に携わった経験が豊富。求める介護サービスが明確なら、必ず聞いておきたいポイントです。

●知識は豊富か

介護保険料は介護保険事業計画に合わせ、3年ごとに見直しが行われます。また利用者負担額や施設入所基準も折にふれて変更され、要支援の人が利用できる新しい総合事業が始まるなど、介護保険制度を取り巻く状況は日々、変化を続けています。常に最新の情報を持ったケアマネを選びましょう。

●誠実で真摯（しんし）な対応

ケアマネにはコミュニケーション能力が欠かせません。利用者本人の尊厳を大切に考え、介護する家族の気持ちに真摯（しんし）な態度で接してくれる人がいいでしょう。話をきちんと聞き、ささいな質問にも丁寧に答えてくれるケアマネを選びたいものです。

もしもケアマネが信頼できないときは

熟考して選んだケアマネでも、いざ介護生活が始まると気になるところが出てくるかもしれません。自分の所属する事業者サービスを押し付ける、本人が嫌がる、不要と思われるサービスをケアプランに組み込む、月に一度も顔を見せない、緊急時に連絡がつかず、対応が誠実ではない……。

介護に関する価値観が合わず、ケアマネとの信頼関係が結べないと感じた場合は、ケアマネを変えることができます。ケアマネが所属している事業所に連絡し、変更したい理由を伝えましょう。事業者そのものに不信感を抱いたり、その事業者にケアマネが1人しかいない場合は、事業者ごと変更することもできます。

保健師 社会福祉士

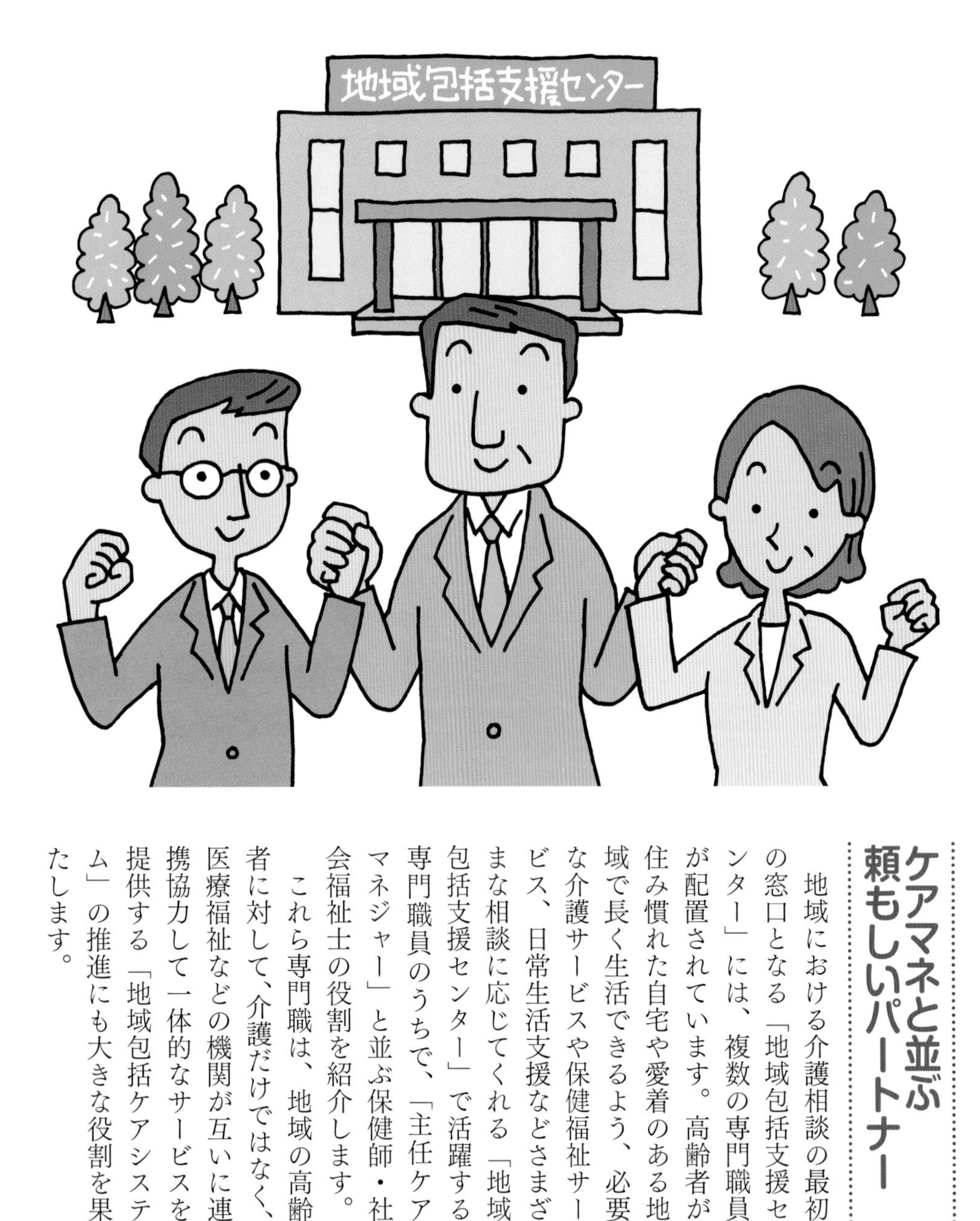

ケアマネと並ぶ頼もしいパートナー

地域における介護相談の最初の窓口となる「地域包括支援センター」には、複数の専門職員が配置されています。高齢者が住み慣れた自宅や愛着のある地域で長く生活できるよう、必要な介護サービスや保健福祉サービス、日常生活支援などさまざまな相談に応じてくれる「地域包括支援センター」で活躍する専門職員のうちで、「主任ケアマネジャー」と並ぶ保健師・社会福祉士の役割を紹介します。

これら専門職は、地域の高齢者に対して、介護だけではなく、医療福祉などの機関が互いに連携協力して一体的なサービスを提供する「地域包括ケアシステム」の推進にも大きな役割を果たします。

保健師

介護予防、虚弱高齢者の支援などを行います。保健所や病院・薬局などと連携し、健康・医療・介護予防など幅広い分野で相談を受け付けてくれます。また、介護予防のための支援も手厚く、予防給付・地域支援事業・介護予防ケアマネジメントなどの支援も行っています。

社会福祉士

総合相談の窓口（電話、来所、訪問対応）などを行います。介護や生活支援、消費者被害などの分野で相談を受け、虐待問題や成年後見制度の利用援助などを行います。

いずれの職種もケアマネジャーとは違った視点からケアマネジメントと関わります。今後さらに進むと予想される高齢社会の中で、より重要な役割を担う専門家としてのニーズが高まっています。

ケアプラン作成手順

ケアプランとは「介護サービスの利用計画」

介護保険は費用（現金）が支払われる生命保険や損害保険とは違い、サービスを利用する「現物給付」であることが特徴です。要支援、要介護に認定された利用者本人や家族の希望を受け、適切なサービスを利用できるように作成するのが「ケアプラン」です。

在宅のサービスを利用する場合、通常はケアマネジャー（ケアマネ）が作成しますが、利用者や家族がケアプランを作成する場合は市町村への届出が必要。施設サービスを受ける場合は、施設のケアマネがケアプランを作成します。ケアプラン作成には料金が発生しません。

なお、利用者の心身の状況や生活環境に配慮し、ケアプランは1カ月ごとに見直しを行います。

「在宅介護」か「施設介護」か

要支援、要介護の認定は下りたけれど、在宅介護か施設介護かで迷う場合は、それぞれのメリット、デメリットを書き出して整理してみましょう。

在宅介護

メリット：家族の目が行き届く／家族ならではの親身な世話ができる
デメリット：介護の仕方が分からない／精神的・肉体的な負担が大きい

施設介護

メリット：プロに任せられる／精神的・肉体的な負担が少ない
デメリット：在宅介護より費用がかかる／施設の情報が分からない

介護を受ける人の「誰とどのように暮らしたい」気持ちも大切ですが、介護をする人の状況や気持ちを重視しながら、家族で話し合いましょう。

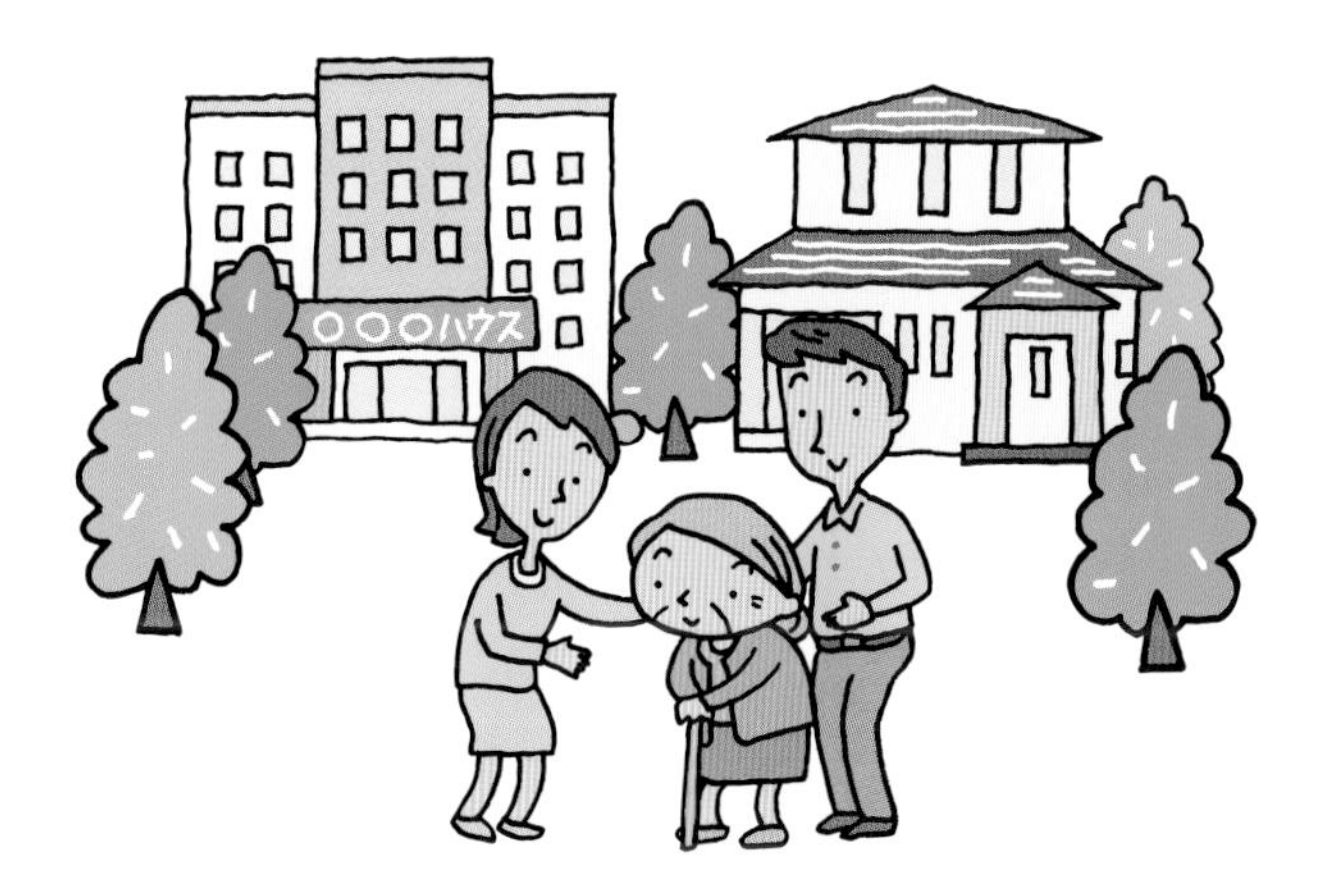

ケアプランの作成依頼

要支援
1・2
→ 予防給付の場合のケアプランは
地域包括支援センターの主任ケアマネジャーに依頼

要介護
1〜5
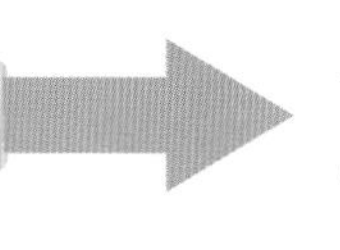
→ 介護給付の場合のケアプランは
居宅介護支援事業者に所属するケアマネジャーに依頼

ケアプラン

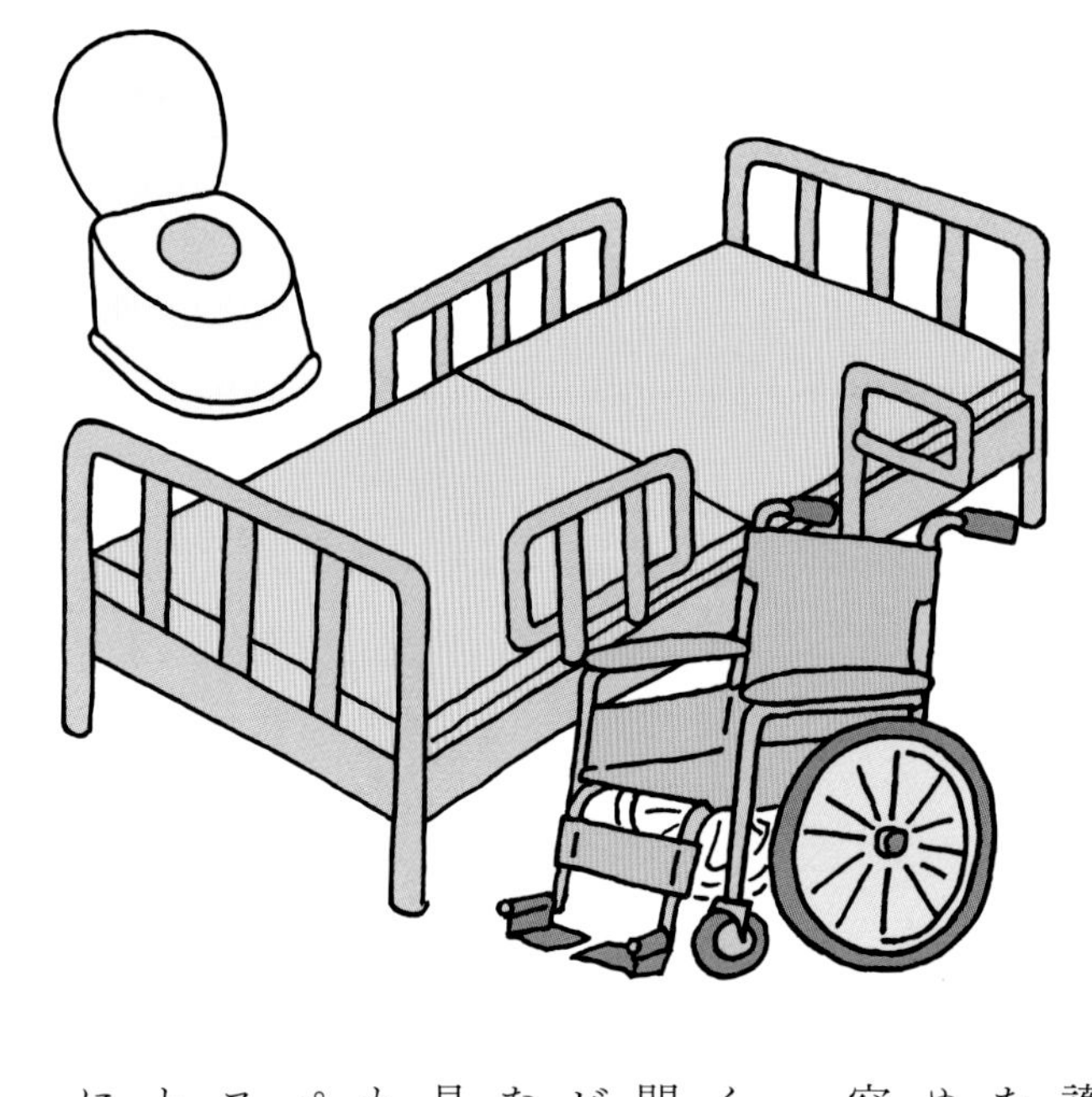

どんなサービスがあるか理解することが大事

ケアプランは、利用者の心身状態や家庭環境などに応じた介護サービスを選び、組み合わせた計画です。上手に利用するためには、介護保険のサービス内容を理解しておきましょう。

在宅介護の場合は、家に来てくれるサービス（訪問介護や訪問入浴など）、日帰りで通うサービス、一時的に泊まるサービスなどがあります。また、福祉用具のレンタルや購入、住宅改修も介護保険のサービスです。55ページ以降の「介護保険サービス」をあらかじめ理解しておくと、ケアプラン作成がスムーズになります。

「人任せ」にしないケアプラン作成のために

ケアプラン作成をケアマネジャー（ケアマネ）に依頼する場合は、利用者と家族の思いをきちんと伝えましょう。ケアプランは1カ月ごとに見直しができますが、利用者の状態は刻々と変わります。「今、困っていること」「こんな暮らしをしたい」「こんな介護を受けたい」などをメモにまとめて話します。

利用者のニーズに合ったケアプランを

ケアマネは利用者や家族、主治医などとの話し合いでケアプランの原案を作成します。そして利用者、家族、介護サービス提供事業者がサービス担当者会議の場を持ち、ケアマネが立てたケアプランを精査していきます。

その際に大切なことは、全員が同じ方向を向いていること。ケアプランが実情に合わない場合は、利用者や家族が意見を述べてもいいのです。

納得できるケアプランができたらサービス提供事業者との契約内容を確認し、契約を交わすことでサービス利用ができます。

サービスの利用（支払方法まで）

信頼できるサービス事業者と契約を交わそう

介護サービスを利用するには、個々のサービス事業所と契約します。厚生労働省のホームページに、全24種類52サービスの事業所・施設が公表されていますが、地域包括支援センターの紹介や口コミも頼りになります。必ずしもケアマネジャーが所属する事業所のサービスを選ばなければならないということはありません。

契約書を交わす際は「重要事項説明書」をよく読み、疑問点や不明点があれば明らかにしておきましょう。

サービス事業者との契約書は
ここをチェック！

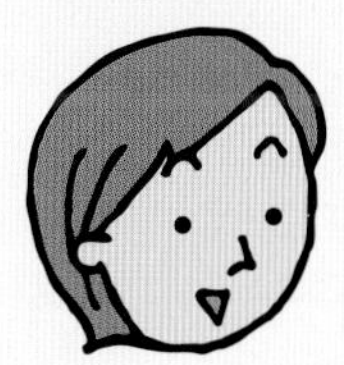
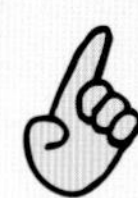

- サービスの種類と内容
- 契約期間の設定
- 利用料金と支払いの方法
- 解約手続きの方法
- キャンセルへの対応（例：キャンセルは前日の○○時まで、以降は有料など）
- 苦情対応の担当者が明確

介護サービスの利用と自己負担について

介護保険のサービスを利用したら、その1割または2割を自己負担します。

居宅サービスの場合、1カ月あたりの限度額は左の通りです。

サービス利用者の費用負担等の表（居宅）

要介護度	1カ月あたりの限度額
要支援1	50,030円
要支援2	104,730円
要介護1	166,920円
要介護2	196,160円
要介護3	269,310円
要介護4	308,060円
要介護5	360,650円

限度額を超えてサービスを利用した場合は、その分が全額自己負担となります。

施設サービスを利用する場合は、住環境の違いで自己負担額が変わります。

介護保険料は滞納NG!

特別な事情なく1年以上にわたって介護保険料を滞納すると、介護サービスを利用した際にいったん利用料の全額を自己負担しなければなりません。申請で9割が戻ってきますが、滞納期間が長引けば長引くほどペナルティーは大きくなります。

施設サービス自己負担の1カ月あたりの目安

要介護5の人が多床室を利用した場合		要介護5の人がユニット型個室を利用した場合	
施設サービス費の1割	約26,000円	施設サービス費の1割	約27,000円
居住費	約11,000円（370円／日）	居住費	約60,000円（1,970円／日）
食費	約42,000円（1,380円／日）	食費	約42,000円（1,380円／日）
日常生活費	約10,000円（施設により設定されます。）	日常生活費	約10,000円（施設により設定されます。）
合計	約89,000円	合計	約139,000円

介護サービスを提供してくれる人たち

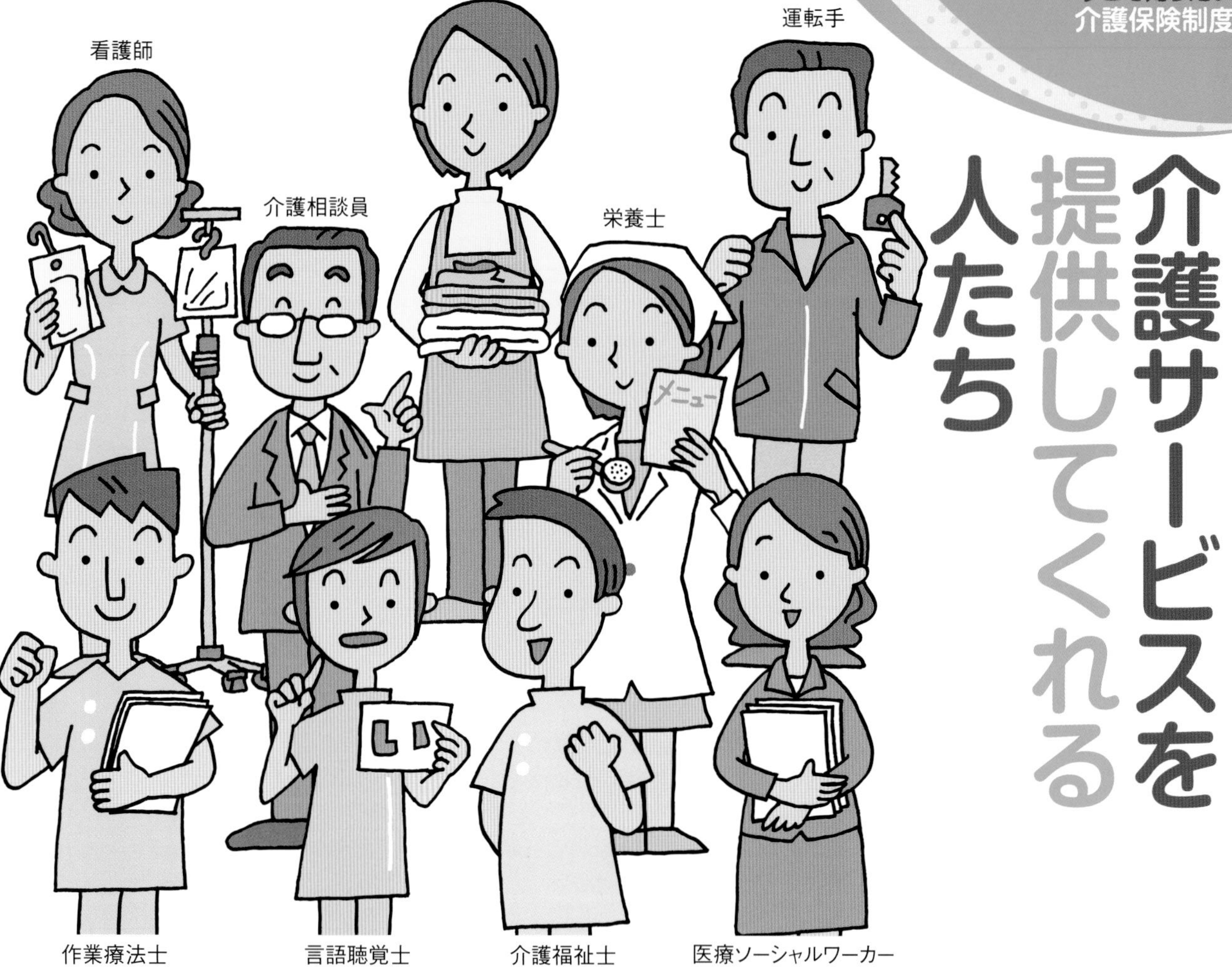

看護師

医師の指示のもとに患者の診療を補助し、日常生活の援助や看護を行います。医療分野だけではなく、福祉・保健の分野でも活躍の場が広がっています。

問 新潟県看護協会
http://www.niigata-kango.com

言語聴覚士(ST)

医師の指示のもとに病院や福祉施設などで言語機能回復や嚥下訓練などを行い、自立と社会参加を支援します。

問 新潟県言語聴覚士会
http://www.niigata-st.org

作業療法士(OT)

医師の指示のもとにリハビリを行う医療資格です。「着替える」「文字を書く」など、細かな日常動作を回復対象とし、精神面に障害のある人に対して心理面のリハビリも行います。

問 新潟県作業療法士会
http://www.occupy-th-toki.e-niigata.jp/index.htm

介護アテンドサービス士

一般家庭や医療施設などで、寝たきりの人の体位変換、食事の世話、排せつの介助、寝巻きの交換、移動の補助などの介護を行います。

介護相談員

利用者から介護サービスに関する苦情や不満を聞き、サービスを提供する事業者や行政との間に立って問題解決に向けた手助けをします。

介護福祉士(ケアワーカー)

身体または精神の障害で日常生活を営むことが難しい人の介護を行う専門職です。入浴、食事、排せつなど身の回りの世話だけではなく、高齢者や障害者の暮らしを支え、自立に向けた実践も行います。

問 新潟県介護福祉士会
http://www.kaigo-niigata.or.jp

医療ソーシャルワーカー

病院などの医療機関で、患者と家族の抱える問題に関する相談を受ける専門スタッフです。カウンセラー、介護福祉士、ケアマネジャーなどと連携し、入退院の手続きや入院費用・社会復帰リハビリなどの相談業務を担当します。

問 新潟県医療ソーシャルワーカー協会
http://msw-niigata.net

運転手

福祉サービスなどで利用者の送迎を行います。介護ヘルパー資格を持つタクシー運転手も増えています。

栄養士

日々の健康を支えるのは「食」。栄養に関する豊富な知識を持ち、医療機関や介護福祉施設で、最適なメニュー作りや栄養管理、栄養指導を行う専門職です。

問 新潟県栄養士会
http://eiyou-niigata.jp

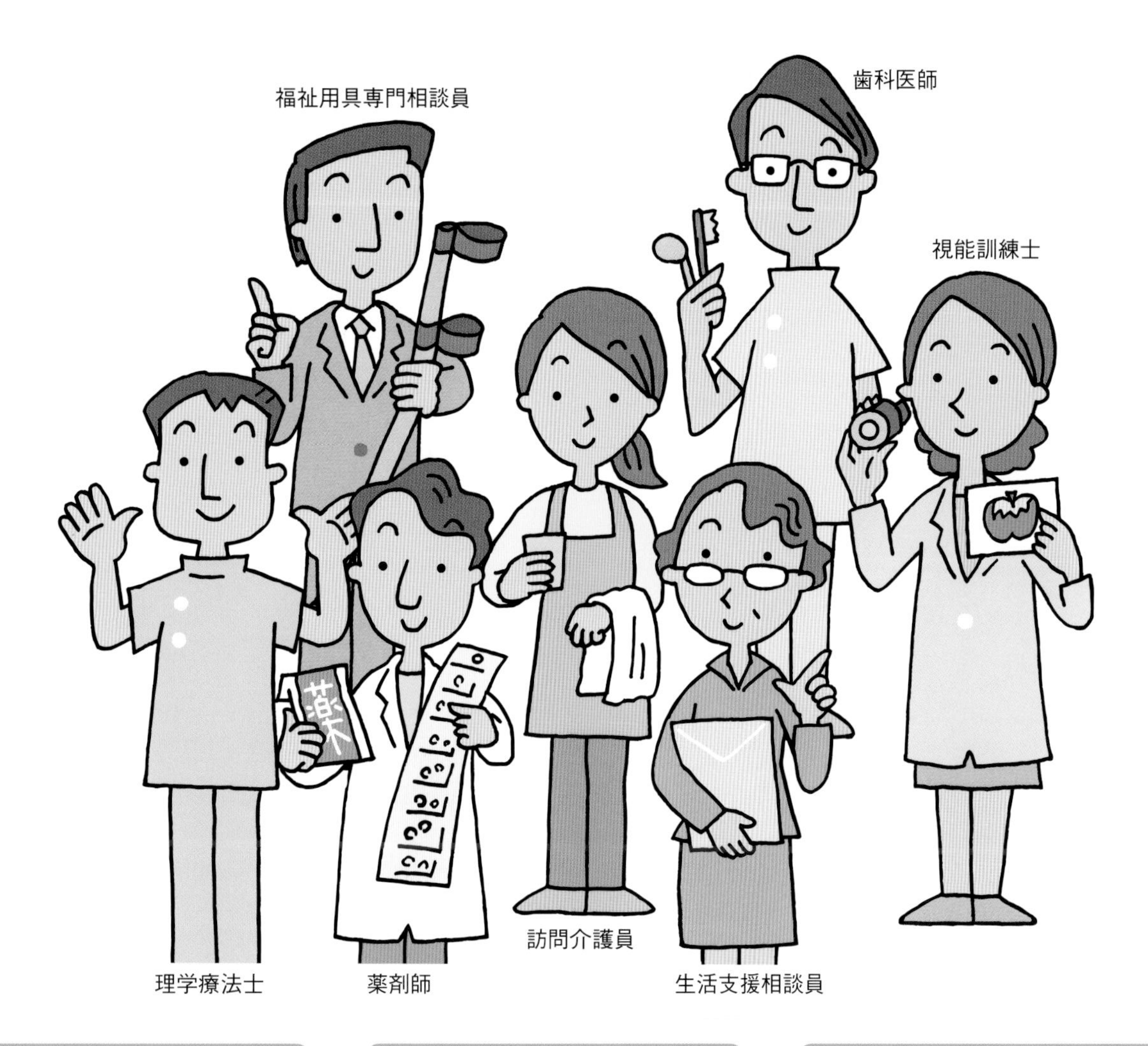

理学療法士（PT）

医師の指示のもとに身体に障害のある人に対し、基本動作の回復を目的としたリハビリ運動を行う医療資格です。運動療法と物理療法を通じて、身体機能の回復をサポートします。

新潟県理学療法士会

問http://nipta.jp

福祉用具専門相談員

介護保険サービスを利用して福祉用具を利用する際に、状況に合った福祉用具の選定や使い方などの相談に乗り、また用具の調整などを行います。

訪問介護員（介護ヘルパー）

ケアプランに沿って利用者宅を訪問し、入浴、排せつなどの身体介護や、家事援助を行います。老人施設で身体介護をすることもできます。

問 新潟県ホームヘルパー協議会

http://nihonhelper.sharepoint.com/Pages/niigata.aspx

薬剤師

病院や薬局などで調剤業務を行う薬剤師。入院患者や高齢者に対する服薬指導を行い、また居宅療養管理指導において助言や指導を行います。

問 新潟県薬剤師会

http://www.niiyaku.or.jp

歯科医師

歯科医師や歯科衛生士の仕事も介護分野に広がっています。通常の歯科医師業務のほか、口腔ケア指導、訪問歯科診療などを行います。

問 新潟県歯科医師会

http://www.ha-niigata.jp

視能訓練士

視力回復を目的とした機能訓練や眼科的検査を行います。介護分野では、高齢者へのリハビリ指導も行います。

問 新潟県視能訓練士会

http://niigataort.blog.fc2.com

生活支援相談員

社会福祉施設や高齢者施設、介護施設などで、利用者に対する指導・相談援助を行います。

介護費用の考え方

高齢者が入院したら介護費用の準備スタート

高齢者が病気やけがで入院したら、退院後すぐに介護生活が始まると覚悟しましょう。自宅で介護するか施設で介護してもらうかを家族で話し合うことが必要です。

要支援や要介護の認定を受けた場合、介護保険サービスを利用すれば1割～2割の自己負担で済みますが、実際の支払いはそれだけではありません。衣類、寝具、紙おむつ、介護用品など介護保険対象外のサービスは全額自己負担となります。費用の相談も急務です。

費用を抑えるか充実度を選ぶか

介護にかかる費用の分担も早めに話し合っておきましょう。本人の年金の範囲内でサービスを受けるか、子どもたちなど扶養義務者が費用を分担するかを相談します。しっかり働いて税金や介護保険料を納めている人こそ、堂々と制度やサービスの助けを借りたいものです。

世帯分離で経済的な負担を軽くすると使えるサービスが増え、精神的・肉体的な負担を減らす裏技もあります。ただし国民健康保険料や所得税、住民税の負担が増える場合もありますので、慎重に検討しましょう。

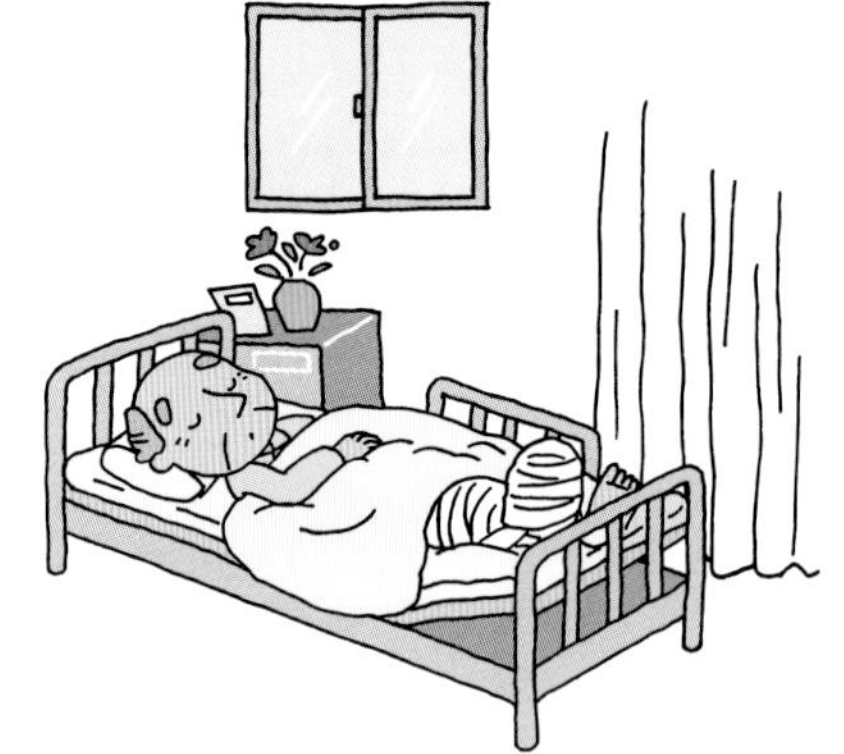

自己負担額の軽減について

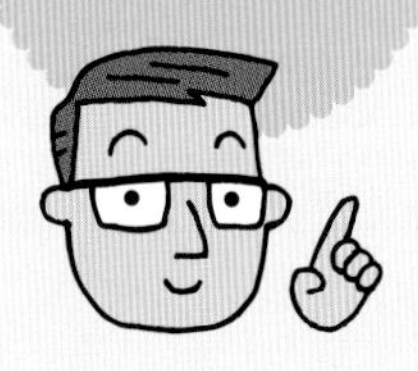

- 介護保険を利用したときの自己負担額の合計が負担上限額を超えた場合、その超えた分が市町村から支給されます。負担上限額は利用者の前年の合計所得に応じて定められます。
- 負担限度額認定証の交付を受けている人は、居住費（滞在費）と食費が軽減されます。
- 年間の医療保険の一部負担金や介護保険の自己負担額が著しく高額となった場合、限度額を超えた分が給付されます。

他にも、災害などによる利用者負担の軽減や、生活福祉資金貸付制度を設けている自治体があります。詳しくは住んでいる市町村にお問い合わせください。

第三章

今こそ知りたい「介護保険サービス」

介護保険で利用できるサービスとはどんなものでしょう?
居宅が基本の在宅サービスや地域連携の地域密着型サービス
介護施設に入居して利用する施設サービス。
どのサービスをどう利用できるかを知っておくべきです。

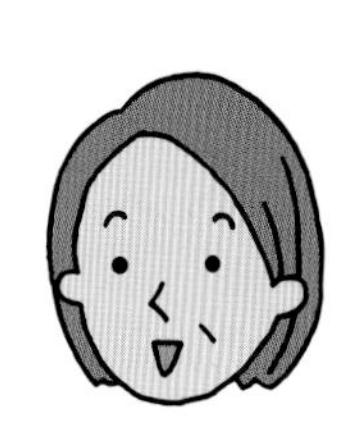

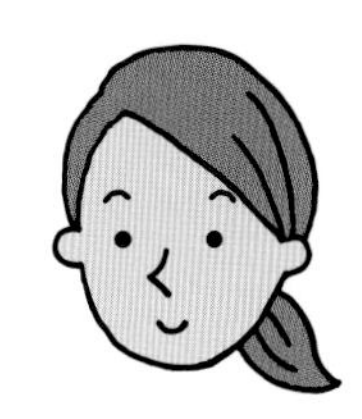

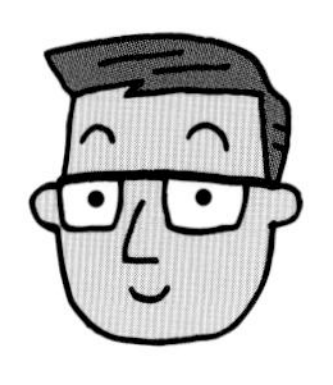

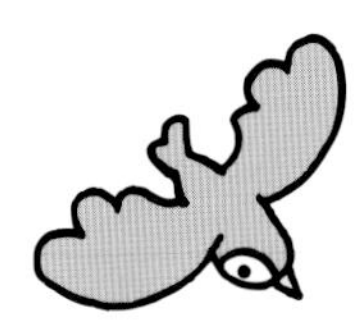
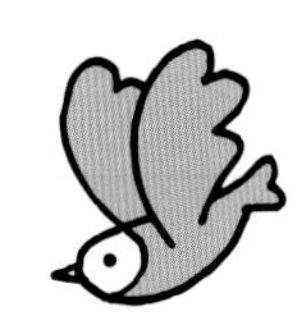

在宅介護サービスの種類

要介護認定

非該当

将来的に要支援または要介護になる恐れのある人

地域支援事業の介護予防事業

その他の高齢者

要支援1～2

常時介護まで必要ないが、身支度など、日常生活に支援が必要な状態の人

要介護1～5

寝たきりや認知症などで常に介護を必要とする人

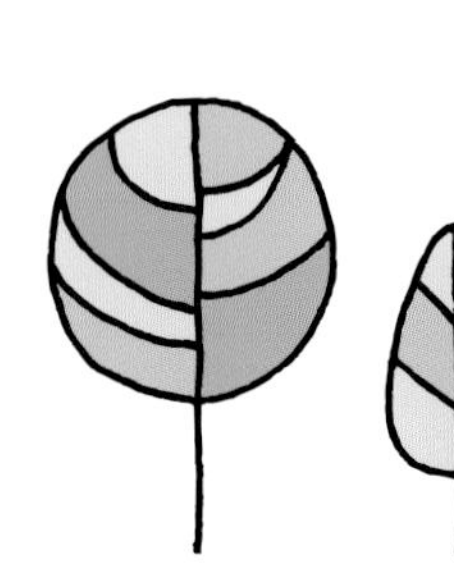
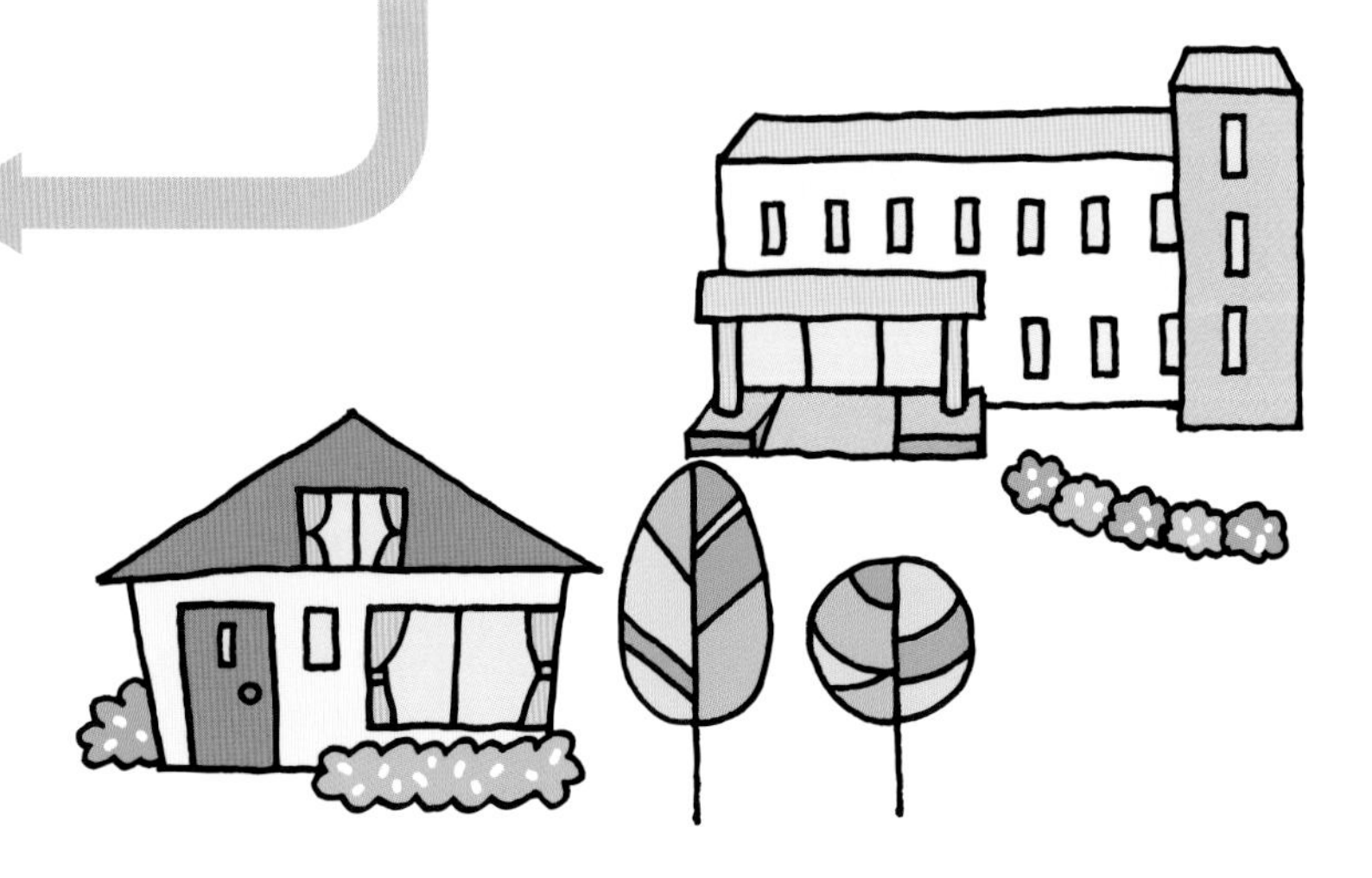

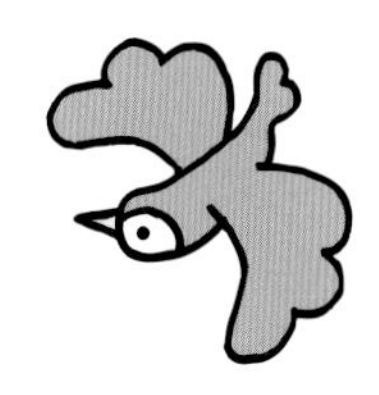
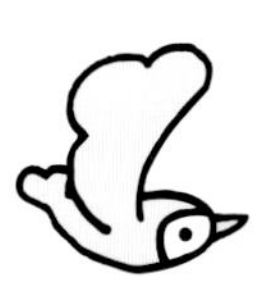

二次予防事業

要介護状態などとなる恐れのある高齢者を対象に、心身の機能や生活機能の低下の予防または悪化の防止を行い、「通所型」と「訪問型」がある

- 運動器の機能向上（筋力トレーニングの指導など）
- 栄養改善（栄養指導など）
- 口腔機能の向上（歯の病気予防の指導など）
- 閉じこもりや認知症などの予防

一次予防事業

高齢者全般を対象に介護予防に関する情報提供、介護予防教室や講演会の開催、介護予防に関するボランティアの育成、自主グループ活動支援など

予防給付

- 介護予防訪問介護
- 介護予防通所リハビリテーション
- 介護予防訪問入浴介護
- 介護予防短期入所生活介護
- 介護予防訪問看護
- 介護予防短期入所療養介護
- 介護予防訪問リハビリテーション
- 介護予防特定施設入居者生活介護
- 介護予防居宅療養管理指導
- 介護予防福祉用具貸与
- 介護予防通所介護
- 介護予防福祉用具購入費用および住宅改修費用の補助

介護給付

- 訪問介護（ホームヘルプサービス）
- 通所リハビリテーション（デイケア）
- 訪問入浴介護
- 短期入所生活介護（ショートステイ）
- 訪問看護
- 短期入所療養介護（ショートケア）
- 訪問リハビリテーション
- 特定施設入居者生活介護
- 居宅療養管理指導
- 福祉用具貸与
- 通所介護（デイサービス）
- 福祉用具購入費用および住宅改修費用の補助

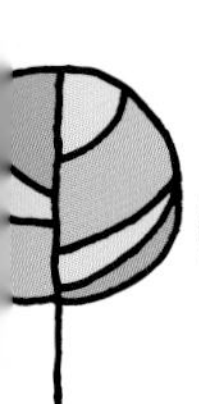
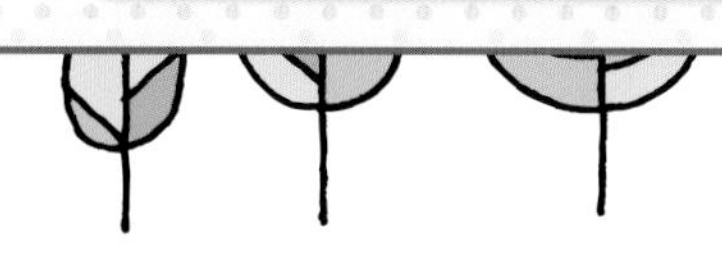
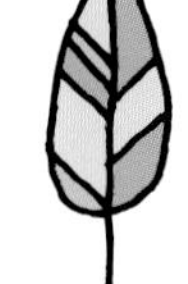

訪問介護（ホームヘルプサービス）

「身体介護」と「生活援助」で自立生活を快適に過ごす

介護福祉士やホームヘルパーなどの訪問介護員が、自宅や入居している老人ホームを訪問し、利用者の日常生活上の介護や生活援助を行います。

訪問介護には、食事・排せつ・入浴・着替え・身体の清浄・通院等の介助など、直接身体に触れて介助を受ける「身体介護」と、調理・洗濯・掃除・生活必需品の買い物など家事の援助を受ける「生活援助」があります。

「身体介護」は家族の有無や、家族が介助をできるできないにかかわらず利用することができます。一方、「生活援助」を利用するには条件があり、利用者が一人暮らしや同居している家族が病気で家事ができないなど、サービスを利用しないと日常生活に支障が出る場合に限ります。

訪問介護の利用料は1回ごとに計算されます。

要支援（1・2）の人は要介護状態にならないために

要支援（1・2）の認定を受けた人も、一人暮らしで自力で調理や掃除・買い物が困難な人や、同居の家族が事情があって家事ができない人は、利用することができます（介護予防訪問介護）。要介護状態にならないように予防をするためのサービスで、こちらは「身体介護」と「生活援助」の利用条件の区別はありません。

利用する際は、本人のできることとできないことを把握し、できないことをホームヘルパーと一緒に行うことで、心身機能の向上を図ります。

介護予防訪問介護の利用料は1カ月の定額制です。

こんな利用はできません

- 利用者以外の人の洗濯や調理、買い物などの家事
- 利用者が利用していない部屋の掃除
- 来客の対応（お茶や食事の用意など）
- 自家用車の洗車・掃除など
- 庭木の手入れやペットの世話
- 家具・電化製品などの移動や模様替えなど
- 正月などのための特別に手間をかける料理
- 床ずれの処置やインスリンの単位数の調整・投与、酸素吸入など医療行為に当たる行為

※経管栄養（胃ろう・腸ろう）、鼻腔経管栄養、たんの吸引は、認定書の交付を受けた介護職員が指定を受けた事業所から派遣された場合は実施できます。ケアマネジャーに相談をしましょう。

標準的な利用者負担

要介護1～5の認定を受けた人（1回につき）	
身体介護 20分未満	165円
20分以上30分未満	245円
30分以上1時間未満	388円
1時間以上1時間半未満	564円
生活援助 20分以上45分未満	183円
〃 45分以上	225円
通院時の乗車・降車等介助	97円

※要介護1～5の認定を受けた人の利用者負担額
サービス費用の設定 利用者負担（1割）

要支援1・2の認定を受けた人（1カ月につき）	
週1回程度の利用	1,168円
週2回程度の利用	2,335円
要支援2 週2回を超える程度の利用	3,704円

※要支援1・2の認定を受けた人の利用者負担額
サービス費用の設定 利用者負担（1割）

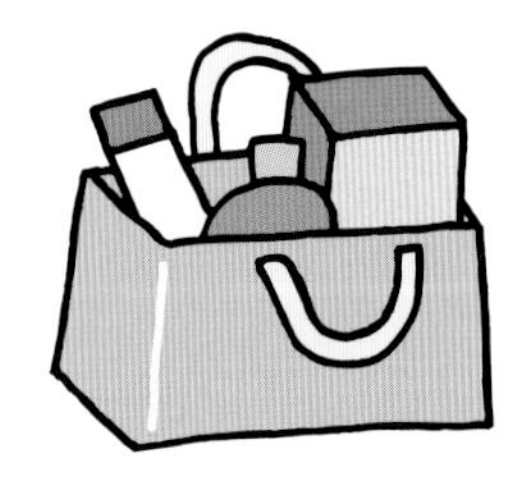

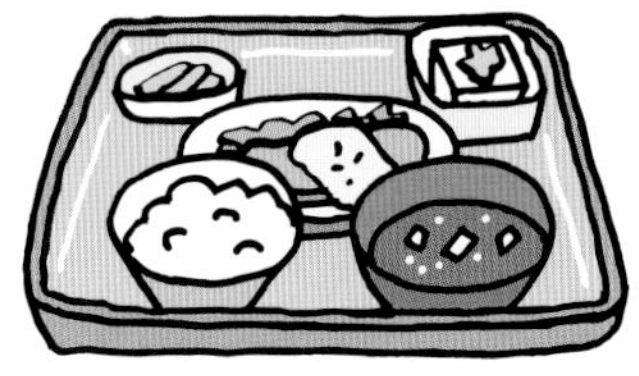

訪問入浴介護

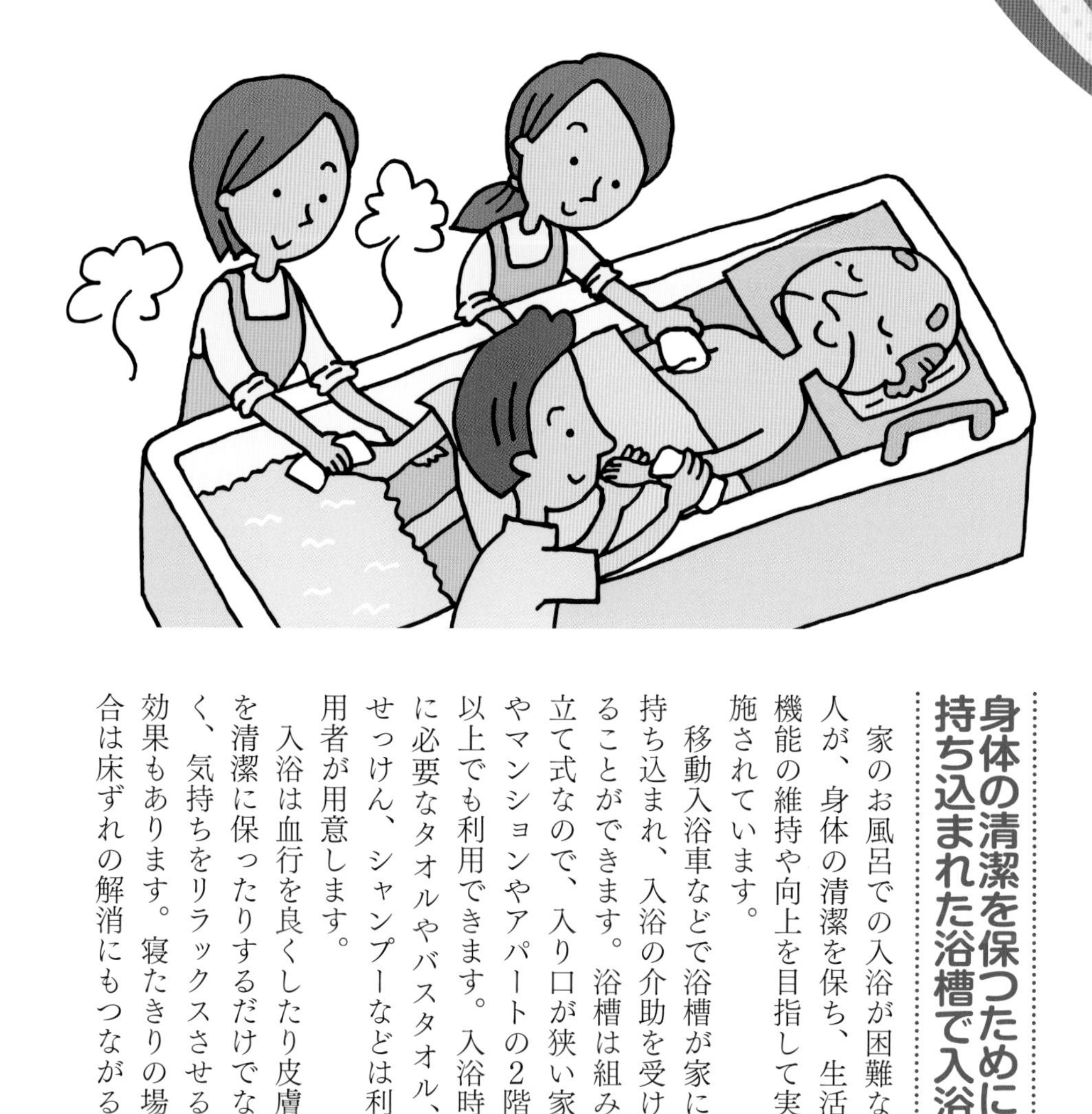

身体の清潔を保つために持ち込まれた浴槽で入浴

家のお風呂での入浴が困難な人が、身体の清潔を保ち、生活機能の維持や向上を目指して実施されています。

移動入浴車などで浴槽が家に持ち込まれ、入浴の介助を受けることができます。浴槽は組み立て式なので、入り口が狭い家やマンションやアパートの2階以上でも利用できます。入浴時に必要なタオルやバスタオル、せっけん、シャンプーなどは利用者が用意します。

入浴は血行を良くしたり皮膚を清潔に保ったりするだけでなく、気持ちをリラックスさせる効果もあります。寝たきりの場合は床ずれの解消にもつながるので、利用したいサービスです。

要支援（1・2）と認定された人も、家に浴槽がない場合や感染症でデイサービスの浴槽が利用できない場合などに利用することができます（介護予防訪問入浴介護）。

標準的な利用料

要介護1〜5の認定を受けた人	
全身入浴の場合（1回につき）	1,234円

※要介護1〜5の認定を受けた人の利用者負担額
サービス費用の設定 利用者負担（1割）

要支援1・2の認定を受けた人	
全身入浴の場合（1回につき）	834円

※要支援1・2の認定を受けた人の利用者負担額
サービス費用の設定 利用者負担（1割）

※上記利用者負担額（サービス費用の1割）は、地域によって異なります

料金と単位について

介護保険では地域によって物価や人件費（介護・看護職員など）が異なるため、介護保険のサービス利用料は「単位」で表示されます。通常は1単位10円で計算されていますが、都会と地方などの地域差を考慮して加算範囲が設定されています。本書では1単位「10円」で換算した金額を掲載しています。

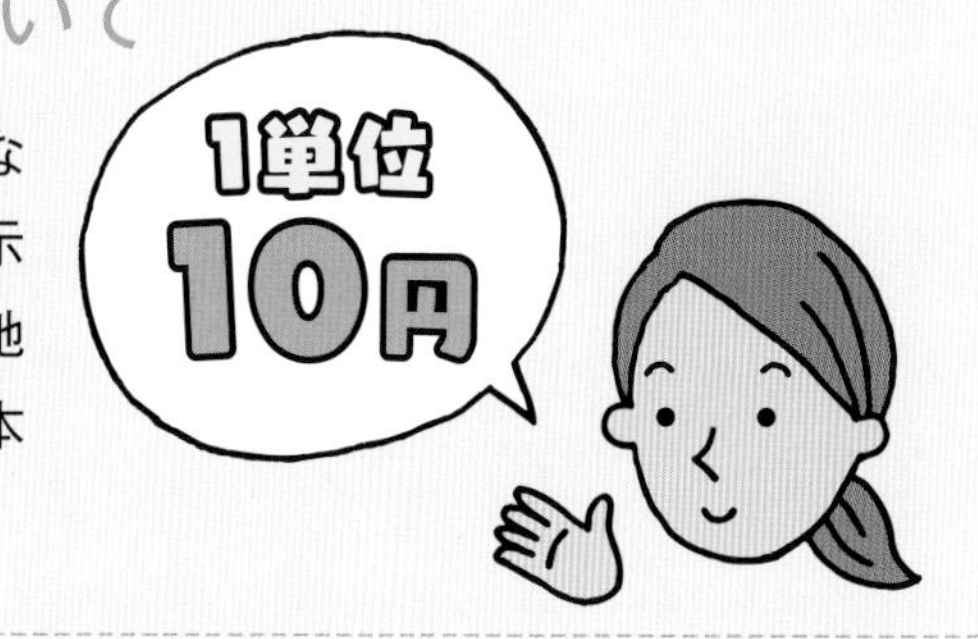

訪問看護

医師の指示に基づいた看護を自宅で受ける

自宅や入居している老人ホームなど、生活をしているところで看護師、准看護師、保健師、理学療法士、作業療法士などによる看護を受けることができます。それぞれ専門職は利用者のかかりつけの医師と連絡をとりながら、療養に関わる世話や、必要な診療の補助、利用者や家族への精神的サポートなどを行います。

訪問看護は、「訪問看護ステーション」からの訪問と、「病院・診療所」からの訪問があり、利用料が異なります。

訪問看護は医師の指示により、要支援1・2の人も利用することができます（介護予防訪問看護）。

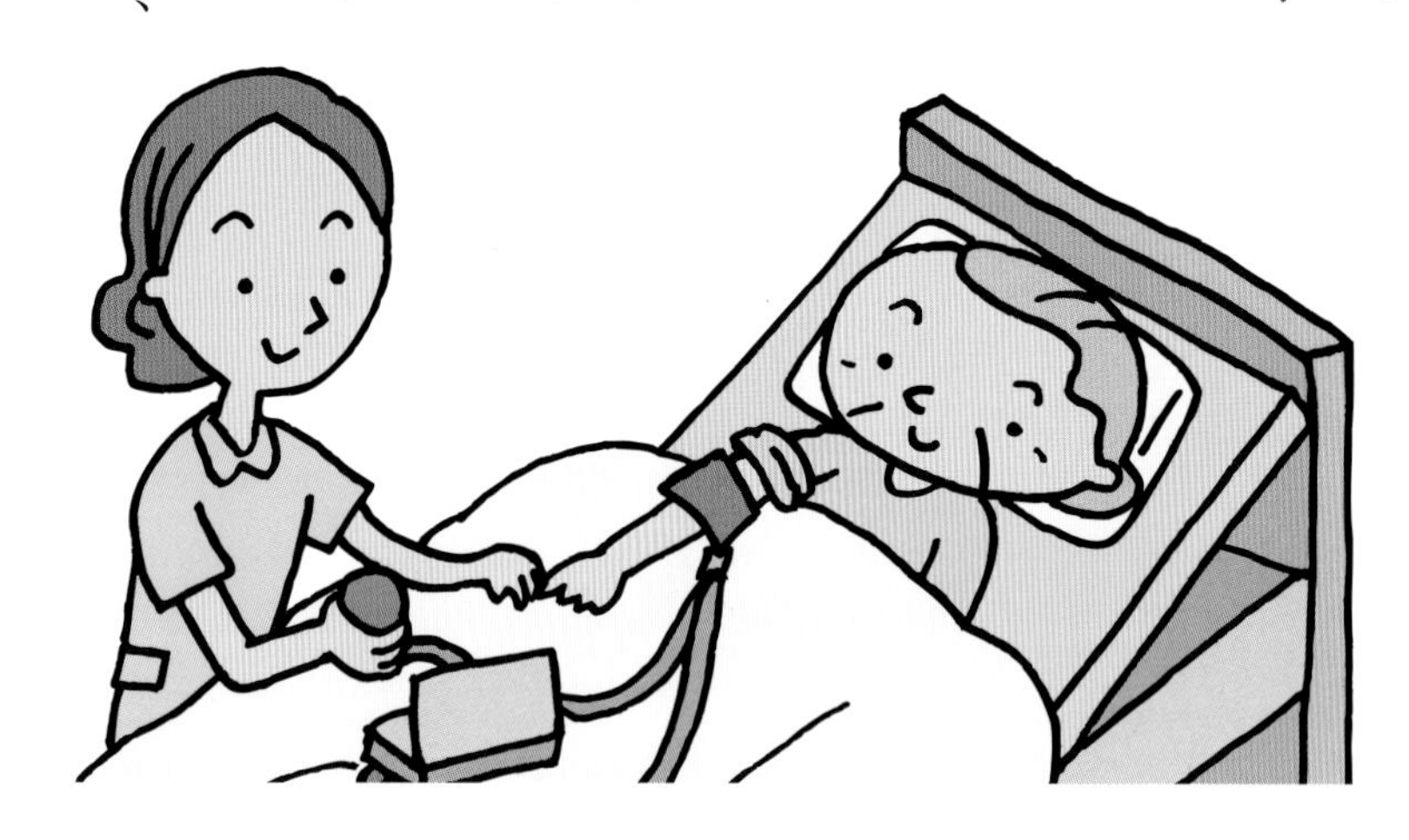

訪問看護で受けられるおもな内容

- 血圧、脈拍、体温などの測定、病状のチェックなど
- 排せつ、入浴の介助、清拭（せいしき）、洗髪など
- 在宅酸素、カテーテルやドレーンチューブの管理
- 床ずれの手当て、防止の工夫や指導
- 自宅でのリハビリテーション
- 認知症ケア（事故防止など、認知症介護の相談にアドバイス）
- 介護予防として、低栄養や運動機能低下を防ぐアドバイスなど
- 在宅での看取り（みとり）

標準的な利用者負担　サービスを提供する施設によって料金が異なります

訪問看護ステーションからの訪問看護（1回につき）
要支援・要介護のいずれの認定を受けても利用者負担は同額。利用者負担（サービス費用の1割）

区分	利用者負担
20分未満※	310円
30分未満	463円
30分以上1時間未満	814円
1時間以上1時間30分未満	1,117円
理学療法士、作業療法士または言語聴覚士による訪問の場合（20分以上）	302円

※20分未満の算定ができるのは、20分以上の訪問看護を週1回以上含むことが必要になります。

病院または診療所からの訪問看護（1回につき）
要支援・要介護のいずれの認定を受けても利用者負担は同額。利用者負担（サービス費用の1割）

区分	利用者負担
20分未満※	262円
30分未満	392円
30分以上1時間未満	567円
1時間以上1時間30分未満	835円

※20分未満の算定ができるのは、20分以上の訪問看護を週1回以上含むことが必要になります。

定期巡回・随時対応型訪問介護看護と連携（1カ月につき）

区分	利用者負担
訪問看護費	2,935円

※病院または診療所から 利用者負担（サービス料金の1割）
※上記利用者負担額（サービス費用の1割）は地域によって異なります。

訪問リハビリテーション

専門職の指導のもと自宅で機能訓練

脳血管疾患でまひの障害が残った場合など、入院中のリハビリテーション(以下リハビリ)はもちろん、退院後のリハビリがとても重要です。そのため理学療法士、作業療法士、言語聴覚士という専門職が利用者の自宅などを訪問し、心身の機能の維持回復のための訓練や指導を行います。訪問リハビリを行うのは、病院、診療所、介護老人保健施設で、計画的な医学管理を行っている医師の指示に基づいて行われます。

訪問リハビリは、日常生活の自立を助けることを目的としています。利用する場合は、自宅の住環境で生活するうえで困っていることを整理し、ケアマネジャーや専門職に相談しましょう。

訪問リハビリは要支援(1・2)と認定された人も利用することができ、利用料は要介護、要支援とも変わりません。

標準的な利用者料	
要介護1～5、要支援1・2の人	
20分以上実施した場合(1回につき)	302円

※上記利用者負担額(サービス費用の1割)は地域によって異なります。

おもな訪問リハビリの内容

- ●関節の動きを改善・維持する関節可動域運動
- ●筋力を回復させる筋力増強運動
- ●歩行や動作を改善し、まひの回復を促す運動療法
- ●作業や手先の細かな動きの練習をする機能的作業療法
- ●障害があっても生活が送れるように訓練をする日常生活動作訓練
- ●言語の障害、声の障害、発音の障害に対応したリハビリ
- ●食べることやのみ込みに問題のある場合の摂食・嚥下(えんげ)訓練など

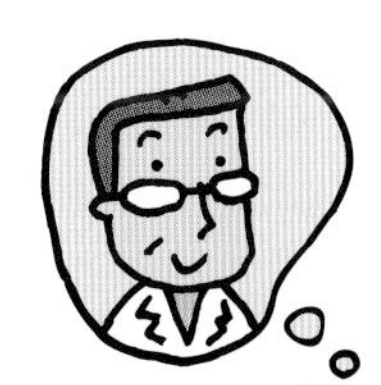

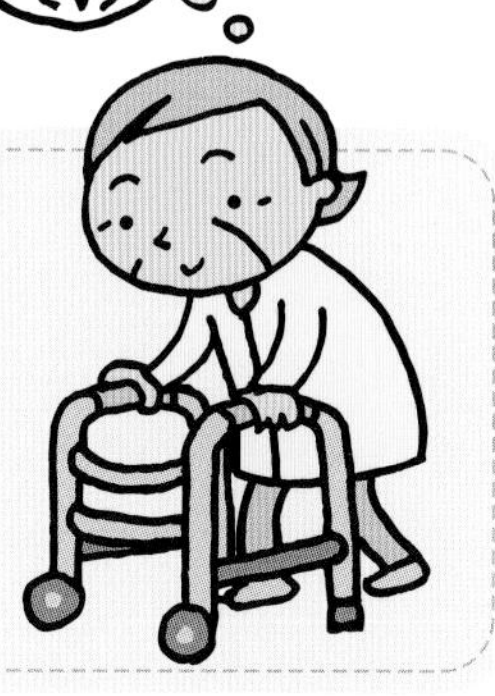

訪問リハビリだけでなく自主トレも重要

1週間に数回、数十分のリハビリだけでは、身体機能の向上や維持は難しく、自分で毎日取り組んでいくことが大切です。日課として取り組めるように、本人だけでもできたり、家族が助けながらできたりする方法を提案してもらいましょう。専門職と一緒に目標を考え、やる気の出るような方法でリハビリを続けましょう。

夜間対応型訪問介護

「定期巡回」と「臨時対応」で夜間の緊急介護にも対応

24時間安心して家で生活できるよう、夜間に定期的な巡回訪問をする「定期巡回」と、通報による「随時対応」の2種類を組み合わせたサービスです。対象となるのは要介護（1～5）と認定された人で、要支援（1・2）の人は利用できません。

「定期巡回」は、夜間帯（18～8時）のあらかじめ予定している曜日・時間に、ヘルパーによるおむつ交換やトイレの介助、体位交換、水分補給、安否確認などのサービスを受けることができます。「臨時訪問」は、ベッドから転落して起き上がれないなど、困ったことが起きたとき、急に体調が悪くなったときなどに連絡し、介助を受けたり救急車の手配などのサービスを受けることができます。

ケアコール端末でオペレーションセンターに通報

サービスを受けている事業所がオペレーションセンターを設置している場合、利用者は常にケアコール端末を持ちます。緊急時、本人や家族がケアコール端末を使って通報するとオペレーターが対応します。訪問が必要な場合はオペレーターの指示により、ヘルパーか看護師が駆けつけます。

標準的な利用者負担

サービス費用の1割が自己負担になります。〈オペレーションセンターを設置している場合〉

要介護1～5の認定を受けた人	
基本夜間対応型訪問介護（1カ月につき）	981円
定期巡回サービス（1回につき）	368円
随時訪問サービス（1名による訪問の場合）（1回につき）	560円
随時訪問サービス（複数名による訪問の場合）（1回につき）	754円

※上記利用者負担（1割）は、地域によって異なります。
このサービスは地域密着型サービスです。そのため、原則として住んでいる市区町村以外の施設・事業所のサービスは利用できません。

こんなサービスは受けられません

- 利用者の家族のための家事や来客の対応など、直接利用者の援助にならない場合
- 草むしりやペットの世話など日常生活の援助の範囲を超えるサービス訓練など

定期巡回・臨時対応型訪問介護看護

24時間365日、必要なサービスを必要なときに受ける

これまで訪問看護や夜間対応型訪問介護を利用しただけでは自立して日常生活を送れなかった人も、できるだけ自宅で生活ができるように、24時間365日、必要なサービスを必要なタイミングで提供してもらえるサービスです。

1日に複数回の訪問を受けたり、臨時通報に対応してもらえたり、サービスの提供にあたっては、ホームヘルパー（訪問介護員）だけでなく看護師なども連携しているため、介護と看護の一体的なサービスを受けることもできます。

サービスには、訪問介護サービスと訪問看護サービスを同じ事業所で提供する「一体型」と、訪問介護サービスを行う事業所が地域の訪問看護事業所と連携してサービスを提供する「連携型」の二つがあります。まだ準備段階という事業所が多く、全国でも実施自治体は多くありませんが、今後ますます必要とされるサービスです。

定期巡回・随時対応型訪問介護看護は、要支援1・2の人は利用できません。

標準的な利用料
利用者負担（サービス費用の設定 1割）（1カ月につき）

要介護1～5の認定を受けた人		
	訪問看護サービスを受ける場合	訪問看護サービスを受けない場合
要介護1	8,255円	5,658円
要介護2	12,897円	10,100円
要介護3	19,686円	16,769円
要介護4	24,268円	21,212円
要介護5	29,399円	25,654円

※上記利用者負担額（サービス費用の1割）は地域によって異なります。
このサービスは地域密着型サービスです。そのため、原則として住んでいる市町村以外の施設・事業所のサービスは利用できません。

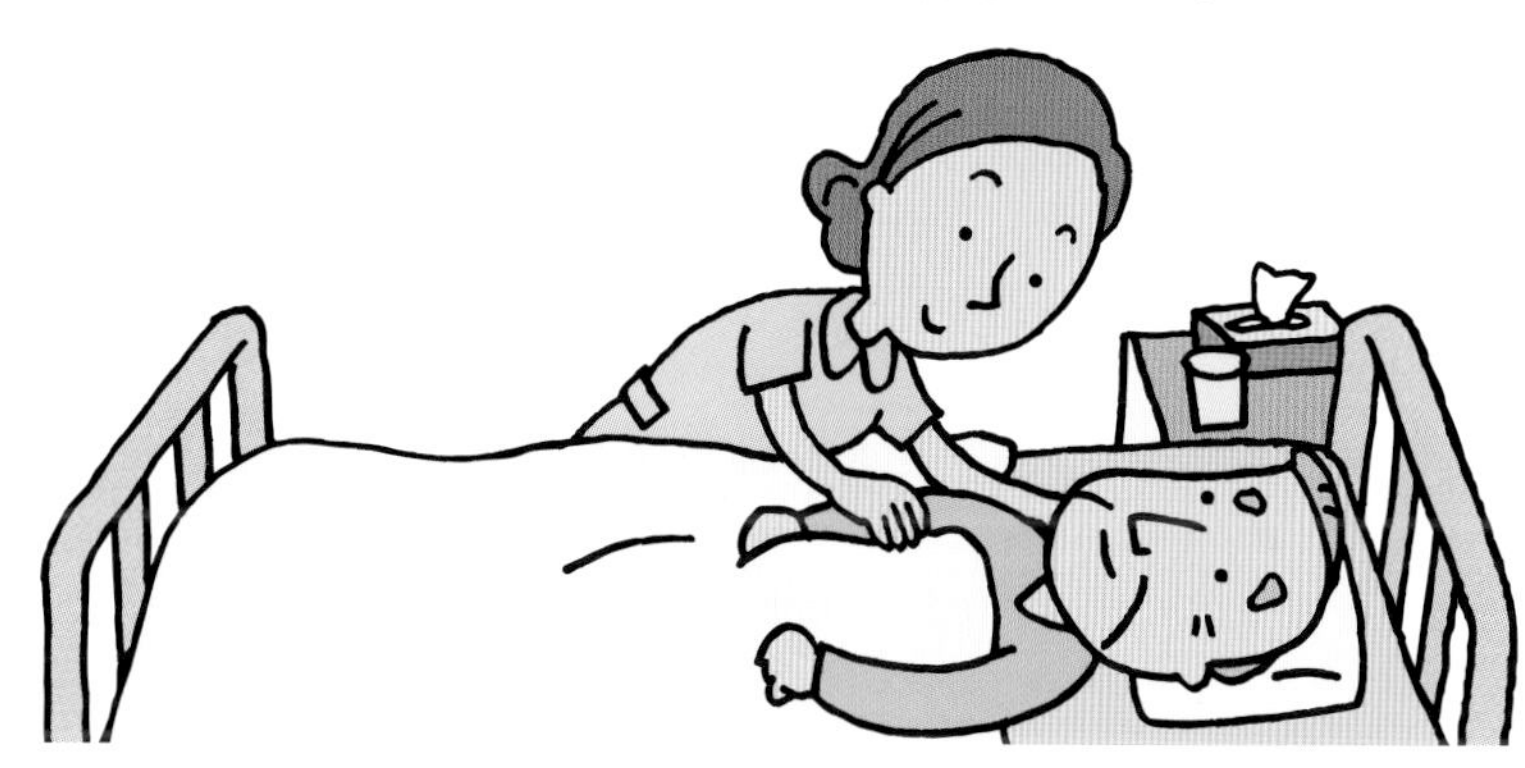

「通院等乗降介助」（介護タクシー）

要介護1～5の人が対象の訪問介護サービスに「通院等乗降介助」があります。病院へ通院するための車の乗り降りなどの介助サービスで、タクシー営業等の許可を受けて県に通院のための乗降介助の届け出をしている業者が行います。これはホームヘルパーの資格を有する運転手が、家から車までの移動介助、車の乗降介助、病院の窓口での受診手続きまでを行うものです。

介護タクシーの自己負担額	
片道	100円
往復	200円

別途運賃がかかります。

通所介護（デイサービス）

日帰りで利用 自宅から施設の送迎も

利用者が自宅にこもりきりになるのを防いだり、孤立感を解消したり、心身機能の維持、家族の介護の負担軽減などを目的としているサービスです。デイサービスセンターなどの施設に日帰りで通い、施設では、食事や入浴など日常生活上の介助を受けたり、レクリエーションなどに参加して過ごします。

自宅から施設までの送迎もしてもらえます。

多種多様なデイサービス ニーズに合った施設を探そう

施設の規模は定員が10人程度のところから40人以上のところまでさまざまです。サービスも多種多様で、看護師や保健師などによる健康チェック、口腔機能や栄養状態の改善、専門のスタッフによるリハビリなど医療と連携したサービスを行っているところ、書道や生け花などの趣味の時間を設けているところ、レクリエーションやグループ活動など利用者同士の交流を重視しているところなどもあります。

利用料はサービスの内容や規模によって異なります。利用者に合ったデイサービスを探すために、事前に資料（パンフレットなど）を入手したり、実際に見学したりして希望に沿ったサービスを受けられるか確認してみるとよいでしょう。

要支援（1・2）の人には選択的サービス

要支援（1・2）と判定された人も、デイサービスを利用することができます（介護予防通所介護）。

この場合、送迎や入浴、昼食などの基本的なサービスに加え、「選択的サービス」として、介護予防につながる「運動器（身体を動かす筋肉や骨、関節など）の機能向上」や「栄養改善」「口腔機能の向上」のためのサービスから、必要だと思われるサービスを選ぶことができます。

利用料は回数にかかわらず、1カ月の定額制です。

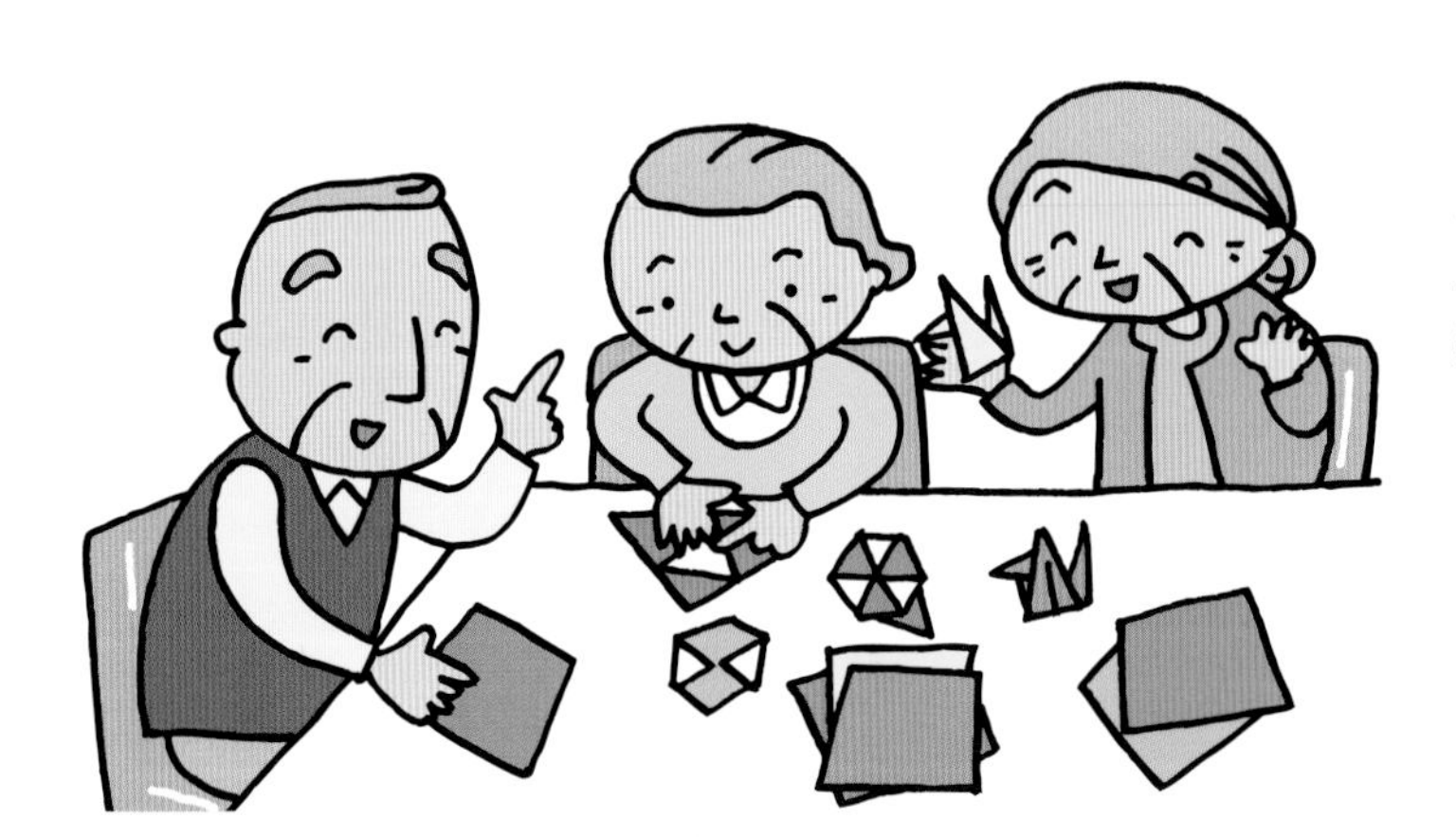

標準的な利用料 利用者負担額（サービス費用の1割）

要介護1～5の認定を受けた人（1回につき）	
通常規模※の事業所の場合（7時間以上9時間未満）	
要介護1	656円
要介護2	775円
要介護3	898円
要介護4	1,021円
要介護5	1,144円

※通常規模とは1カ月の平均利用延べ人数301人以上750人以内を指します。

要支援1・2の認定を受けた人（1カ月につき）			
共通的サービス		選択的サービス	
要支援1	1,647円	運動器機能向上	225円
要支援2	3,377円	栄養改善	150円
		口腔機能向上	150円
		生活機能向上グループ活動	100円

※利用者負担（サービス費用の1割）は、地域によって異なります。
※通所介護は事業所の規模や所要時間によって費用が設定されています。
※送迎にかかる費用も含まれています。
※日常生活費（食費・おむつ代など）などは、別途負担する必要があります。

通所リハビリテーション（デイケア）

心身機能の維持回復のためのリハビリを受ける

介護老人保健施設や病院・診療所などで行われているサービスで、デイサービスと同じように送迎をしてもらい、日帰りで利用します。デイケアはリハビリテーションなど心身機能の維持回復と日常生活の自立に向けた訓練に重点をおいています。

食事や入浴などの基本的なサービスに加え、体操やレクリエーション、歩行訓練などの機能訓練が行われ、これらは医師の指導に基づいて理学療法士、作業療法士、言語聴覚士など専門職が指導します。

要支援（1・2）の人は介護予防プログラムを選べます

要支援（1・2）と認定された人もデイケアサービスを受けることができます（介護予防通所リハビリテーション）。送迎や入浴、昼食などの基本的なサービスに加えて、「運動機能の向上」「栄養改善」「口腔機能の向上」の三つのサービスから、目的に応じたものを選ぶことができます。利用料は回数にかかわらず、1カ月の定額制です。

標準的な利用料 利用者負担額（サービス費用の1割）

要介護1～5の認定を受けた人（1回につき）	
通常規模※の事業所の場合（6時間以上8時間未満）	
要介護1	726円
要介護2	875円
要介護3	1,022円
要介護4	1,173円
要介護5	1,321円

※通常規模とは1カ月の平均利用延べ人数750人以内を指します。

要支援1・2の認定を受けた人（1カ月につき）			
共通的サービス		選択的サービス	
要支援1	1,812円	運動器機能向上	225円
要支援2	3,715円	栄養改善	150円
		口腔機能向上	150円

※上記利用者負担（1割）は、地域によって異なります。
※通所リハビリテーションは事業所の規模や所要時間によって費用が設定されています。
※送迎にかかる費用も含まれています。
※日常生活費（食費・おむつ代など）などは、別途負担する必要があります。

短期入所生活介護（ショートステイ）

ショートステイの連続利用日数は30日

介護老人福祉施設（特別養護老人ホーム）やショートステイ専門の施設に数日から数週間入所し、入浴や食事など、日常生活上の介護や機能訓練を受けながら生活します。利用者が自宅にこもりきりにならないようにしたり、孤独感を解消したり、心身機能の維持回復などのためだけでなく、家族の介護の負担を軽くするためにも利用したいサービスです。

要支援（1・2）と認定された人は、要介護状態になることを予防するために利用することができます（介護予防短期入所生活介護）。

気を付けたいのは利用日数で、介護保険給付で利用できるのは連続して30日までです。1カ月の支給限度額が決まっていますので、限度額を超えた分は自己負担になります。

利用希望者が多いので早めに予約を

ショートステイの利用者はとても多く、特に週末や連続する祝日などは予約が難しく、希望通りの日程・日数で利用できない場合もあります。ケアマネジャーに早めに相談をし、ケアプランの中で早めに予約をしてもらいましょう。

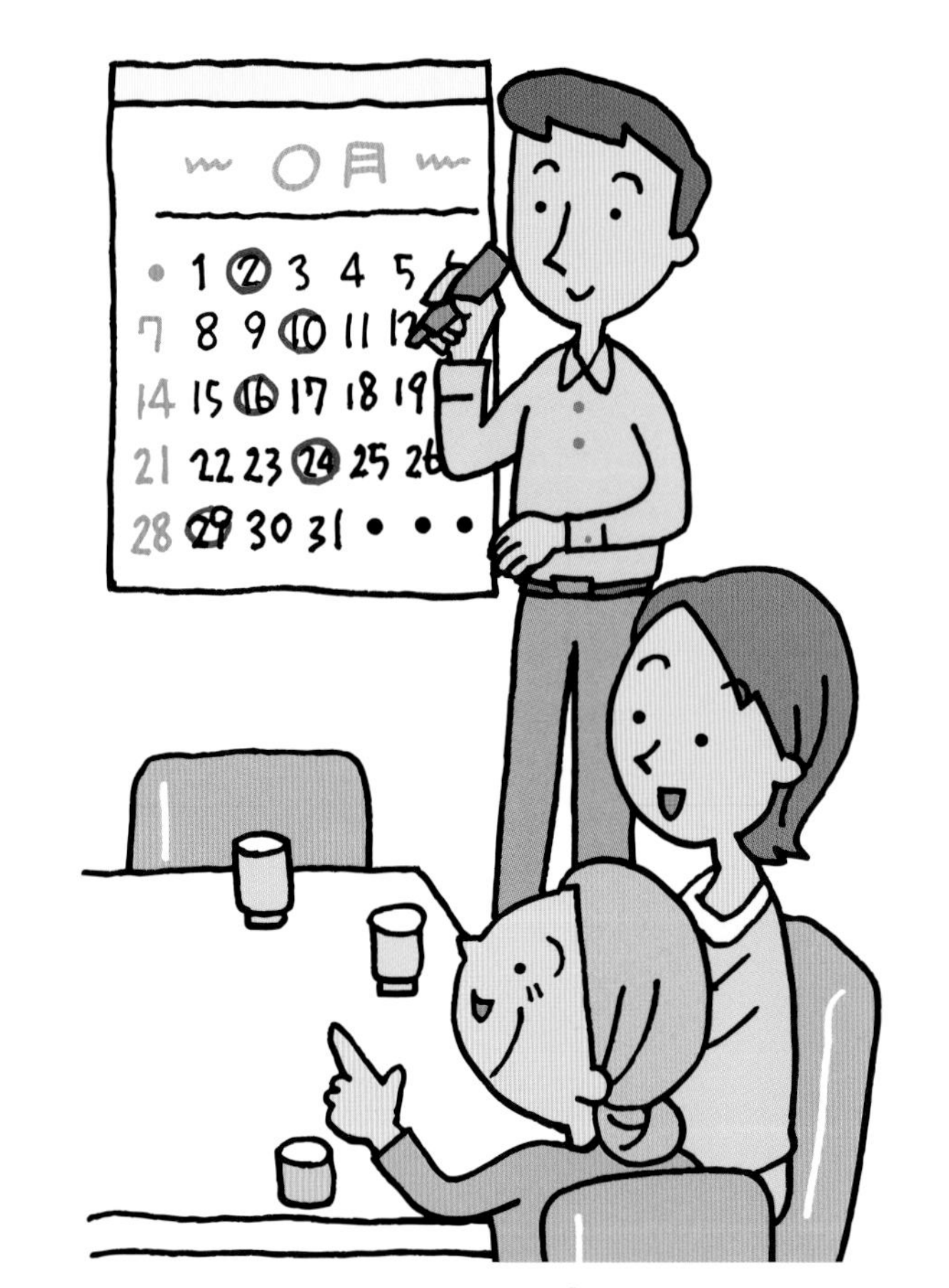

標準的なショートステイ利用料　利用者負担額はサービス費用の1割

老人保健施設			
併設型・多床室の場合（1日につき）			
要支援1	473円	要介護3	781円
要支援2	581円	要介護4	848円
要介護1	646円	要介護5	913円
要介護2	713円		

※併設型の他に単独型、多床室の他に個室の設定もあります。ユニット型の設定もあります。
※上記利用者負担（サービス料の1割）は、地域により異なります。
※日常生活費（食費・滞在費・理美容代など）などは、別途負担する必要があります。
※サービス費用は、施設の形態、居室の種類、職員の配置などによって異なります。
※滞在中の洗濯は施設側が行います。おむつ代も利用料に含まれます。

短期入所療養介護（ショートステイ）

医師や看護師がいる施設・療養病床でショートステイ

医師や看護師がいる老健（介護老人保健施設・介護療養型老人保健施設）や医療機関などの施設（介護療養病床・老人性認知症疾患療養病床）に短期間入所し、その施設で行われる、看護、医学的な管理が必要な介護や機能訓練、その他に必要な医療や日常生活上の介助を受けながら生活します。

要支援（1・2）と認定された人は、要介護状態になることを予防するために利用することができます（介護予防短期入所療養介護）。

ショートステイと同じく短期入所療養介護を介護保険給付で利用できるのは、連続して30日までです。1カ月の支給限度額が決まっていますので、限度額を超えた分は自己負担になります。

標準的なショートステイ（療養）利用料
利用者負担額はサービス費用の1割

老人保健施設			
多床室（1日あたり）			
要支援1	575円	要介護3	856円
要支援2	716円	要介護4	908円
要介護1	750円	要介護5	959円
要介護2	795円		

※日常生活費（食費・滞在費・理美容代など）などは、別途負担する必要があります。
※サービス費用は、施設の形態、居室の種類、職員の配置などによって異なります。

福祉用具のレンタル（貸与）

借りることのできる福祉用具は全部で13品目

自宅で暮らす利用者が、できるだけ自立した日常生活を送ることができるように、介護用のベッドや車いすなどの福祉用具を借りることができます。利用者が負担するのは、貸与にかかる費用の1割です。

借りることのできる福祉用具は定められた13品目で、要支援・要介護度によって異なります。要支援（1・2）、要介護1に認定された人が借りることができるのは、「手すり」「スロープ」「歩行器」「歩行補助つえ」の4品目です。要介護2・3に認定された人は「自動排せつ処理装置」以外の12品目、要介護4・5に認定された人は全てを借りることができます。

※介護度が軽度であっても、疾患などが厚生労働省が示す状態に当てはまれば例外が認められる場合もあります。

利用者の状況をふまえ指定業者が貸与

利用者に福祉用具を貸与するのは、指定を受けた事業者です。事業者は、利用者の心身の状況や生活環境を確認し、希望などをふまえて、適切な福祉用具を選ぶための援助・取り付け・調整などを行い、福祉用具を貸与します。

費用は対象品目によって異なります。介護保険では要介護度別に1カ月の支給限度額が決まっているため、他の介護サービスとの組み合わせを考えて、限度額に応じた福祉用具を借りましょう。

※対象となる福祉用品を購入した場合は、介護保険給付の対象ではありません。

貸与対象となる福祉用具

車いす

自走用、介助用、電動車いす

車いす付属品

クッション、電動補助装置など

特殊寝台（介護用ベッドなど）

背部や脚部の角度を調整できるものや床の高さを調整できるものなど

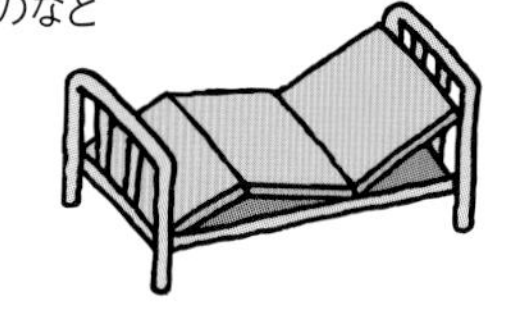

特殊寝台付属品

マットレス、ベッド用手すり、介助用ベルトなど

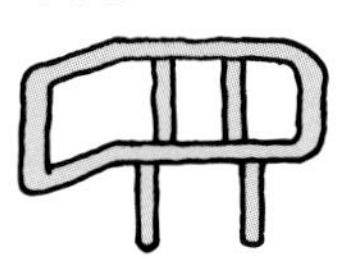

床ずれ防止用具

空気マット、水マットなど

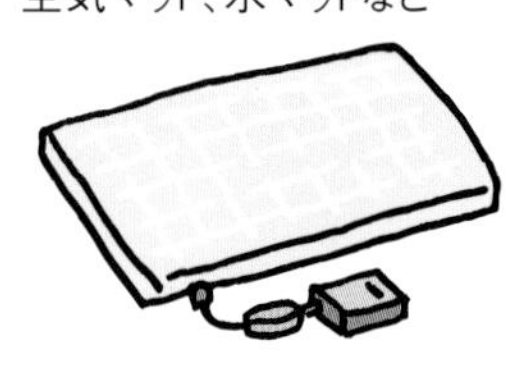

体位変換器

体の下に入れて体位交換をするもの

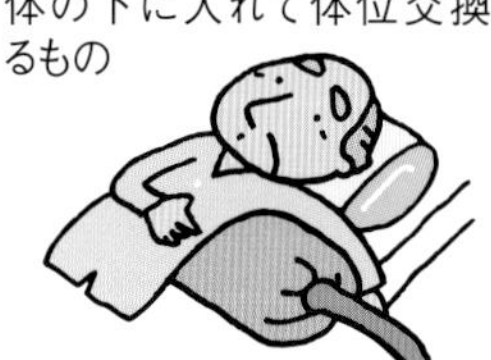

手すり

取り付け工事を伴わないもの

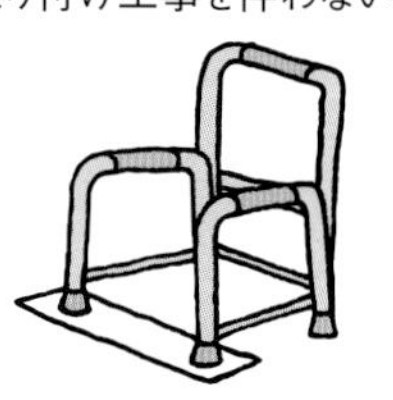

スロープ

マットレス、ベッド用手すり、介助用段差解消用。取り付け工事を伴わないもの。ベルトなど

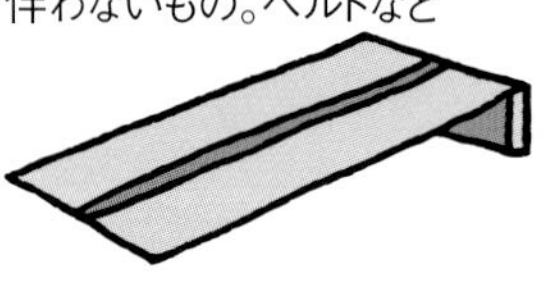

自動排せつ処置装置

本体のみ

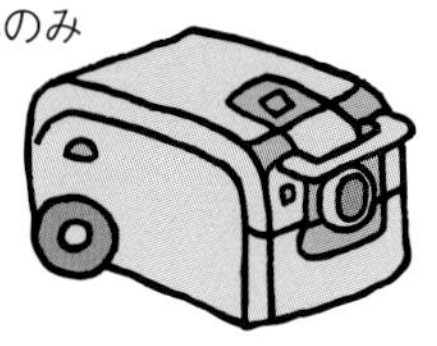

歩行器／歩行補助つえ

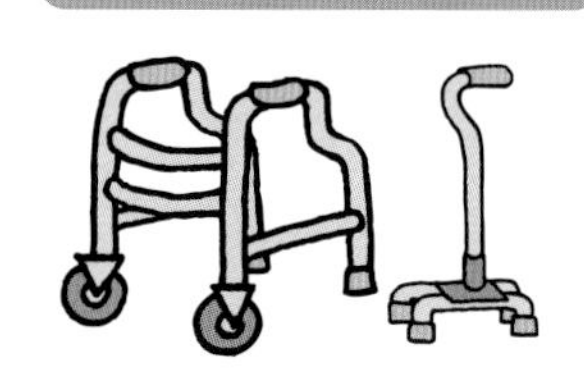

認知症老人徘徊（はいかい）感知機器

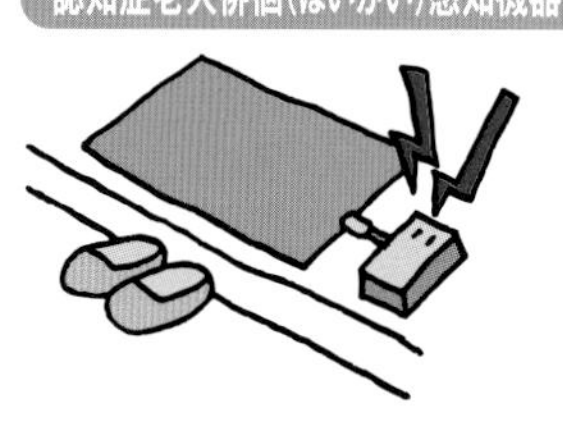

移動用リフト

走行式・固定式・入浴用リフト・昇降座いすなど。取り付け工事を伴わないもの

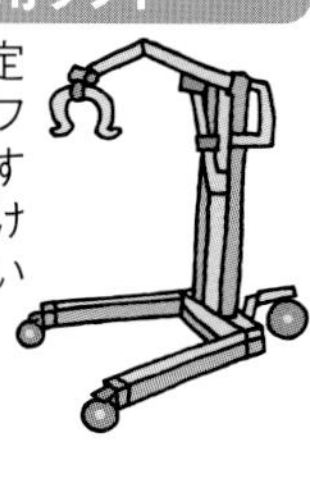

福祉用具の購入

年間10万円を限度に購入費の9割を支給

入浴や排せつに使う便座など、衛生上レンタルに適さない福祉用具を購入した場合、年間10万円を限度にして購入費用の9割（最大で9万円）が介護保険から支給されます。対象となる福祉用具は5品目（特定福祉用具）で、購入先は指定を受けた販売事業者に限られています。要支援から要介護認定の全ての人が利用できます。

購入の際は利用者がいったん全額を支払い、領収書を添えて市町村の窓口に申請すると、後から9割が払い戻されます。申請には書類などが必要ですので、購入する前にケアマネジャーに相談しましょう。

購入の対象となる福祉用具

腰掛け便座

和式便器の上に置いて腰掛け式にするもの、様式便器の上に置いて高さを補うもの、ポータブルトイレ、便座の底上げ部材など

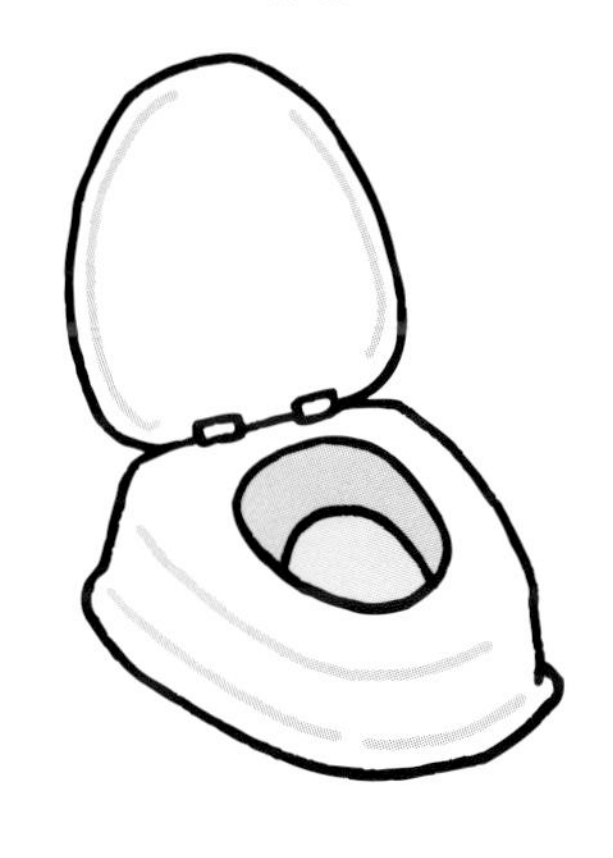

自動排せつ処理装置の交換可能部品

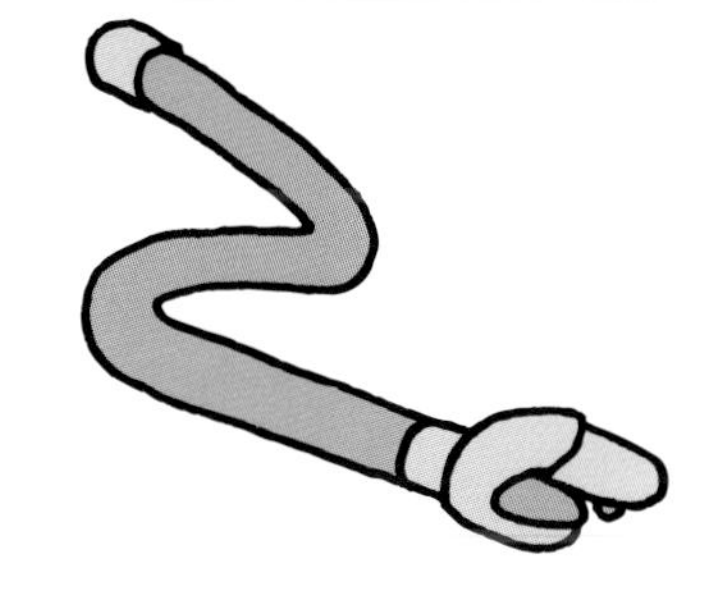

入浴用補助用具

入浴用いす、浴槽用手すり、入浴台、浴槽内すのこ、浴室用すのこ、入浴用介助ベルトなど

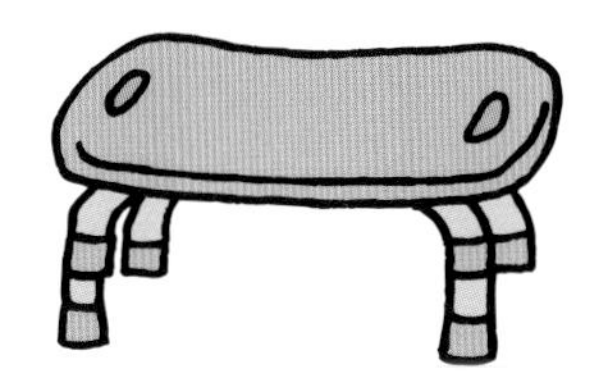

簡易浴槽

空気式または折り畳み式などで、取水・排水工事を伴わないもの

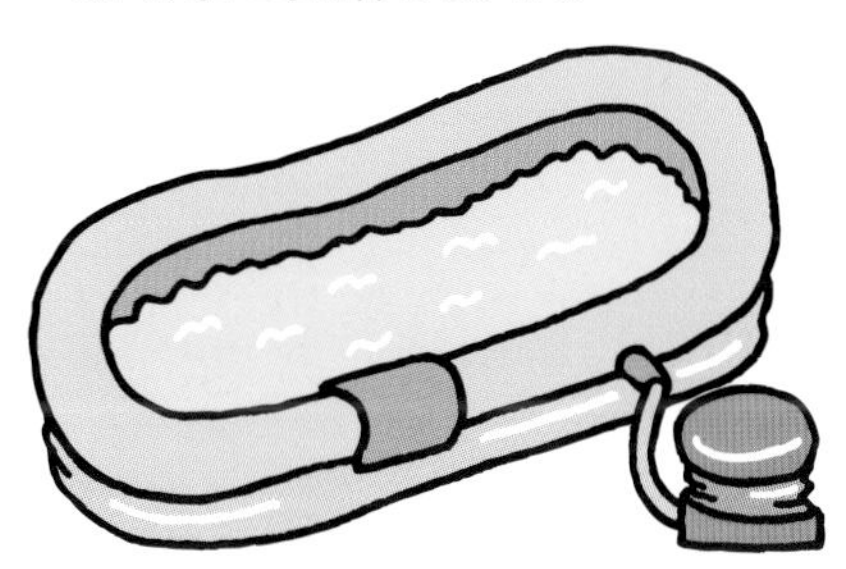

移動用リフトのつり具の部品

リフト本体はレンタルの対象

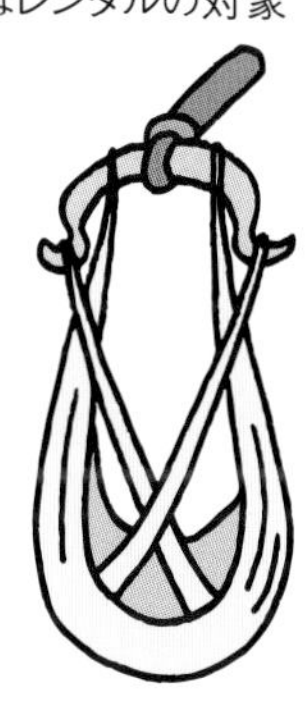

住宅改修

小規模な住宅改修費用について9割支給

要支援・要介護にかかわらず、自宅で安全に暮らし、できるだけ自立した生活を続けるために手すりの取り付けや段差の解消などの小規模な住宅改修を行った場合、その費用に対して9割の費用が支給されます。施工業者に制限はありません。対象となる工事費は20万円が限度額で、最大18万円が支給されることになります。

利用者は住宅を改修する前に、住宅のある市町村に事前申請を行い、工事内容の確認を受けてから改修を進めます。

工事終了後、施工業者にいったん全額を支払い、改修後の申請をすることによって費用の9割が支給されます。なお、まとまった費用の負担が難しい場合、施工業者に一割分を支払い、残りの給付金の受領を施工業者に委任する「受領委任払い」という支給方法があります。ただし、受領委任払いの取り扱いをしていない業者もありますので、必ず工事前に確認が必要です。

ケアマネジャーに相談からスタート

住宅改修は、利用者や介護する家族にとって使いやすく、効果があるようにすることが大事です。そのためにも、改修前に利用者の状況や日常生活での動線を確認し、福祉用具の導入状況や予算なども含め、総合的に考えることが必要ですので、まずケアマネジャーに相談しましょう。

また、最近はお年寄りをねらう悪質なリフォーム詐欺などが増えています。被害に遭わないためにも、業者選びは慎重にする必要があります。施工業者の制限はありませんが、頼みたい業者に心当たりがなければ、介護保険を使った工事を多く扱っている業者や、リフォームも行っている介護用品のレンタル・販売業者などに頼むと、申請に必要な書類に慣れているのでスムーズでしょう。

住宅改修費支給までの流れ

❶ **ケアマネジャーに相談**

▼

❷ **支給申請（工事前）**
住宅改修費支給申請書や住宅改修が必要な理由書（担当ケアマネジャーが作成）、工事費見積書などの書類を、工事着工前の決められた日までにケアマネジャー経由で行います

❸ **市町村（保険者）による事前承認**

▼

❹ **施工・完成**

▼

❺ **改修後の報告・申請**
住宅改修完了報告書、改修にかかった費用の領収書、工事費内訳書、工事の完成前と完成後の写真などの書類を提出

▼

❻ **市町村（保険者）による確認**

▼

❼ **住宅改修費（9割）の支給**

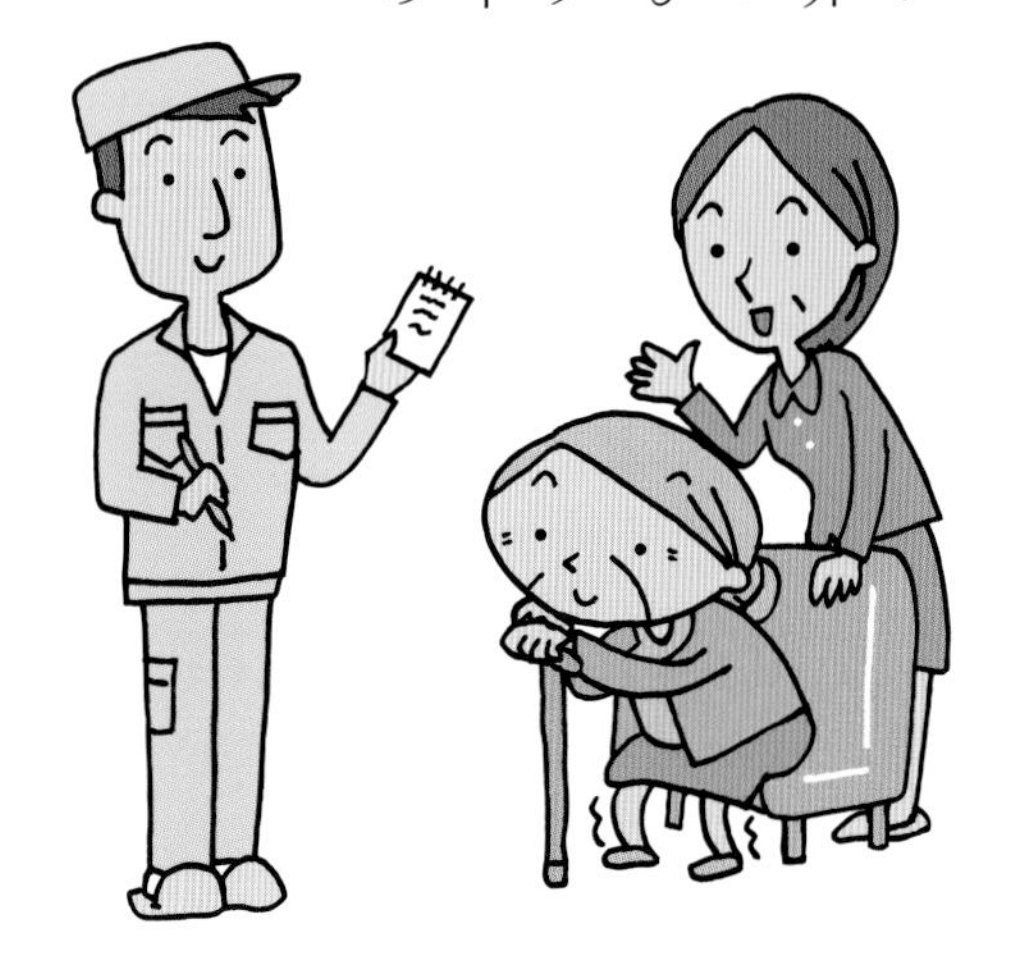

対象となる住宅改修

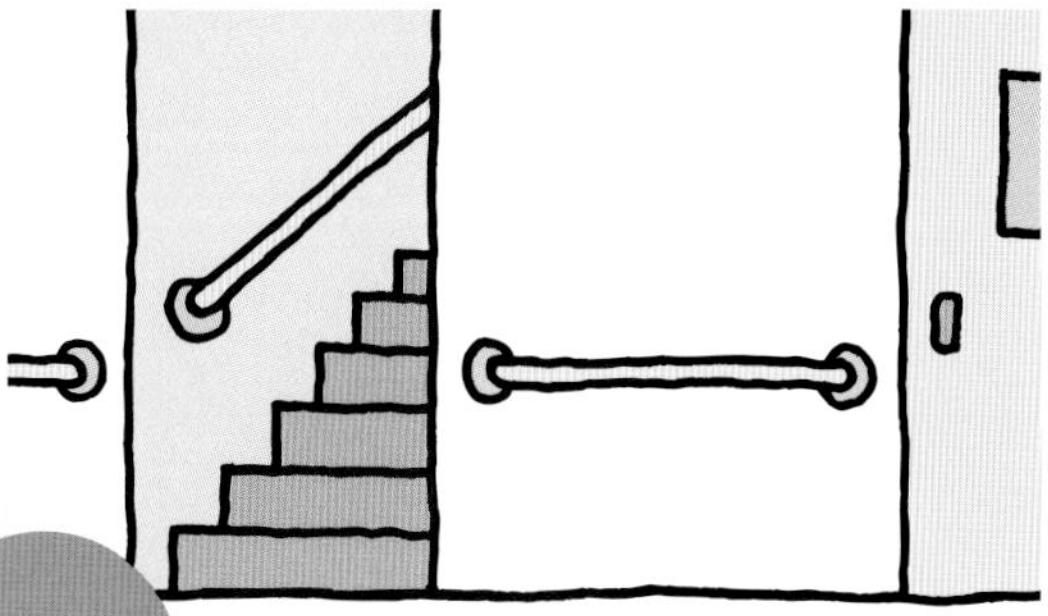

手すりの取り付け
廊下、トイレ、浴室、玄関から道路までの通路など

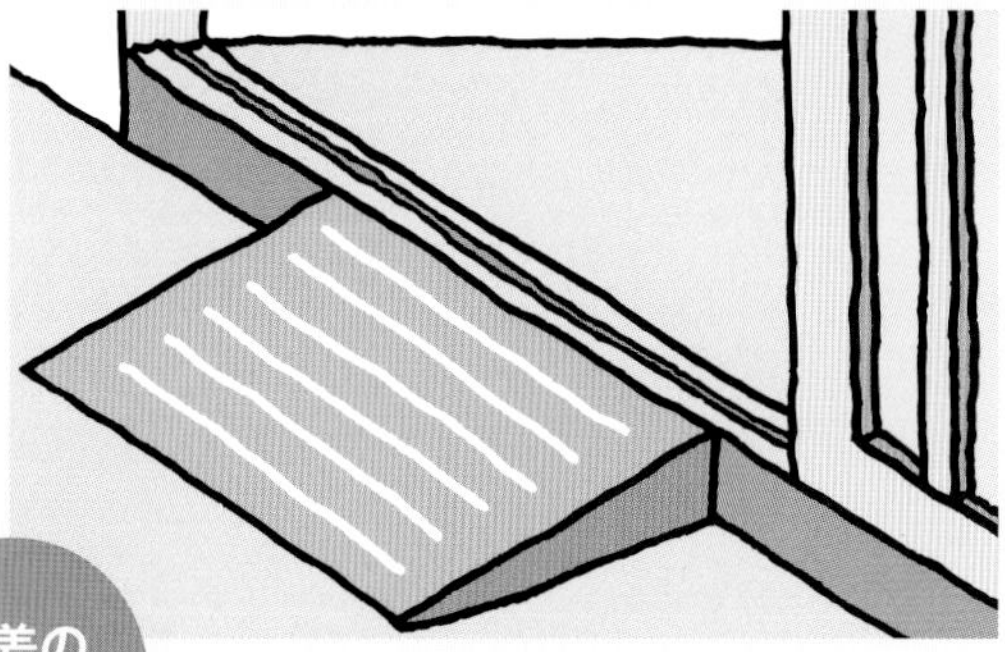

段差の解消
敷居を低くする、スロープを設置する、浴室の床のかさ上げなど

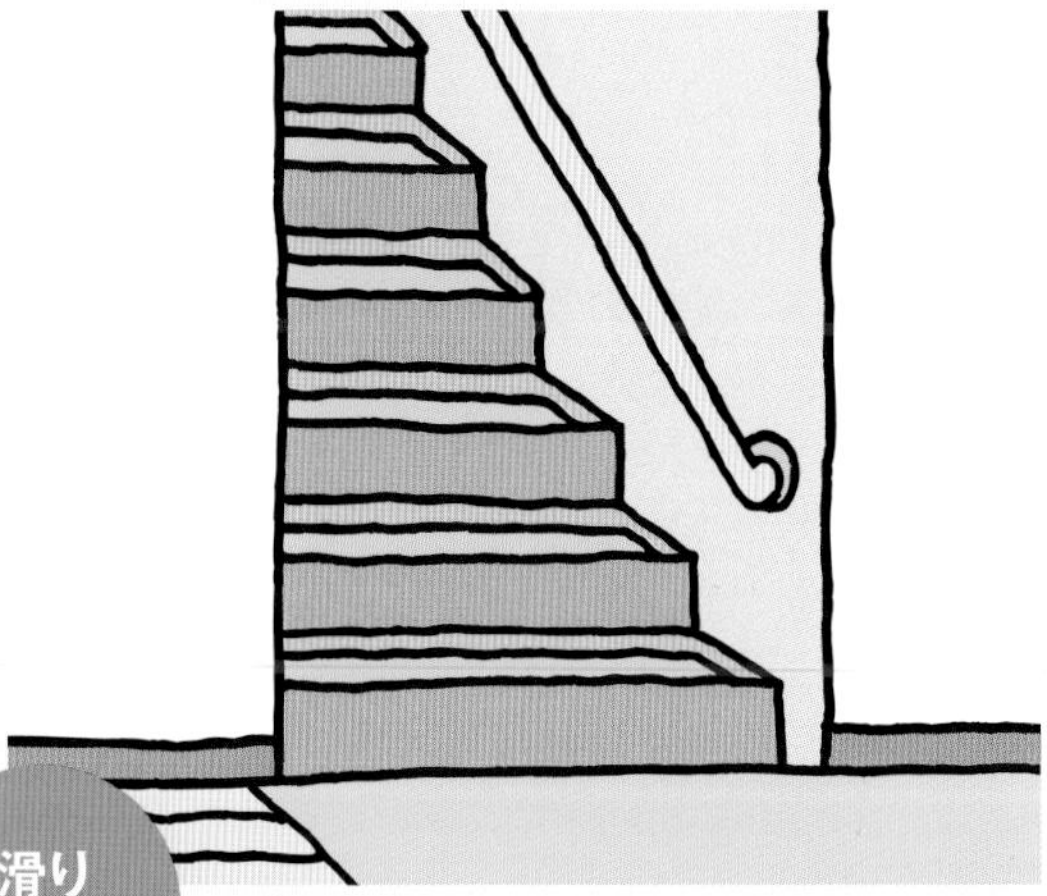

滑り防止
移動をスムーズに行うための床や通路面の材料の変更

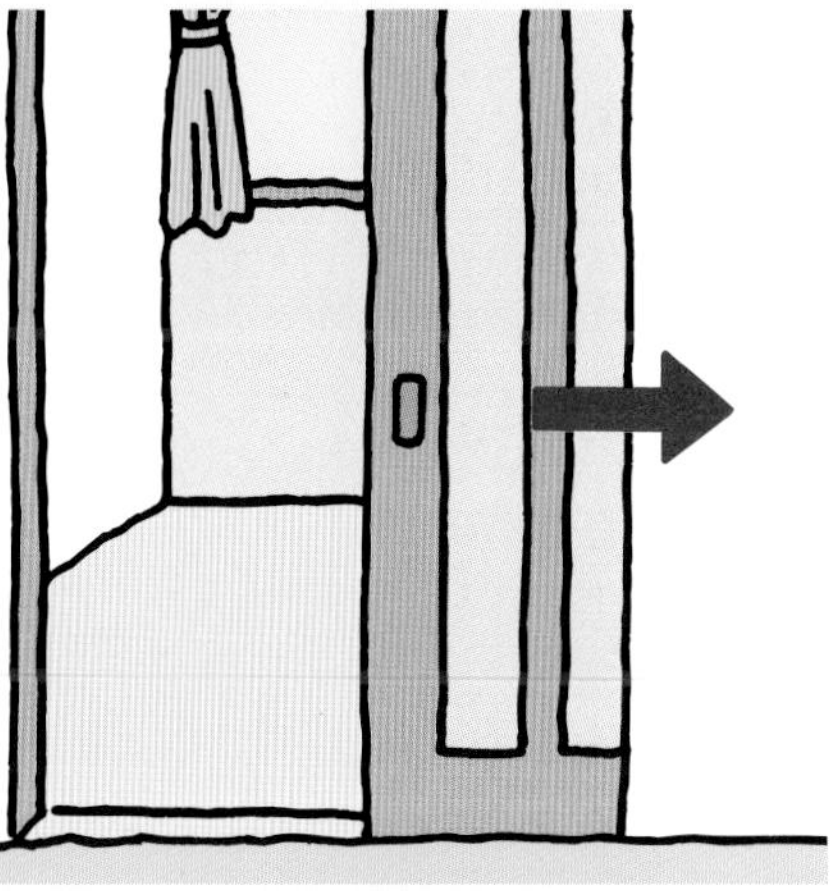

扉の取り換え
引き戸などへの取り換え

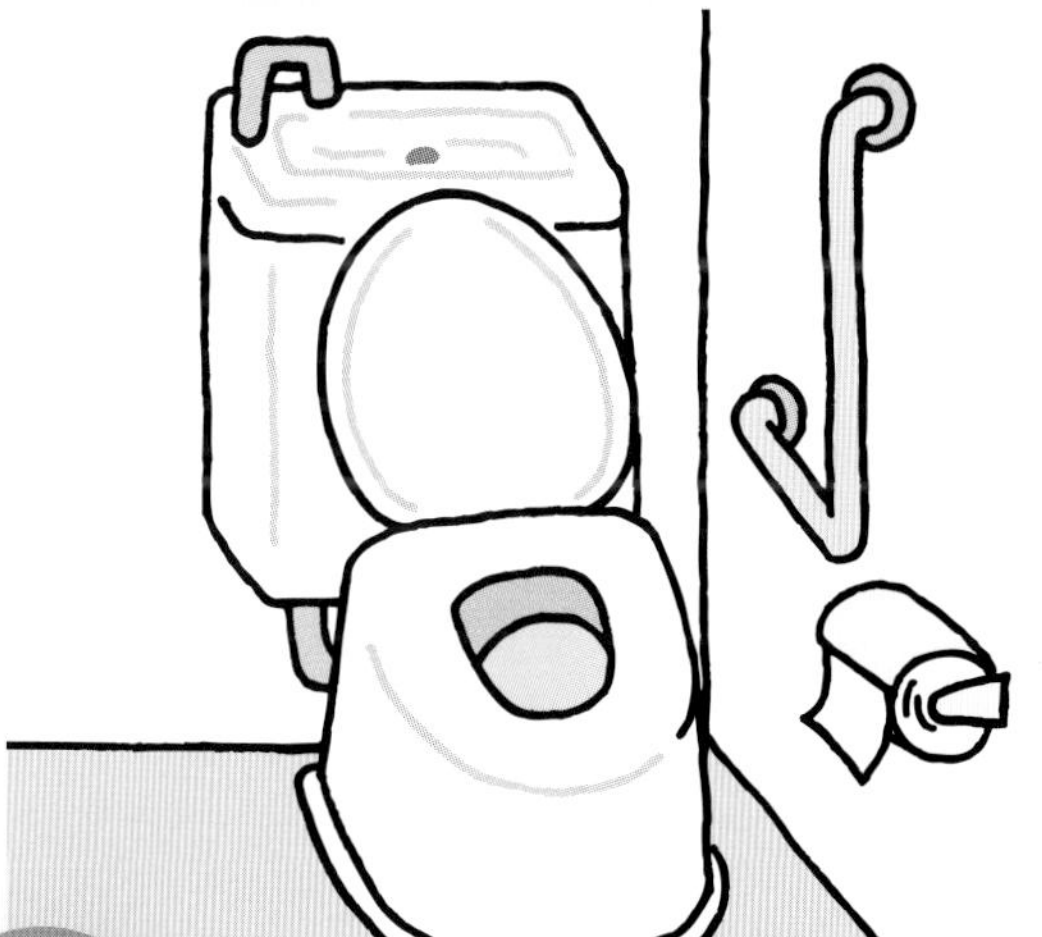

洋式便器
和式便器から洋式便器への取り換え

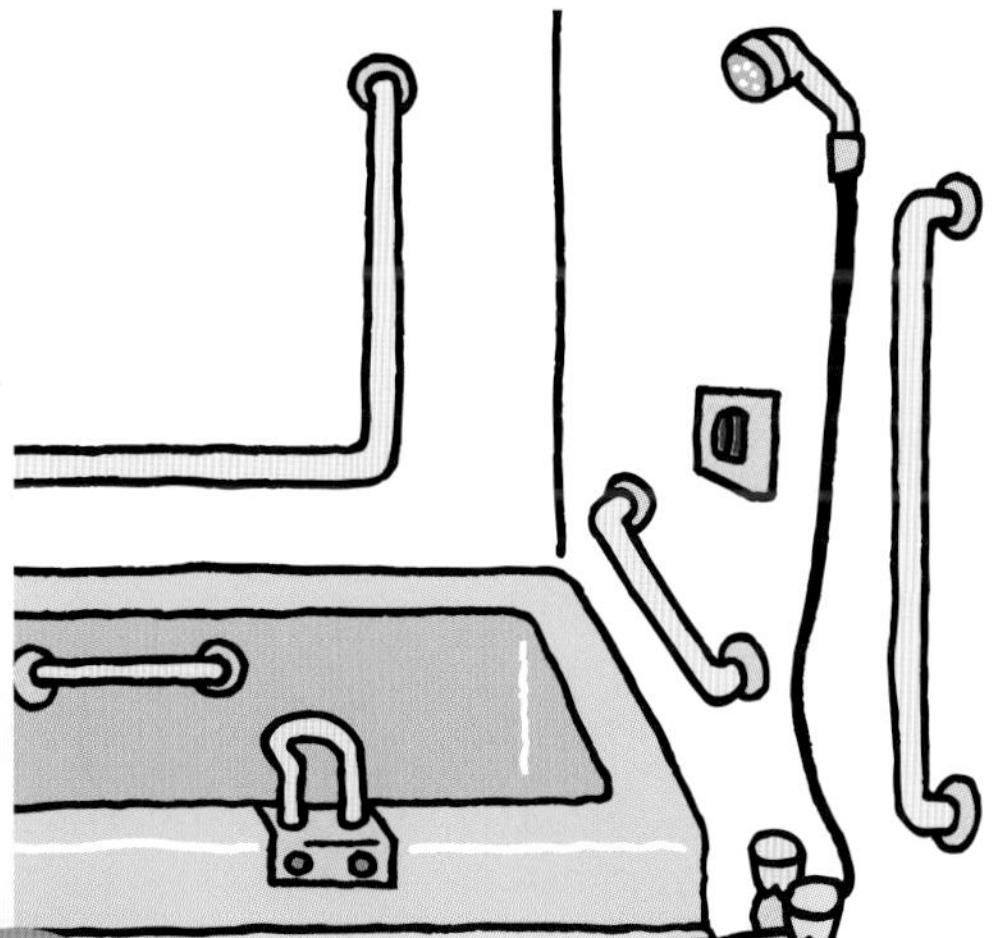

補強工事
それぞれの改修のために必要な補強などの工事

介護保険とは別に、市町村独自の制度として「住宅リフォーム助成制度」などがある場合があります。

詳しくは住んでいる市町村窓口で確かめましょう。

サービス事業所の探し方と選び方

積極的に事業所とサービス内容を知る

介護保険を利用して在宅でサービスを利用するときは、ケアマネジャーが利用者と家族の希望、身体の状態、家族の介護力、住環境などをふまえ、地域の介護サービス事業所の情報から、ケアプラン（介護計画）を作ります。利用者がどのような事業所を利用しながら生活をしていくのがよいかを考え、プランを作るのですが、実際に生活や介護をするのは利用者とその家族です。ケアマネジャー任せにするのではなく、どのようなサービスがあり、近くにどんな事業所があるのかを知ることが大事です。サービスを利用する事業所とは必ず契約を交わすことになりますから、その前に、ケアマネジャーから情報を得たりネットで検索したりして利用してみたい事業所があったら、実際に見学し、自分の目で確認することをお勧めします。

デイサービス デイケアの選び方

在宅で介護サービスを利用する際、よく利用されるのがデイサービスです。選ぶポイントとして押さえたいのは次の項目です。

●規模　●営業日　●時間
●食事　●入浴
●プログラム（デイケアでは機能訓練）
●送迎　●費用

デイサービスの規模はさまざまで、小規模のデイサービスは利用者や職員が少ないのでアットホームな雰囲気がある一方、雰囲気や相性が良くないと通いにくくなるかもしれません。

大規模なデイサービスはいろいろなプログラムから好みのものを選ぶことができ、利用者が多いので、その中で気の合う人を見つけられるかもしれません。ただ大きすぎて落ち着かない、利用者や職員の顔を覚えにくいなどで利用者の好みに合わないこともあります。見学して、どんな雰囲気か確かめましょう。

営業日や営業時間も施設によって異なります。食事や入浴方法、機能訓練や趣味を楽しむプログラムの内容など、利用者に合いそうか確認してみましょう。

利用料は要介護度によって決まっていますが、それ以外に食事代やおやつ代、趣味に使う材

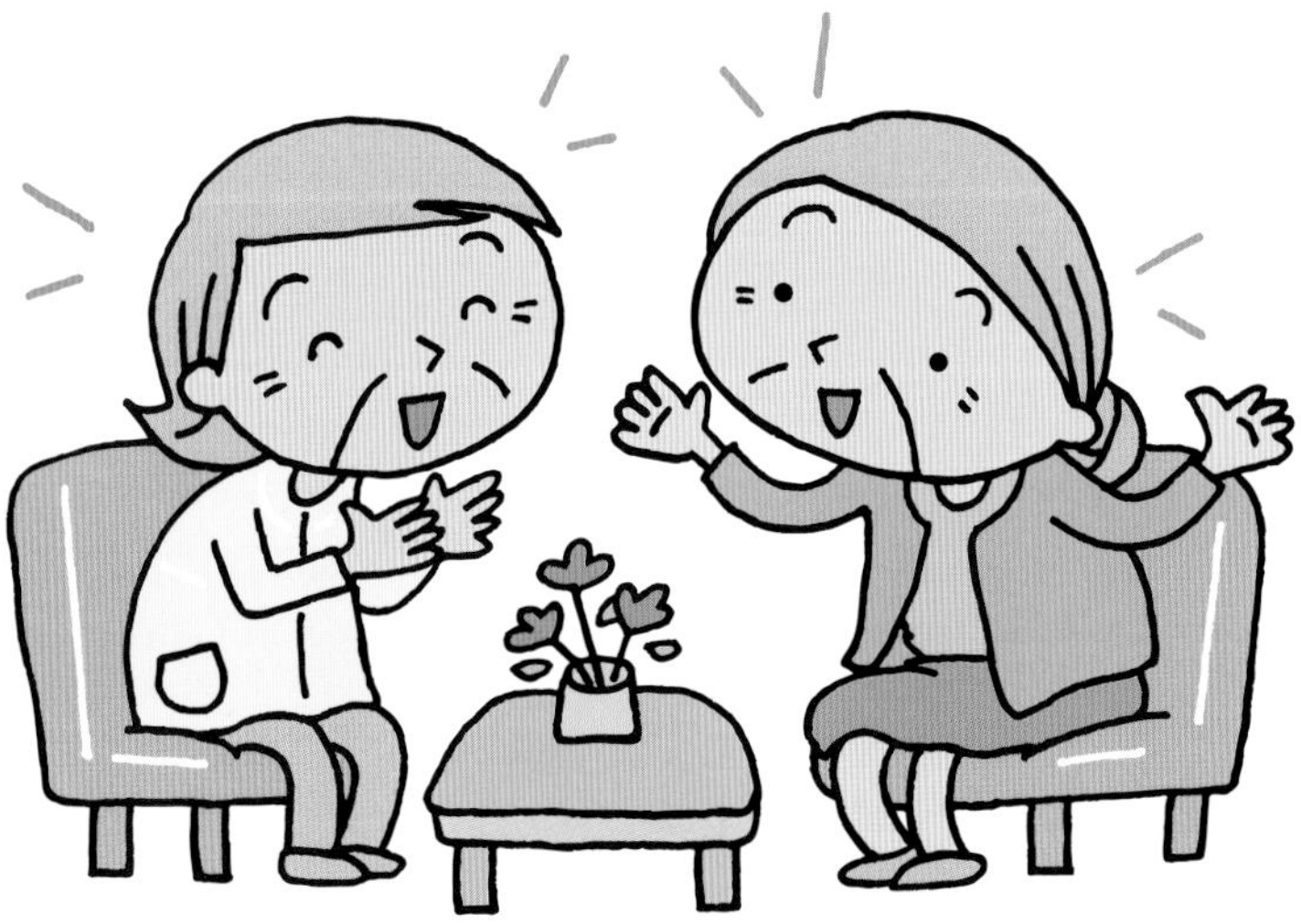

料費など事業所によって異なります。1日いくらくらいかかるのか、確認しておくとよいでしょう。

デイケアの選び方のポイントもデイサービスを選ぶときとほぼ同じですが、デイケアは、理学療法士や作業療法士などから機能回復訓練を受けることができます。専門的な内容がプログラムにあることはもちろん、本人のやる気を引き出すような精神的なケアをしてくれるかどうかも選ぶポイントになります。

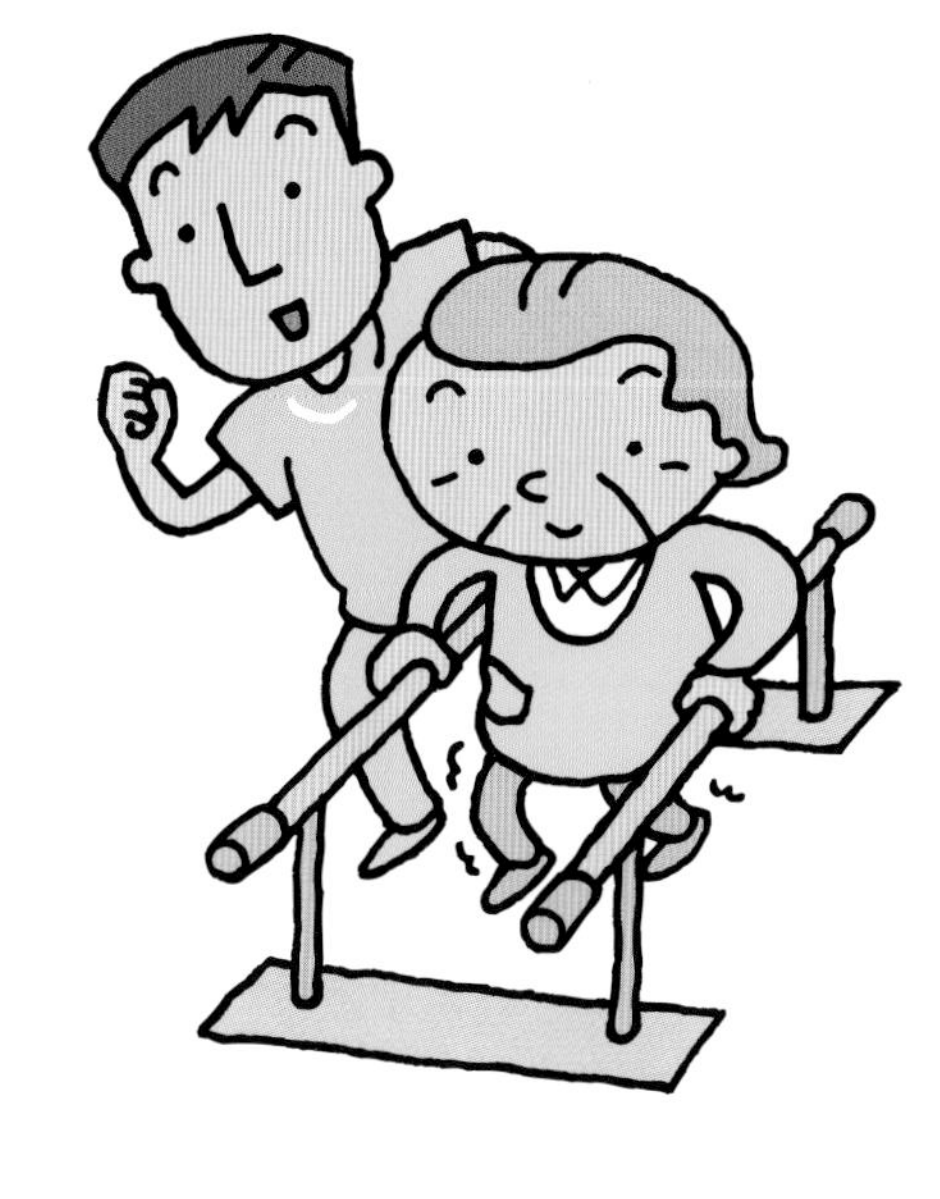

ショートステイの選び方

ショートステイを選ぶときに確認しておきたいこととして、

●**種類**　●**施設の形態**　●**食事**　●**入浴**　●**送迎**　●**嗜好品**（しこう）　●**費用**

などが挙げられます。ショートステイには、利用者の状態が安定しているときに利用する「短期入所生活介護」と医療的な管理が必要なときに利用する「短期入所療養介護」の2種類があり、形態には「単独型」「併設型」「ユニット型」があります。それぞれの形態によって個人負担額が異なりますので確認が必要です。また入所している間に、タバコなど利用者の嗜好品を楽しめるかどうかも確認しておきましょう。

ショートステイも、事前に見学をして自分の目で確かめることをお勧めします。食事の介助やレクリエーションの様子、スタッフの話し方や、他のスタッフとのコミュニケーションの取り方などを観察し、施設の雰囲気が利用者に合っているか判断する材料にしましょう。

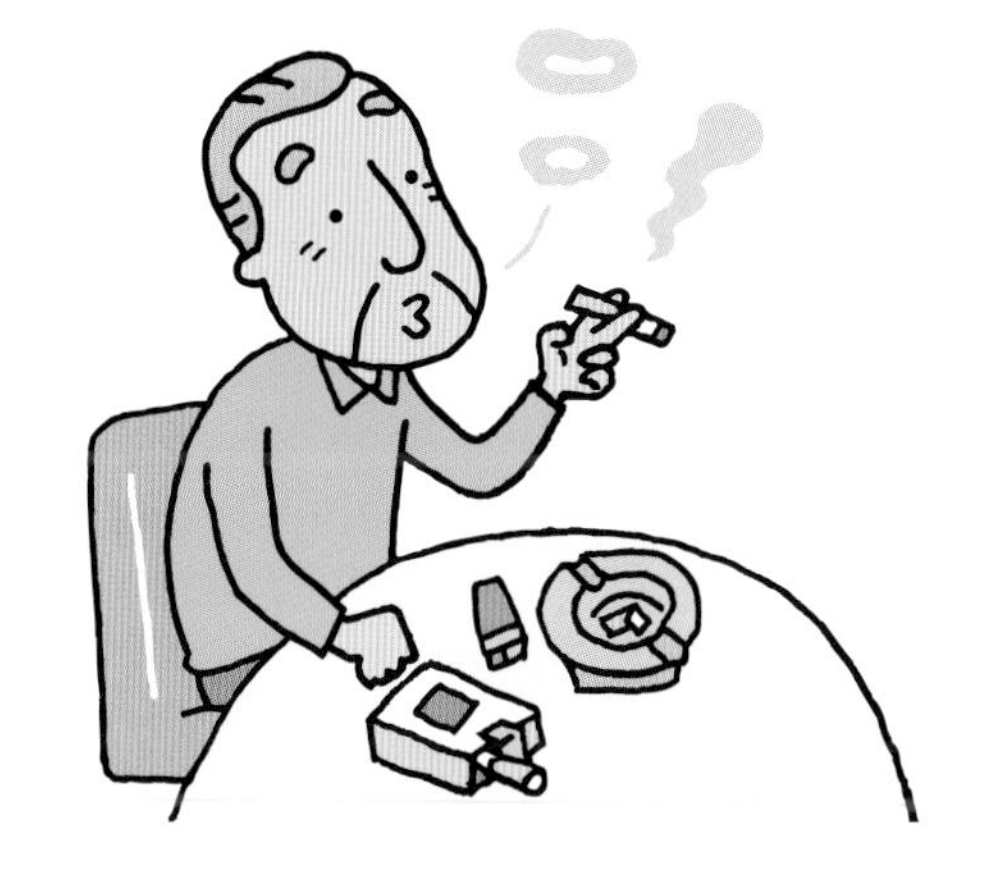

介護サービスの事業所を自分で探してみよう

お住まいの近くにある事業所は、厚生労働省の検索サイトで調べることができます。

厚生労働省 介護事業所検索サイト
http://www.kaigokensaku.jp/

医療保険や民間の在宅介護サービス

介護保険以外のサービス

介護保険サービス以外に、市町村独自のサービスや、医療保険、民間やボランティアによるサービスが増えてきています。介護保険の枠が足りなくても、これらを組み合わせて利用することで介護の質を上げ、お年寄りの生活を支えることができます。

市町村独自の高齢者向けの福祉・生活支援サービス

紙おむつの支給、訪問理美容サービス、寝具を衛生的に保つための丸洗い乾燥や殺菌乾燥、福祉電話の貸与、電磁調理器やシルバーカーなどの日常生活用具の給付、消火器・警報装置の設置、配食サービスなど、介護保険サービス以外にも市町村が行っているサービスがいろいろあります。自分が暮らす地域にどのようなサービスがあるかを知ることが大事です。また、利用するには申請が必要なものもありますので、市町村のサービスについては市町村に直接聞くか、地域包括支援センターに相談しましょう。

郵便はがき

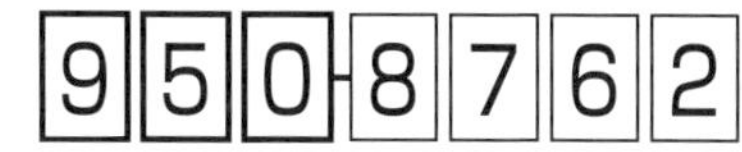

料金受取人払郵便

新潟中央局
承認

4439

差出有効期間
平成28年8月
31日まで
（切手不要）

967

新潟市中央区万代3-1-1
新潟日報メディアシップ14F
新潟日報事業社
トータルメディア出版担当 行

アンケート記入のお願い

このはがきでいただいたご住所やお名前などは，小社情報をご案内する目的でのみ使用いたします。小社情報等が不要なお客様はご記入いただく必要はありません。

フリガナ お名前		□男 □女 （　　歳）
ご住所	〒 TEL.（　　　）　　－	
Eメール アドレス		
ご職業	1. 会社員　2. 自営業　3. 公務員　4. 学生 5. その他（　　　　　）	

●ご購読ありがとうございました。今後の参考にさせていただきますので、下記の項目についてお知らせください。

ご購入の書名	

〈本書についてのご意見、ご感想や今後、出版を希望されるテーマや著者をお聞かせください〉

ご感想などを広告やホームページなどに匿名で掲載させていただいてもよろしいですか。（はい　いいえ）

〈本書を何で知りましたか〉番号を○で囲んで下さい。

1.新聞広告（　　　　新聞）2.書店の店頭
3.雑誌・広告　4.出版目録　5.新聞雑誌の書評（書名　　　　）
6.セミナー・研修　7.インターネット　8.その他（　　　　）

〈お買い上げの書店名〉　　市区町村　　書店

■ご注文について

小社書籍はお近くの書店、NIC新潟日報販売店でお求めください。店頭にない場合はご注文いただくか、お急ぎの場合は代金引換サービスでお送りいたします。

【新潟日報事業社 出版販売】電話 025-383-8020　FAX 025-383-8028

新潟日報事業社ホームページ　URL http://nnj-book.jp

健康を維持するために利用したいサービス

寝たきりで通院できないお年寄りに対し、医師が必要と認めた場合、医師の指示による訪問看護・リハビリのサービスがあります。また歯科医院に通院が困難なお年寄りには、歯科衛生士が歯や入れ歯の手入れ方法など、歯や口腔に関する相談・助言を行っている自治体もあります。

介護保険の枠が足りなくてリハビリができなかったり、寝たきりや歩行困難になってしまってマッサージが必要なお年寄りには、訪問マッサージをお薦めします。健康保険を適用する訪問マッサージであれば料金も抑えられますので、ケアマネジャーに相談してみましょう。

日本訪問マッサージ協会は、全国の研修・審査を受けた全国のマッサージ師をつなぎ、健康保険で訪問マッサージやリハビリに近い形式の運動補助などのサービスを行っています。訪問してくれる治療院が分からない、どのような施術をしてくれるか知りたいときに検索すると便利です。

日本訪問マッサージ協会
http://www.houmon-massage.jp/

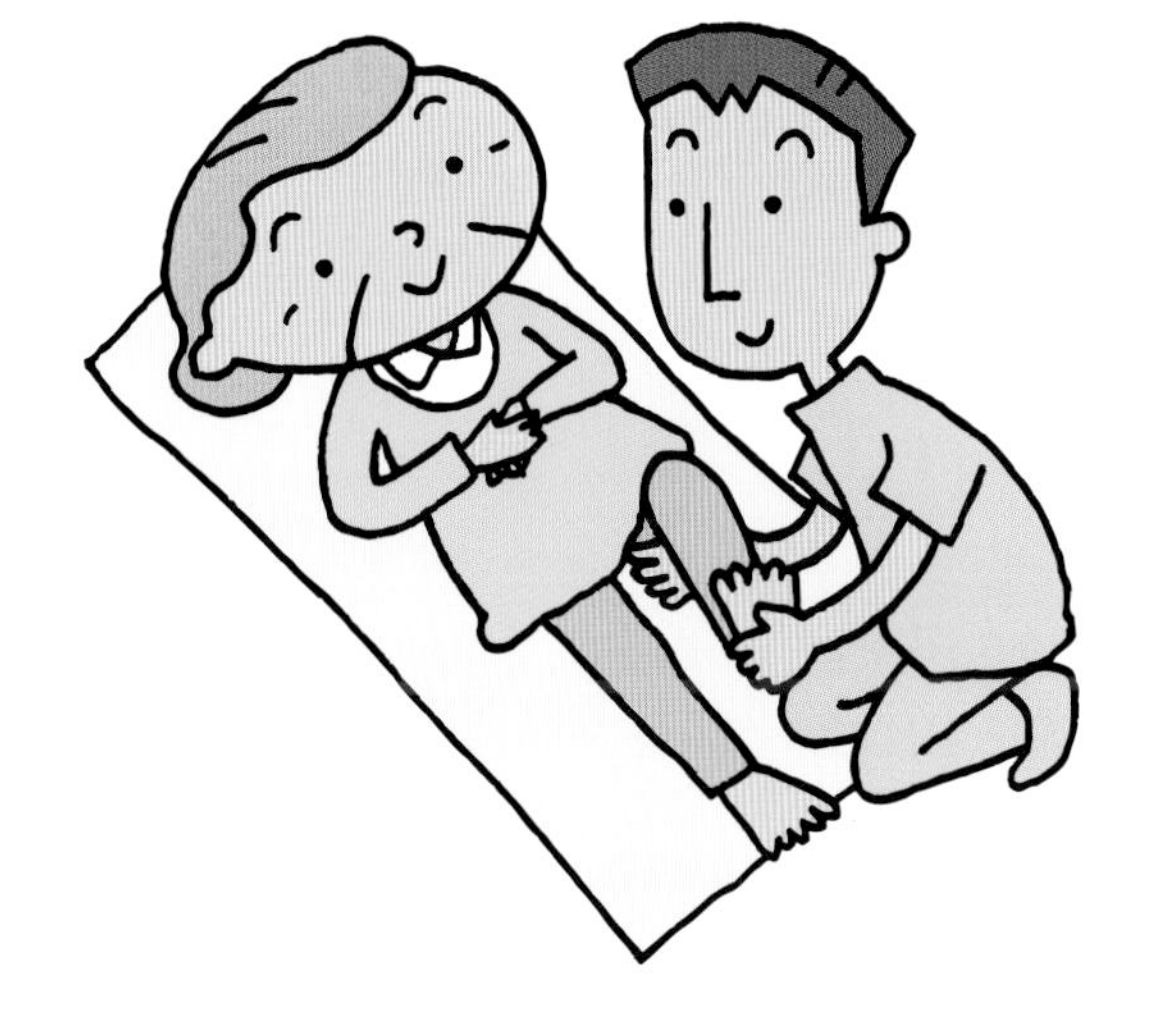

配食サービスで安否確認も

一人暮らしの高齢者や障害者世帯、食事作りが困難な場合に便利なのが、昼食や夕食を自宅に届けるサービスです。自治体のサービスだけでなく、民間の宅食サービスの内容も充実しています。食事を届ける際に声掛けなどで、安否確認をしている業者も多く、一人暮らしのお年寄りや、遠方で親と離れて暮らしている子世代にとっても安心できるサービスです。

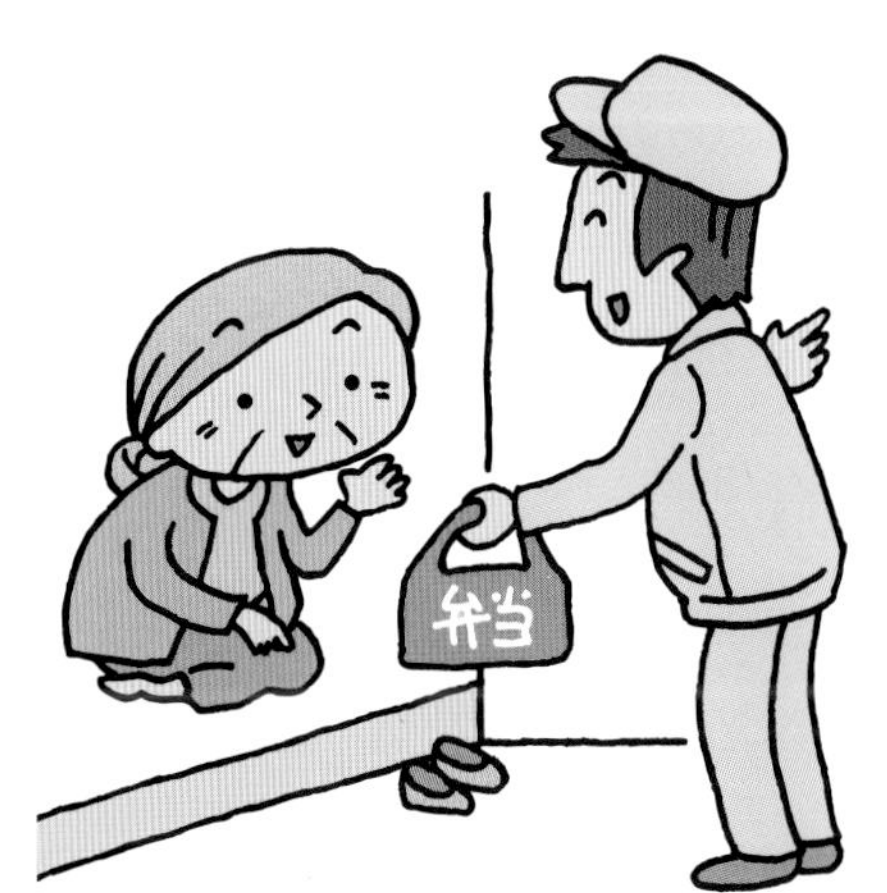

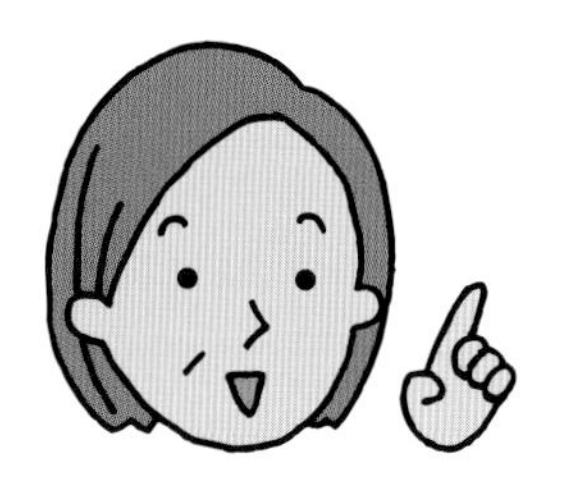

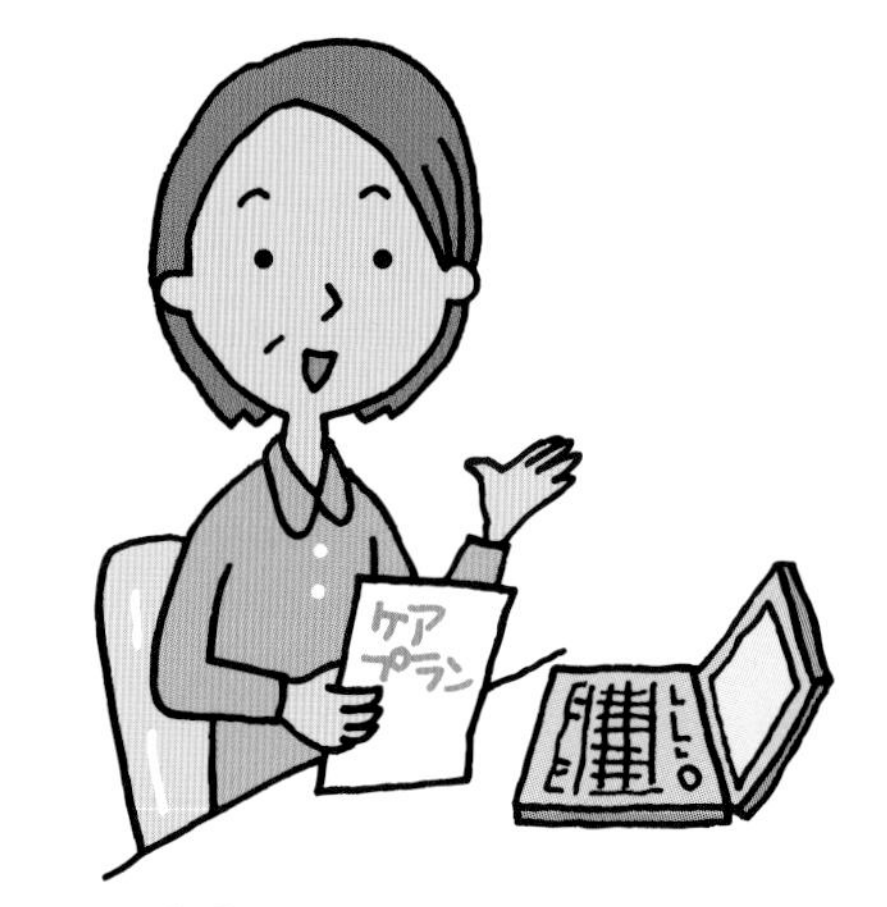

ケーススタディー
～介護保険を利用して在宅で暮らす～

1カ月あたりの利用限度額 自己負担額は利用料金の1割	
自立	―
要支援1	50,030円
要支援2	104,730円
要介護1	166,920円
要介護2	196,160円
要介護3	269,310円
要介護4	308,060円
要介護5	360,650円

介護保険サービスを利用するときは、ケアマネジャーがケアプランを作成します。ケアプラン作成費用は介護保険で全額負担されるので、利用者の自己負担はありません。

介護保険サービスについては要介護度ごとに利用できる上限額が決まっています。利用者は費用の1割～2割を負担し、残りは介護保険から給付されます。ケアマネジャーは利用者や家族と話し合いながらプランを組み立て、サービスを提供する事業所の手配をしてくれます。依頼を受けた事業所はプランを基にケアプランを作成します。

介護プラン例 その1

食事支援を中心にサービスを利用

介護保険の自己負担額（目安）  月額 **12,000円**（限度額 16,692円）

 レンタル ●歩行器 ●手すり

状態

●要介護1／70代男性一人暮らし けがの影響で歩行困難がある
●栄養バランスの取れた食生活を維持することが心配。栄養改善と衛生的な生活を目指す

利用プラン

家事が苦手で、けがをしてから食生活が乱れ低栄養の心配があったため、食事の支援を中心にサービスを利用。自治体の事業による弁当宅配を利用している。

	月	火	水	木	金	土	日
午前		9:00～16:30 デイサービス ●食事 ●入浴		9:00～16:30 デイサービス ●食事 ●入浴		9:00～16:30 デイサービス ●食事 ●入浴	
午後	弁当宅配		弁当宅配		弁当宅配 15:00～16:00 訪問看護 ●服薬管理 ●リハビリ		
夜間							

介護プラン例 その2

軽度の認知症で見守りが必要

介護保険の自己負担額(目安) 月額 23,000円(限度額 26,931円)

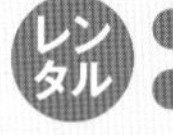

●手すり
●つえ

状態

●要介護3／60代女性
軽度の認知症で見守りが必要
●身体は元気だが軽度の認知症で見守りが必要。生活環境を整えて自宅での生活を続ける。

利用プラン

家族の帰宅が遅くなりがちなので、月曜から金曜までデイサービス、夜は訪問介護で夕食の介助を受ける。他に特別養護老人ホームのショートステイを利用している。

	月	火	水	木	金	土	日
午前	9:00〜16:30 デイサービス ●食事 ●入浴	9:00〜16:30 デイサービス ●食事 ●入浴	9:00〜16:30 デイサービス ●食事 ●入浴	9:00〜16:30 デイサービス ●食事 ●入浴	9:00〜16:30 デイサービス ●食事 ●入浴	ほかに特別養護老人ホームのショートステイを毎月5日ほど利用。	
午後							
夜間	19:00〜19:30 訪問介護	19:00〜19:30 訪問介護	19:00〜19:30 訪問介護	19:00〜19:30 訪問介護	19:00〜19:30 訪問介護		

介護プラン例 その3

手厚い支援で家族の介護を支える

介護保険の自己負担額(目安) 月額 27,000円(限度額 36,065円)

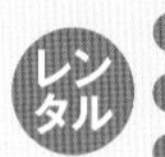

●電動ベッド
●マットレス
●体位変換器

状態

●要介護5／80代男性　妻と息子同居　疾病を繰り返し、現在は安定しているが寝たきりで終日看護・介護が必要
●家族の介護量を減らし、自宅での生活を継続

利用プラン

妻が高齢で家族も日中は留守のため、訪問看護と訪問介護、訪問入浴を利用。毎日なんらかの看護が入ることで、体調管理を続ける。

	月	火	水	木	金	土	日
午前	9:30〜10:30 訪問看護 ●着替え ●排せつケア ●医療管理	9:30〜10:30 訪問看護 ●着替え ●排せつケア ●医療管理	9:30〜10:30 訪問看護 ●着替え ●排せつケア ●医療管理	10:00〜10:30 口腔ケア ●歯科衛生士	9:30〜10:30 訪問入浴 ●入浴	9:30〜10:30 訪問看護 ●着替え ●排せつケア ●医療管理	
午後	14:30〜15:30 訪問看護 ●拘縮予防 16:00〜16:30 往診	15:00〜16:00 訪問入浴 ●入浴	14:30〜15:30 訪問看護 ●拘縮予防	14:30〜15:30 訪問看護 ●拘縮予防	14:30〜15:30 訪問看護 ●拘縮予防		
夜間	19:30〜20:00 訪問介護 ●排せつケア		19:30〜20:00 訪問介護 ●排せつケア		19:30〜20:00 訪問介護 ●排せつケア		

在宅介護を支えるヒント

いつか介護が必要になる そのときのために

元気な親を見ていると介護のことを想像するのは難しいかもしれません。しかしどんなに丈夫な人も突然病気で倒れることがありますし、老化が進んで介護が必要になることがあります。介護が必要になったときにトラブルが起こらないために、心得ておきたいことを挙げてみました。

困っていることを書き出し介護の分担を決める

「誰かが代表で介護をする」というのは一昔前の話。特に少子高齢化の時代に入り、親の介護は家族やきょうだいだけでなく、周りにいる親戚も含めてみんなで関わる状況になってきています。それでも、その中で介護のやりくりをするのは家族や近くに住んでいる子世代で、つい抱え込んでしまったり、周りの理解が得られずにトラブルが起こってしまうことがあるようです。

トラブルが起こらないためにも、本人の家族ときょうだいを中心に家族会議を開くことは大切です。

まず介護の中心となる人を決めます。ただし、その人に介護を押し付けるのではなく、できるだけ分担をして支えるために、主介護者が介護をする上で困っていることを書き出してみましょう。困っていることを整理し確認したら、その解決方法を話し合います。

たとえば通院の付き添い、家の掃除やごみ出しなど、主介護者に代わってできそうなことを分担します。遠距離でも、資金援助や電話での悩み相談など、支える方法はいろいろあります。分担して担当することが決まったら、それを記録しておくことも大切です。

話し合いで解決しなかった介護についての不安や疑問は、担当のケアマネジャーに意見を求めてもいいでしょう。

主介護者を精神的にも金銭的にも支える

主介護者が働いている場合、親の介護の状況によっては仕事との両立が難しくなることもあります。では、仕事を辞めて介護に専念するのがいいかといえば、経済的に立ち行かなくなるというケースも少なくありません。仕事を辞めないことを前提にし、介護保険のサービスを使って周りが支えながら介護を続けましょう。

介護にはお金がかかります。親の年金や預貯金がどれくらいあるのかを、まず知っておくことが必要です。金銭についても主介護者が抱え込んだり、任せきりにするとトラブルの元になりかねません。できるだけオープンにして、介護保険サービスを使うときに、それでまかなえればまかない、まかないきれない場合は資金的な援助をどうするかも話し合いましょう。主介護者の介護に関わる労働についても、ねぎらいの意味を含めて報酬という考え方で支援をするのも一つの方法です。

何より大事なのは気持ちでつながることです。周りはケチをつけたり口出しをし過ぎないようにし、ありがとうという気持ちで支えることが介護の基本です。

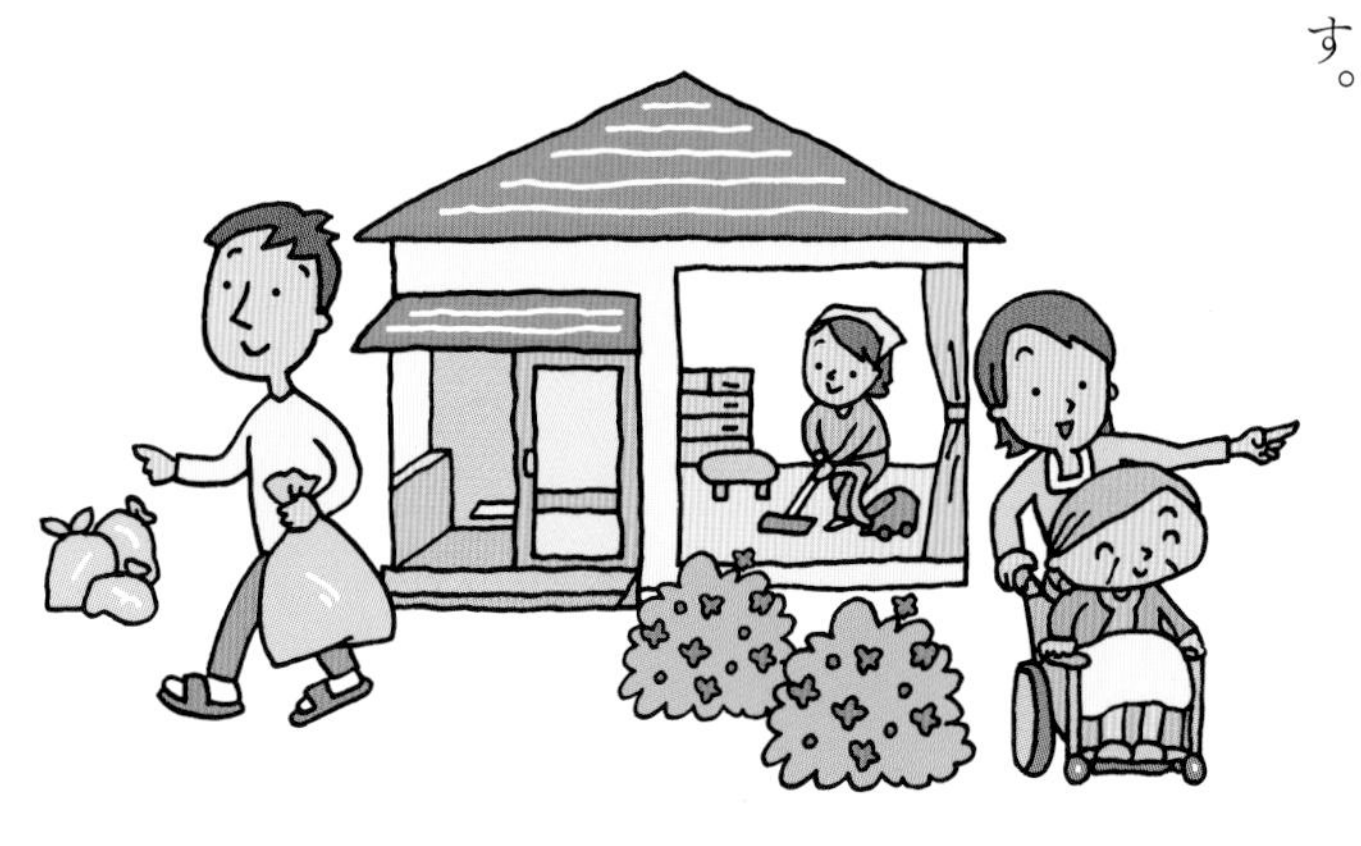

デイサービスに行きたがらない親の導き方

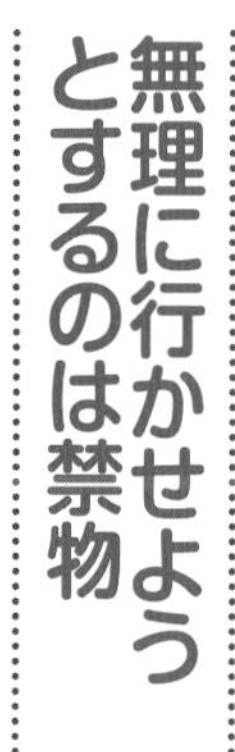

無理に行かせようとするのは禁物

デイサービスの施設は多種多様で、運動機能訓練ができるところや趣味の時間を設けているところなどさまざまです。食事や入浴のために利用するだけでなく、お年寄りの気分転換にもなりますし、自宅に閉じこもらないためにも利用したいサービスです。毎日介護を続けている介護者にとっては、介護から解放されて休息を得られる点でも人気があります。

しかし、中にはこのサービスを喜ばないお年寄りもいます。他人とのコミュニケーションをとるのが苦手だったり、自分が年寄り扱いをされることを嫌ったり、同じような状況にあるお年寄りが集まる場所に行きたくないなど理由はいろいろです。介護者がなんとか利用してもらいたいと思って、無理やり利用させると逆効果で、二度と行かなくなってしまうこともあるので注意が必要です。

本人の趣味や好みに合わせた事業所を選び、お試しを

まず、本人に時間をかけてきちんと話をすることが大事です。デイサービスがどういうところか、本人にとってどんなメリットがあるかを話します。親子では感情的になってしまうという場合は、ケアマネジャーに協力してもらい、デイサービスの楽しみ方などを説明してもらいましょう。ケアマネジャーとの信頼関係から出掛けることにしたという事例も多くあります。

本人の趣味や、生活習慣などに合ったプログラムを組んでいるデイサービスを選ぶことも大事です。書道や絵画、手芸などの手仕事が好きなら、そのようなプログラムのあるデイサービスを紹介してみましょう。日頃行っている活動を発表したりする、デイサービスを体験できる事業所もあるので、試してみることもお勧めします。事業所の規模や入所している人数によって雰囲気も違いますし、行ってみたら仲の良い知り合いが利用していたということがあるかもしれません。一つの事業所にしぼらず、いくつか試してみるのもよいでしょう。

本人の立場で考えなじむまでの時間をとる

デイサービスに行き始めても、なじむまでは時間がかかるものと思ってください。最初は利用時間を短くして様子をみることも大切です。送迎にきてくれる事業所の職員から様子を聞いたり、連絡ノート（ファイル）を利用しているところもありますから、気になることは事業所に伝えるようにします。

デイサービスを利用する本人の気持ちを大事にしながら、デイサービスを楽しめるような環境づくりをしていきましょう。

不要なものは買わない取り付けない

本人の生活動線を把握し必要なところに必要なものを

在宅で介護をすることが決まったら、要介護者にとって暮らしやすい住環境に整えることが必要です。しかし、事前に準備をしすぎて、実際には使わないものをそろえたり、必要のないところに手すりを付けてしまったりという話をよく聞きますので、何が必要で何が必要でないか、よく検討しましょう。

そのために確認したいのが、本人の生活動線です。歩行器などを使用することで歩行が可能なら、自宅では置いてある家具を利用して伝い歩きができることもあります。ポータブルトイレは必要なく、歩行器を使ってトイレに行って自室に戻ってくる動線を見ると、あらゆるところに手すりを付けるより、トイレのドアや便座の高さに改修が必要なこともあるでしょう。同じように浴室内での動線から手すりの位置や数を決め、必要な入浴補助用具を決めます。

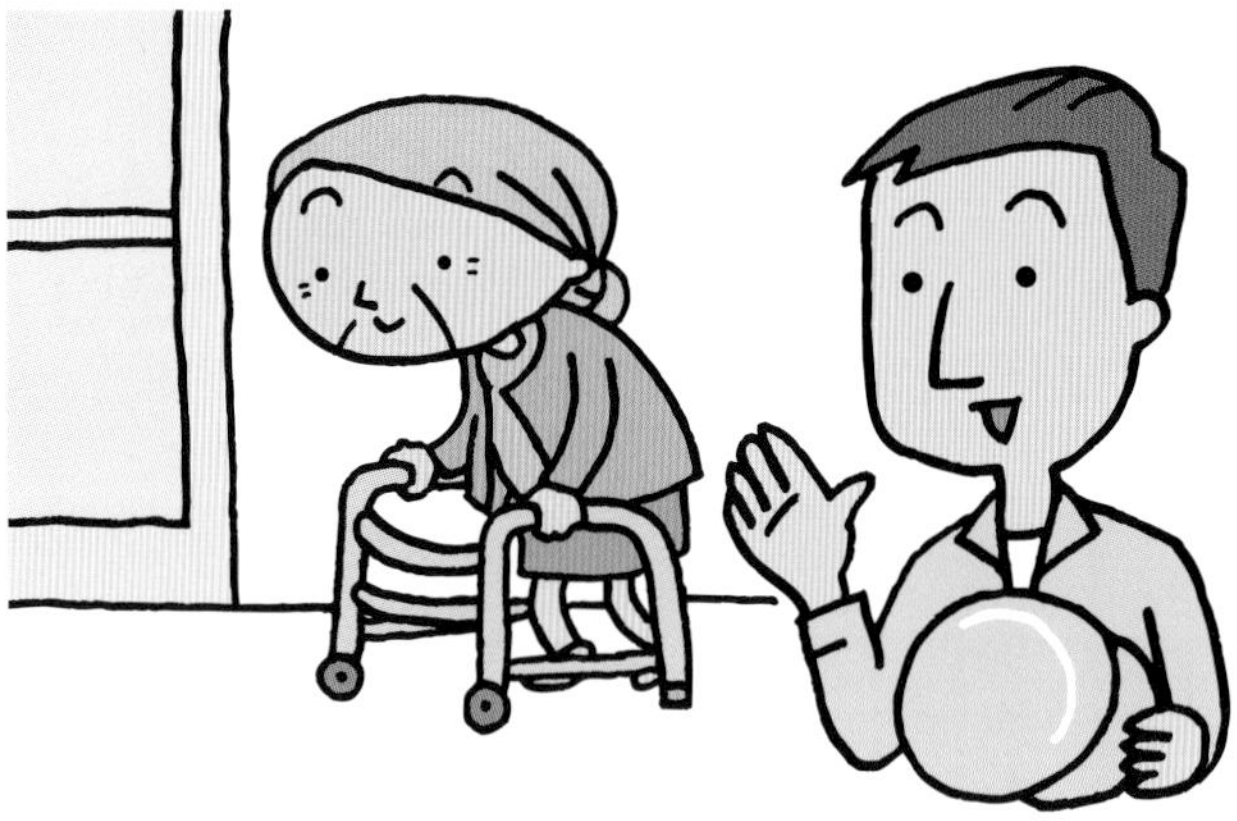

介護用ベッドを用意するときは、本人の動線の方向を考えて配置します。昇降機能が付いたベッドを用意しても、部屋が狭いために機能を活用できないこともありますから、事前に部屋の広さを確認する必要があります。

お年寄りをねらう悪質なリフォーム業者に注意

住宅の改修が必要な場合も、利用者本人の状況をきちんと理解して相談に乗ってくれる事業者に頼みたいものです。もしも心当たりがない場合は、ケアマネジャーに相談してください。介護保険による改修を多く手掛けている事業者や、リフォームも手掛けている福祉用具レンタル業者の情報を提供してもらいましょう。

お年寄りの一人暮らしの家に強引に入り込んだり、親切を装ってリフォームを勧めたりする悪質な詐欺事件が増えています。業者選びは慎重に、不安なことがあったらすぐにケアマネジャーや地域包括センターに相談をしてください。

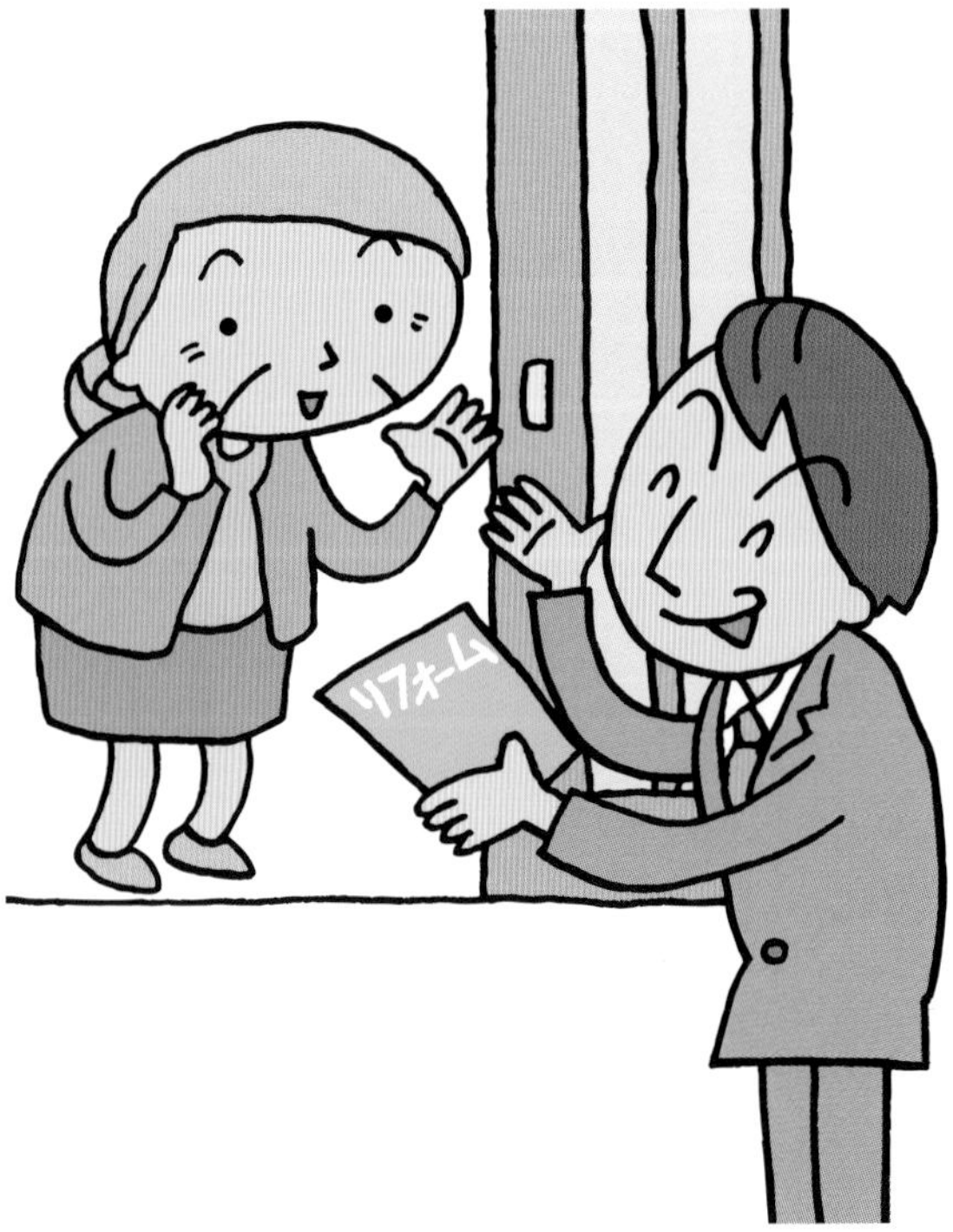

リハビリ生活を上手に続ける

在宅看護でリハビリを途切れさせない工夫

人間の体は動かさないままにしていると、それだけで筋力が衰えてきます。

脳梗塞や心筋梗塞で倒れた場合、術後すぐにリハビリを始めて効果が出ても、自宅に戻ってから何もしないでいたら動けなくなってしまった、また肺炎で1週間ほど入院しただけで、動けなくなってしまったという高齢者の事例もあります。

リハビリは、身体機能を維持するため必要な筋力を鍛える運動療法で、大切なのは、途切れさせずにやり続けることです。リハビリを専門的に行ってきた病院から自宅に戻っても、リハビリを続けていく工夫が必要です。

まず考えられるのは、機能訓練サービスが受けられるデイケアや訪問リハビリを利用することです。ケアマネジャーに相談をし、ケアプランの中にリハビリのプログラムが入るようにしてもらいましょう。また、機能訓練を柱にしたデイサービスもあります。どのような機能訓練をしているかを知り、一人一人の身体状況に合わせた運動プログラムをしてもらえるか、確認をすることが大事です。

自宅でのリハビリ頑張り過ぎも注意

リハビリを続けていくうちに、少しずつ機能が戻ったり、思うように動けるようになったりするとやりがいを感じ、リハビリが楽しくなってきます。積極的にリハビリをしたいと思うかもしれません。とても良い傾向ですが、やりすぎにも注意が必要です。訪問看護やリハビリ以外のときに自分一人で動いて転倒し、病院に入院ということになりかねないからです。

主治医やケアマネジャー、専門職と相談をして、一人のときはやらない、無理をしない、またリハビリをする時間をどうするかを決めておくことも大切です。

質の高いリハビリを続けられるように、訪問サービスや事業所を利用しながら、終わりのないリハビリを続けていきましょう。

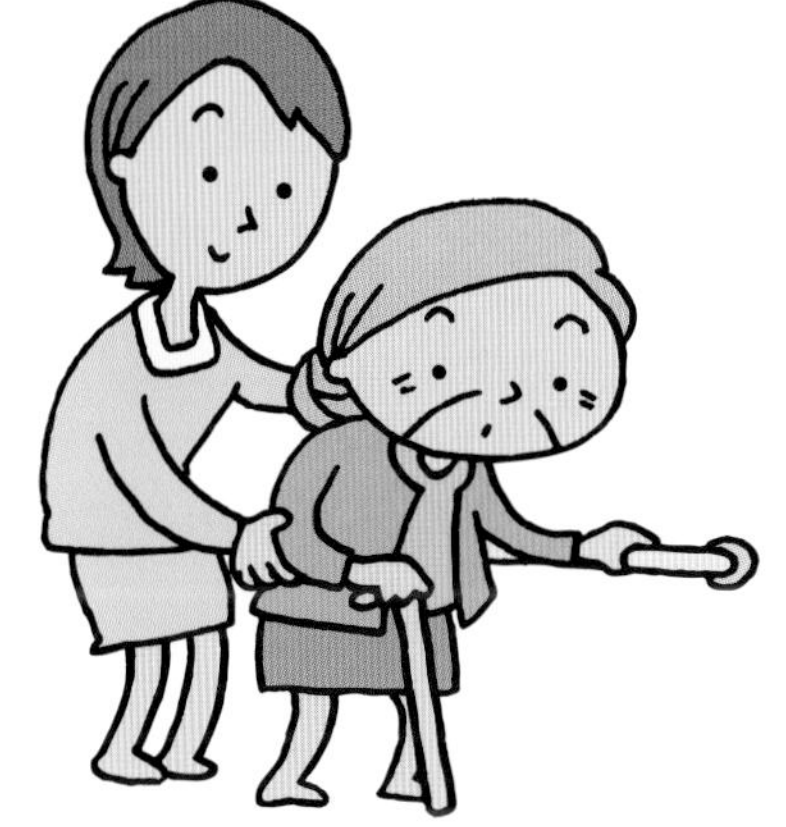

小規模多機能型居宅介護

訪問・通所・宿泊が可能地域に根ざした複合型施設

地域密着型サービスのひとつである「小規模多機能型居宅介護」とは、訪問・通所・宿泊という三つのサービスを1カ所で受けられる施設です。訪問介護、デイサービス、ショートステイを1カ所の施設に集約したもので、利用できるのは住民票のある地域に住む高齢者です。

住み慣れた自宅をベースに暮らしながら、施設へ通ったり時には泊まったり。24時間365日の切れ目ないサービスを受けることができます。

少人数で家庭的な雰囲気スタッフとも顔なじみに

1事業所の登録定員は29人以下と、アットホームな雰囲気。訪問・通所（おおむね15人以下）・宿泊（おおむね9人以下）が、ほとんど同じスタッフにケアを受けることができます。認知症の方も、顔なじみのスタッフがいるだけで安心できるでしょう。

なお、デイサービスやショートステイと違い、レクリエーションなどのアクティビティや季節の行事などは少なめです。

訪問看護が加わった「複合型」も登場

2013年4月から小規模多機能型居宅介護に訪問看護が加わり、四つのサービスを提供する「複合型」が登場。医療依存度の高い高齢者にとっては嬉しい機能が加わりました。ただし、その他の介護サービス事業所のデイサービス、ショートステイは利用できません。

利用料金は要介護度ごとに1カ月あたりの定額制で、そこに食事代、宿泊代、日常生活費などが別途かかります。

1カ月あたりの費用の目安

	要介護度	介護保険費用（単位数×10）	自己負担（左記の1割）
介護予防サービス	要支援1	34,030円	3,403円
	要支援2	68,770円	6,877円
介護サービス	要介護1	103,200円	10,320円
	要介護2	151,670円	15,167円
	要介護3	220,620円	22,062円
	要介護4	243,500円	24,350円
	要介護5	268,490円	26,849円

※これら費用の他に、食費＋宿泊費＋日常生活費がかかります。

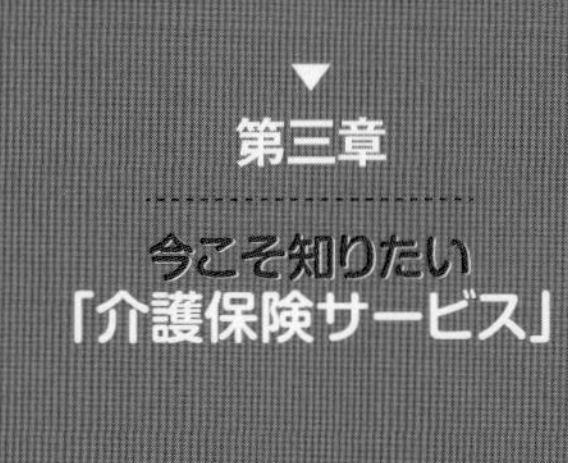

第三章

3-02

今こそ知りたい介護保険サービス「施設介護」

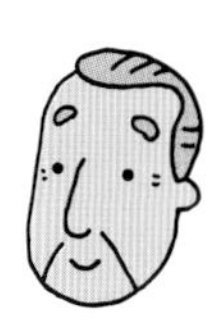

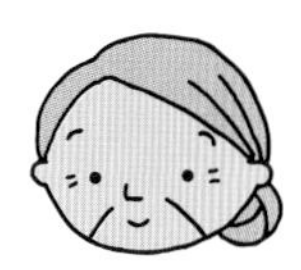

介護保険制度で利用できる施設サービスとは？
日常的な介護が必要で在宅での介護が困難な場合には
施設での介護を考えることになります。
どんな施設があり条件や特徴を知ることが重要です。

介護施設の種類と違いについて

介護施設の種類

公的介護保険制度の施設
- 介護老人福祉施設
- 介護老人保健施設
- 介護医療型医療施設

公的介護保険制度以外の施設
- 公的な許可を受けた施設

  老人福祉施設
  - 軽費老人ホーム（ケアハウス）
  - 認知症高齢者グループホームなど

  住宅機能がメーンの施設
  - サービス付き高齢者向け住宅
  - 地域優良賃貸住宅
  など

- 民間の運営による施設

  有料老人ホーム
  （介護あり・なし）

介護保険が適用される「介護保険3施設」

介護保険を利用して施設介護を受けたい。その場合の受け皿は大きく分けて3種類あり、介護老人福祉施設（85ページ）、介護老人保健施設（86ページ）、介護療養型医療施設（87ページ）は一般に「介護保険3施設」と呼ばれています。

介護保険は施設での介護サービスの利用料のみに適用されますので、居住費（滞在費）や食費、日常生活費などは自己負担となります。

所得の低い高齢者への配慮

介護保険が適用される「介護保険3施設」の入所にあたって支払う居住費と食費には自己負担の上限（負担限度額）が決められており、自己負担がこの負担限度額を超えた場合、超過分が「補足給付」として給付されます。ただし、この「補足給付」にも上限があります。

所得の低い高齢者には、居住費（滞在費）・食費などの利用者負担に軽減制度があります。市町村の窓口で負担限度額認定証の交付を受け、それを提示することで、居住費（滞在費）・食費の一部が介護保険から給付され、負担が軽減されます。

ただし通所サービスの食費と、グループホーム・小規模多機能型居宅介護・特定施設入居者生活介護の居住費（滞在費）・食費は対象になりません。

介護保険以外の介護施設とは

一方、高齢社会の進展に伴い、介護保険が適用されない公的あるいは民間の介護施設の形態も多様化してきました。施設介護を考える際は、入居する人の健康状態や目的、予算に合わせて選びましょう。

また、入居後の展望も施設選びの鍵。将来は自宅に戻るのか、生涯をそこで過ごすのか。高齢者本人と家族でよく話し合い、最善の施設を選びたいものです。

自己負担する「居住費」「滞在費」「食費」って？

介護保険施設に入所（入院）した場合、サービス費用の1～2割を利用料として自己負担するほか、居住費（ショートステイの場合は滞在費）と食費についても負担します。具体的な居住費（滞在費）や食費の金額は、利用者と施設の契約で定めます。

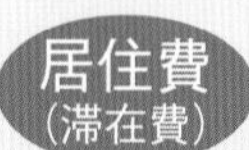

室料と光熱水費相当額

食費：食材料費相当額および調理費相当額

この他に日常生活費・特別な室料がかかる場合があります。

介護老人福祉施設

通称「特養」入居まで数年待ちの施設も

かつては「特別養護老人ホーム」と称されていた介護老人福祉施設。常に介護が必要で、自宅での生活が困難な高齢者を対象としています。施設サービス計画に基づき、食事、入浴、排せつなど日常生活の介護や、機能訓練、療養上の世話などを提供します。

入所申込金や一時金が不要で民間に比べると安いところが魅力。入所を希望する人に対して数が少ないため、待機人数3桁以上や数年待ちのところも。最近は、緊急に入所が必要な高齢者について優先させている施設もあります。まずは施設に相談してください。

標準的なサービスの費用（1日あたり）

	要介護1～5の認定を受けた人			
	従来型個室	多床室	ユニット型個室	ユニット型準個室
要介護1	547円	594円	625円	625円
要介護2	614円	661円	691円	691円
要介護3	682円	729円	762円	762円
要介護4	749円	796円	828円	828円
要介護5	814円	861円	894円	894円

※これら費用の他に、食費＋居住費＋日常生活費がかかります。

27年4月から変わった「入所基準」

介護老人福祉施設は、希望すれば誰でも入れるわけではありません。平成27年4月から新規の入所基準が「要介護3以上」になりました。また、すでに入所している要介護1・2の高齢者や、すでに入所していた高齢者が要介護3以上から要介護1・2に改善した場合は、入所を継続できます。

個室、相部屋……居室タイプはさまざま

一口に「介護老人福祉施設」といっても、施設ごとの居室タイプは多様。共用リビングが併設された「ユニット型個室」、相部屋を改造した個室に共用リビングが併設される「ユニット型準個室」、個室だけの「従来型個室」、2人部屋や4人部屋といった「多床室」、これらを組み合わせた居室を持つ施設もあります。入所を希望する前に、ぜひ見学を。

入所指針と特例入所・優先入所

各自治体が策定した入所指針（ガイドライン）を踏まえ、各特別養護老人ホームで入所基準を作成し、入所の判定が行われています。入所の申し込みは、施設の入所申込書にケアマネが記載する意見書（介護の必要の程度、在宅サービスの利用度、主たる介護者や家族などの状況をそれぞれ点数化したもの）を添えて行います。各施設では入所検討委員会を開催し、これら意見書などを基に入所の判定を行います。

要介護1・2の高齢者でも、やむを得ない事情で在宅生活が困難な状況のときは、特例的に新規入所が認められる自治体や施設があります。また、入所の決定は申し込み順ではなく、本人の要介護度や家族の状況によって判定する仕組みが導入されている自治体も。詳しくは担当ケアマネや申込先の特別養護老人ホームにお問い合わせください。

介護老人保健施設

通称「老健」在宅に戻るまでの施設

かつては「老人保健施設」と呼ばれていました。病状が安定している高齢者で、日常生活の介護やリハビリを受けながら、自宅に戻ることを目指す施設です。

病状が安定し、治療よりも看護や介護に重点を置いたケアが必要な高齢者が入所します。施設サービス計画に基づいて医療、看護、医学的管理下での介護、機能訓練、生活上のお世話などのサービスを受けることができます。要支援1・2の高齢者は利用することができません。

入所の目安は3カ月「終の住処」ではない

介護老人福祉施設と同様、ユニット型個室をはじめとする居室タイプがあります。こちらも入所を希望する施設を見学して選びましょう。

介護老人福祉施設との大きな違いは、生涯にわたって入所する「終の住処（ついのすみか）」ではなく、在宅復帰を目的とした中間施設であること。3カ月ごとに施設サービス計画（ケアプラン）を作成し、入所期間の見直しを行います。また、退所後の在宅生活に支障がないよう、生活全般にわたる相談援助を行います。

在宅復帰を目指したきめ細かなリハビリ

介護老人保健施設のリハビリは、元の生活に戻るためのもの。そのため看護師、介護職員に加え、医師、理学療法士、作業療法士などリハビリに特化した職種を配置しています。

高齢者が有する身体機能をもとにケアプランを立て、運動やマッサージなどの理学療法、計算ドリルや手芸などの作業療法を行います。

さらに、軽度～中程度～重度の認知症の高齢者を対象とした「認知症短期集中リハビリ」を行う施設も増えています。

標準的なサービスの費用
（1日あたり）

（従来型）介護保健施設サービス費

	個室		多床室	
	従来型	在宅強化型	従来型	在宅強化型
要介護1	695円	733円	768円	812円
要介護2	740円	804円	816円	886円
要介護3	801円	866円	877円	948円
要介護4	853円	922円	928円	1,004円
要介護5	904円	977円	981円	1,059円

（従来型）介護保健施設サービス費

	個室		準個室	
	従来型	在宅強化型	従来型	在宅強化型
要介護1	774円	816円	774円	816円
要介護2	819円	890円	819円	890円
要介護3	881円	952円	881円	952円
要介護4	934円	1,008円	934円	1,008円
要介護5	985円	1,063円	985円	1,063円

※これら費用の他に、食費＋居住費＋日常生活費がかかります。

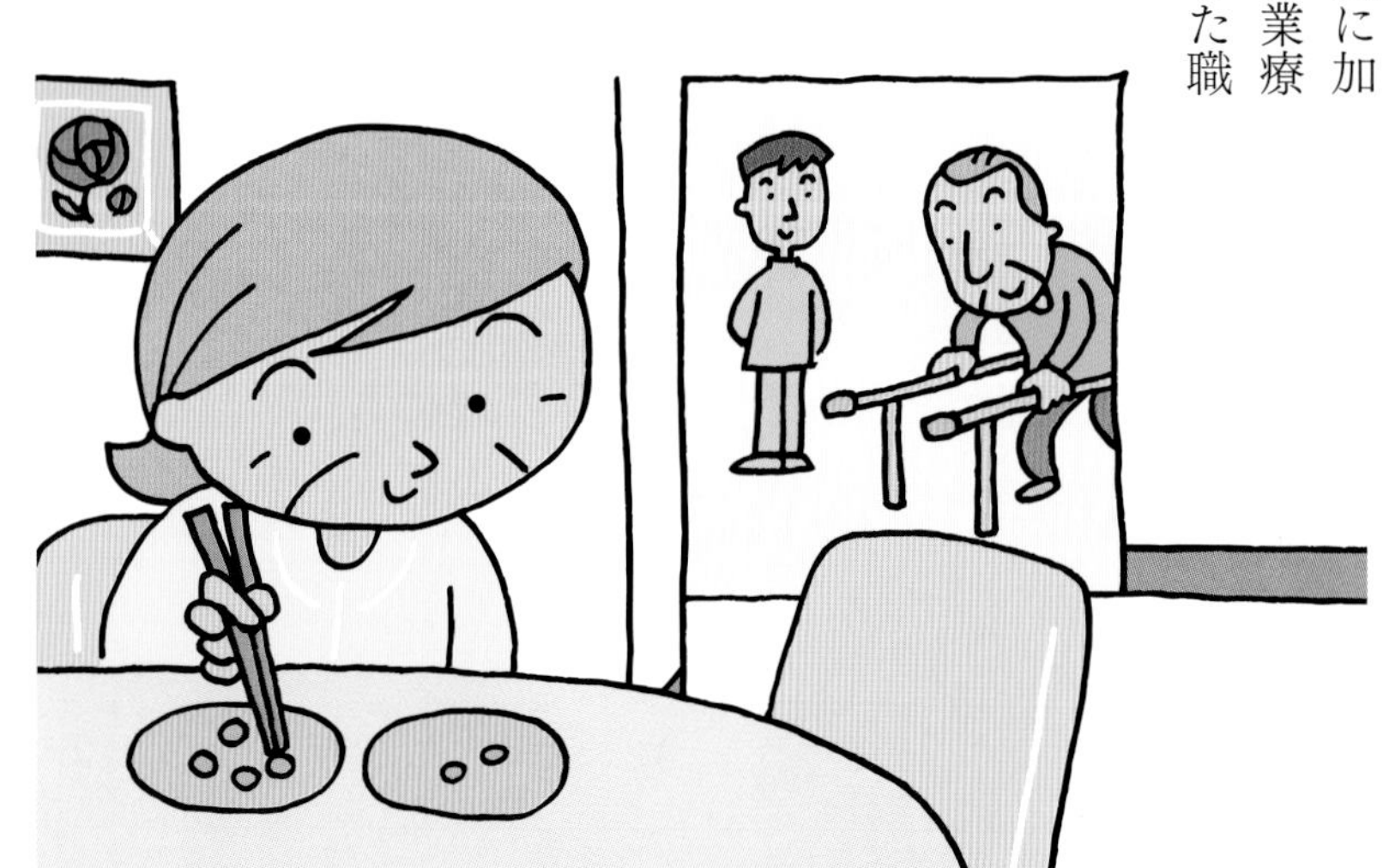

介護療養型医療施設

長期の療養が必要な高齢者が入所

急性期の治療が終わり、長期にわたって療養が必要な高齢者の入所を受け入れる施設で「療養病床」とも呼ばれています。

自宅で自立した日常生活を送ることができるよう、機能訓練や医療、介護などを提供。前2施設より医療の比重が高くなるため、利用者の負担が高くなります。なお、要支援1・2の高齢者は入所できません。

入所者の要介護度は高め病院併設の施設も

前2施設とは違いユニット型個室より従来型の多床室が多く、病院に併設されている施設も少なくありません。

介護療養型医療施設で提供されるサービスは、医師による診断、医師や看護職員による療養上の医療ケアや看護、機能訓練指導員や生活相談員による回復期リハビリ、介護職員による介護などと、医学的管理下でのケアが充実しています。

標準的なサービスの費用（1日あたり）

要介護1～5の認定を受けた人

療養病床を有する病院の場合	従来型個室 療養機能強化型A（看護6:1、介護4:1）	従来型個室 療養機能強化型B（看護6:1、介護4:1）	従来型個室 その他（看護6:1、介護4:1）
要介護1	669円	659円	641円
要介護2	777円	765円	744円
要介護3	1,010円	995円	967円
要介護4	1,109円	1,092円	1,062円
要介護5	1,198円	1,180円	1,147円

療養病床を有する病院の場合	多床室 療養機能強化型A（看護6:1、介護4:1）	多床室 療養機能強化型B（看護6:1、介護4:1）	多床室 その他（看護6:1、介護4:1）
要介護1	778円	766円	745円
要介護2	886円	873円	848円
要介護3	1,119円	1,102円	1,071円
要介護4	1,218円	1,199円	1,166円
要介護5	1,307円	1,287円	1,251円

療養病床を有する病院の場合	ユニット型個室 療養機能強化型A	ユニット型個室 療養機能強化型B	ユニット型個室
要介護1	795円	785円	767円
要介護2	903円	891円	870円
要介護3	1,136円	1,121円	1,093円
要介護4	1,235円	1,218円	1,188円
要介護5	1,324円	1,306円	1,273円

療養病床を有する病院の場合	ユニット型準個室 療養機能強化型A	ユニット型準個室 療養機能強化型B	ユニット型準個室
要介護1	795円	785円	767円
要介護2	903円	891円	870円
要介護3	1,136円	1,121円	1,093円
要介護4	1,235円	1,218円	1,188円
要介護5	1,324円	1,306円	1,273円

※これら費用の他に、食費＋居住費＋日常生活費がかかります。

2020年3月末で廃止される?

介護保険3施設の一つを占める介護療養型医療施設ですが、2012年から新設が認められず施設数は減少しています。厚生労働省では介護療養型医療施設を廃止する方針で、廃止期限は2020年となっています。

これに代わる施設として注目されているのが、「介護療養型老人保健施設」（新型老健）。介護療養型と介護老人保健施設の中間にあたり、従来の老健よりも医療機能を強化したものです。

地域密着型サービス

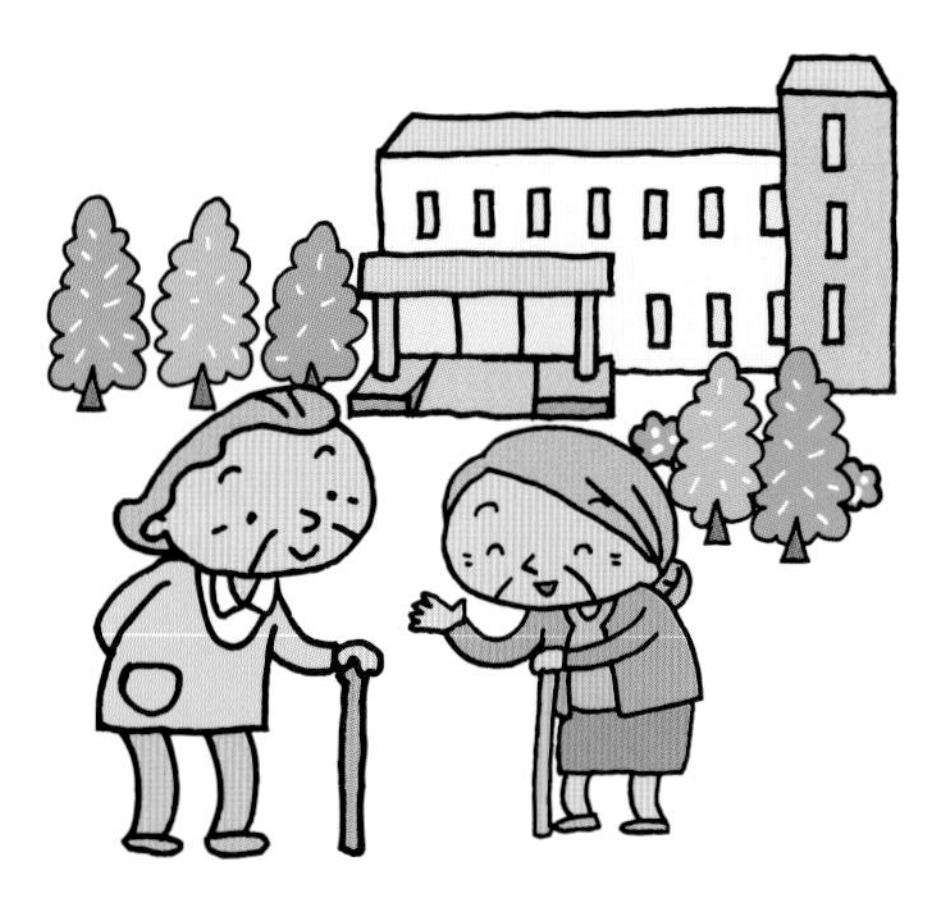

定員29人以下の「地域密着型老人福祉施設」

高齢化の進展に伴い、増え続ける中〜重程度の要介護者や認知症高齢者。「地域密着型老人福祉施設」とは、こうした事態に対応するため、地域密着型サービスの一つとして導入されました。

小規模（定員29人以下）の老人福祉施設で、施設のある市町村に居住する要介護者が対象。住み慣れた地域の施設で食事、入浴、排せつなどの介護・支援や健康管理が受けられます。施設によって従来型個室、多床室、ユニット型個室、ユニット型準個室などがあります。

なじみの関係をつくる「認知症対応共同生活介護」（グループホーム）

認知症の高齢者が1ユニット9人以下の少人数で共同生活をする「認知症対応型共同生活介護」（グループホーム）。こちらも原則、所在地の市町村に住んでいる認知症要介護高齢者が対象です。

グループホームの特徴は家庭的で落ち着いた雰囲気の中で生活すること。常駐する介護スタッフや入所者と「なじみの関係」を築き、介護スタッフのサポートを受けながら、食事の支度や掃除、洗濯などを行い、共同で自立した生活を送ります。グループホームによっては、1ユニット1名のみ30日以内で短期利用できる制度もあります。

認知症の症状に問題行動があると、入居を断られる場合があります。また認知症が進み共同生活ができなくなった場合は退去を求められることがあります。

グループホームのメリット・デメリット

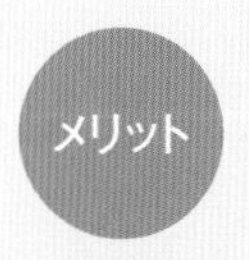

メリット
- 機能訓練が充実している
- 専門のスタッフが常駐する
- レクリエーションが充実しているところも多い
- 小規模なところが多い

デメリット
- 症状が進むと退去しなくてはならないことがある
- 医療ケアには基本対応しない
- 利用料が比較的高い
- 入居難易度が高い

標準的なサービスの費用（1日あたり）

要介護1〜5の認定を受けた人				
	従来型個室	多床室	ユニット型個室	ユニット型準個室
要介護1	547円	594円	625円	625円
要介護2	614円	661円	691円	691円
要介護3	682円	729円	762円	762円
要介護4	749円	796円	828円	828円
要介護5	814円	861円	894円	894円

※これら費用の他に、食費+居住費+日常生活費がかかります。

地域密着型特定施設入居者介護とは?

これら費用の1〜2割負担の他、食費＋居住費＋日常生活費がかかります。

食材料費や居室の賃貸借契約に必要となる費用（家賃・敷金・礼金・共益費など）は、保険の対象に含まれません。その他の居宅サービス（居宅療養管理指導を除く）と同時に利用することはできません。

介護保険以外の主な公的認可施設

老人福祉法に基づく高齢者施設あれこれ

これまで紹介してきた介護保険の利用以外で、老人福祉法に規定される老人福祉施設が「軽費老人ホーム」。原則60歳以上の人が、その名の通り低額な料金で入所できるのが特徴です。利用対象者によってA型、B型、ケアハウスに分かれます。

健康で自立した人向けの軽費老人ホームA型・B型

健康で自立した生活ができる人が対象の軽費老人ホーム。身寄りのない人や、家庭の事情で家族との同居が困難な場合に入所できます。

所得制限があり食事が付くA型、所得制限がなく自炊が原則のB型があり、A型には食費が含まれるためB型より費用はやや高め。いずれもここ数年で減少傾向にあります。

高齢者マンションのようなケアハウス

軽費老人ホームA型とB型の特徴を併せ持ったケアハウスは、身の回りのことは一応できるけれど一人暮らしが不安な高齢者や、自炊が困難な高齢者が対象。食事付きで所得制限はありません。

月額利用料は所得に応じて設定されているので、低所得でも利用できます。家賃、管理費、食費、光熱費や日常生活にかかる雑費が必要で、一時入居金が必要な施設もあります。ケアハウスにも「自立型」「介護型」の二つの分類があります。

軽費老人ホームの分類

種類	A型	B型	ケアハウス
入居条件	健康で、自立した生活ができる人が入居対象	健康で、自立した生活ができる人が入居対象	身体障がい者や自立して生活するのに不安があったりする高齢者が入居対象
食　事	食事付き	自炊	食事付き
所得制限	所得制限あり	所得制限なし	所得制限なし

自立型　食事・入浴サービスのほか、安否確認、緊急時対応などの生活支援、介護サービスは居宅サービスを利用

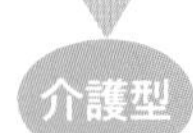

機能訓練やレクリエーション、食事や排せつ、入浴介助など「特定施設入居者生活介護」のサービスが受けられる

ケアハウスで介護サービスを受けるには

自立した生活ができることを前提としたケアハウス。日常生活に不安が出てきても、ホームヘルプサービスやデイサービスなどの介護保険制度を使って生活を続けることができます。ただし、常時見守りが必要になったり、日常的介護が必要になったりした場合には、介護老人福祉施設など介護サービスを受けられる施設に移ることになります。

近年では65歳以上で介護が必要な高齢者に介護サービスを提供する「介護型ケアハウス」も登場しています。

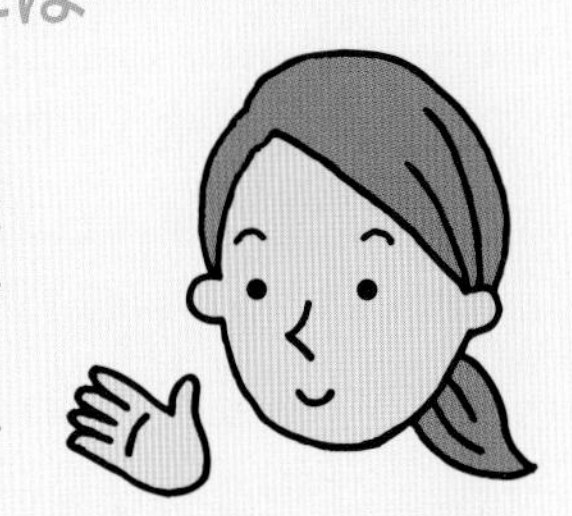

サービス付き高齢者向け住宅

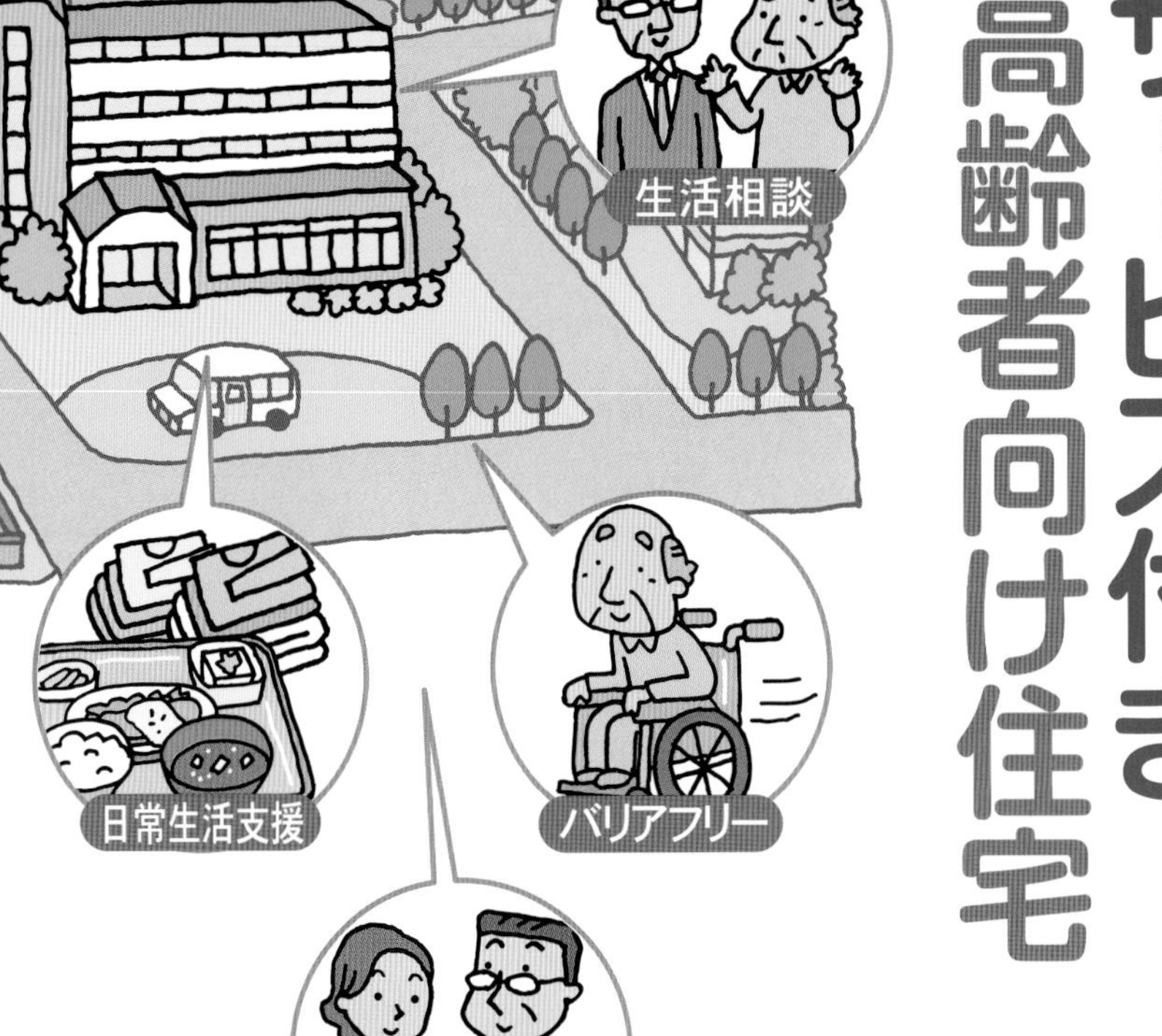

高齢者が安心して生活できる賃貸住宅

国が定めた「高齢者住まい法」の改正で創立された「サービス付き高齢者向け住宅」（以下サ高住）とは、高齢者が安心して暮らせる賃貸などの住まい。バリアフリー構造や一定の面積と設備を有し、ケアの専門家による安否確認・生活相談サービスが受けられる、高齢者に優しい住まいです。

新潟県内には建設中のものも含め、85件２４００戸のサービス付き高齢者向け住宅が登録されています。

http://www.satsuki-jutaku.jp/search/index.php

段差のない床や廊下幅に基準

伝統的な日本家屋は段差が多く、高齢者にとっては危険がいっぱいありました。サ高住では段差のないバリアフリー構造でつまずきを防止。手すりなども設置され、危険や不便が少ない造りとなっています。

床面積は原則25平方メートル以上あり、コンパクトながら不自由のない暮らしを営むことができそうです。

見守られている安心感相談サービスも提供

住み慣れた場所で必要なサービスを受けながら暮らし続けたい。サ高住には、そんな思いに応える各種の見守りサービスも充実しています。

ケアの専門家が少なくとも日中は建物に常駐しており、安否確認サービス、生活相談サービスを提供。介護・医療・生活支援サービスの提供など、サ高住によって提供されるサービスはさまざま。食事の提供やおむつ交換、洗濯、清掃など日常生活支援などのサービス、健康管理サービスが受けられるサ高住もあります。

ケアの専門家たち

- 社会福祉法人・医療法人・指定居宅サービス事業所等の職員
- 医師
- 看護師
- 介護福祉士
- 社会福祉士
- 介護支援専門員
- 介護職員初任者研修課程修了者

地域優良賃貸住宅 ケア付き高齢者住宅

バリアフリー仕様や緊急通報装置を設置

高齢者、特に単身の高齢者はアパートの入居を断られることがありました。そうしたことのないよう、「高齢者の居住の安定確保に関する法律」ができ、この法律に基づいて建設された高齢者向け公営住宅や、民間の地域優良賃貸住宅があります。

いずれも高齢者の身体機能に対応した設計、設備を取り入れた居住空間で、バリアフリー仕様や緊急通報装置の設置など一定の基準を満たしています。入居申し込みには一定の制限がありますが、入居者の所得によっては一定期間、家賃援助のある住まいもあります。

高齢者が安心して暮らせる住まいの選択肢は広がっています。詳細は住んでいる自治体窓口へお問い合わせください。

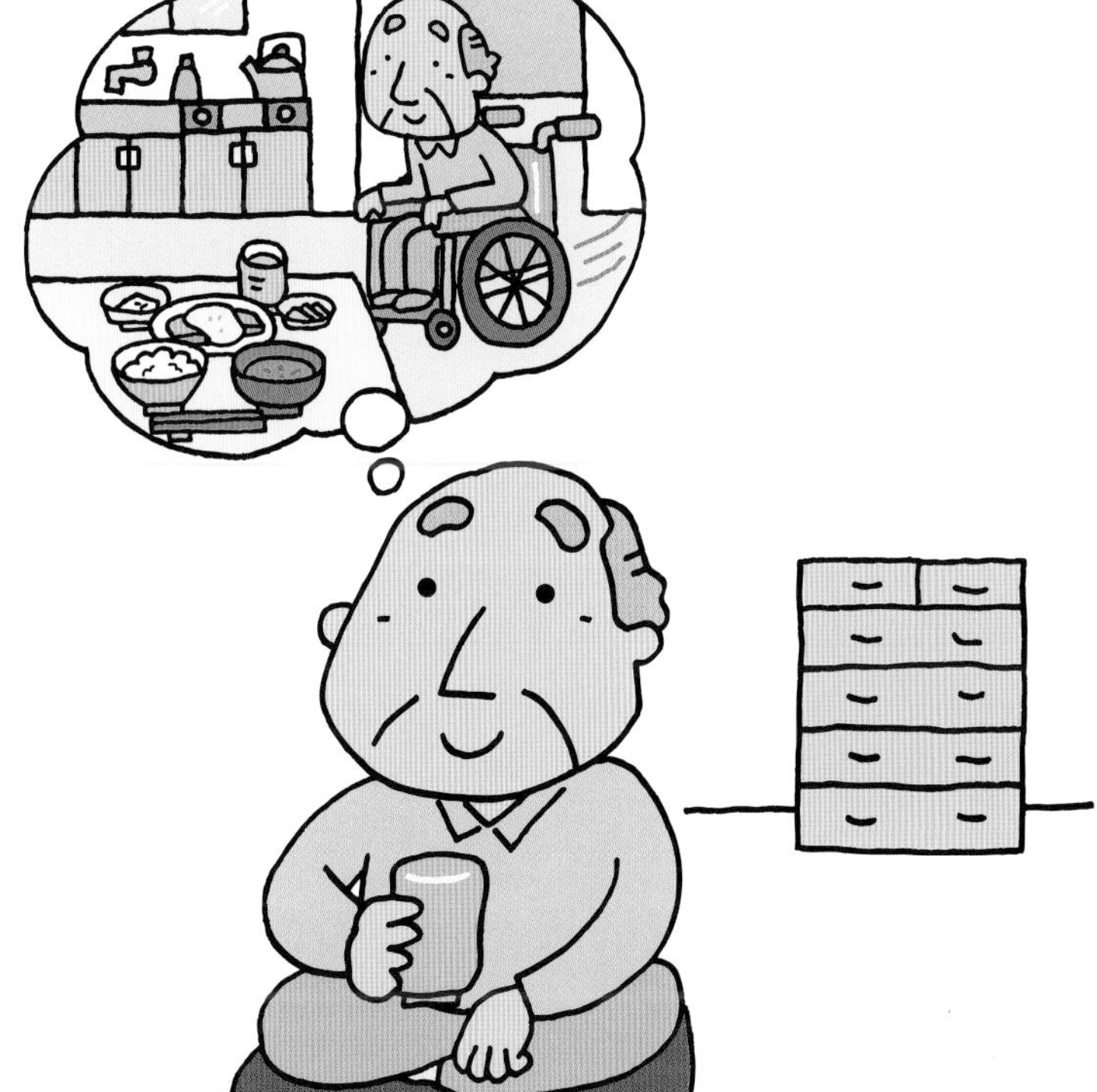

住宅供給公社のケア付き公営住宅

地域の住宅供給公社が提供する「ケア付き高齢者住宅」。地域の社会福祉法人を通して生活利便サービスや健康増進サービス、介護サービスを提供しています。自立から介護、看取り（みと）までのサポートでの終身利用権方式となりますが、新潟県では現在行われていないようです。

有料老人ホーム（民間施設）

民間事業者が運営する「有料老人ホーム」

国の社会的な福祉政策の一環として、公的な援助を受けて建設・運営される「ケアハウス」に対し、建設も運営も民間事業者が行っているのが「有料老人ホーム」です。

自宅での生活が困難になった高齢者が入居し、入浴や排せつなどの介助や食事提供などの生活支援サービスを受けながら生活を行います。

毎月の費用のほか、入居時に高額な一時金が必要な施設もあります。契約前によく確認しましょう。

サービス形態により三つの分類

有料老人ホームは施設によってさまざまなサービスがあります。介護の有無やタイプにより「介護型」「住宅型」「健康型」の三つに大別されます。

有料老人ホームのチェックポイントはこれ

有料老人ホームを選ぶには、入所前のチェックがとても重要。華やかなパンフレットに惑わされず、「介護型」「住宅型」「健康型」という種類、年齢制限や要介護認定の有無などの「入居条件」「利用権方式」「建物賃貸借方式」「終身建物賃貸借方式」など、権利形態も見ておきましょう。

その上で「介護」「退去」「返金」の項目を要チェック。介護が必要となった際に退去しなければならない、入居一時金が返金されないなどのトラブルを未然に防ぐため、不明点は納得がいくまで説明を受けましょう。

有料老人ホームのタイプ

タイプ	介護付き（介護型） 有料老人ホーム	住宅型 有料老人ホーム	健康型 有料老人ホーム
主な対象	介護が必要な 高齢者向け	そろそろ介護の 心配な高齢者向け	まだまだ元気な 高齢者向け
概要	●介護などのサービスが付いた高齢者向けの居住施設 ●介護などが必要となっても、ホームが提供する介護サービスである「特定施設入居者生活介護」を利用しながら、ホームでの生活を継続することができる	●生活支援などのサービスが付いた高齢者向けの居住施設 ●介護が必要になった場合、入居者自身の選択により、地域の訪問介護などの介護サービスを利用しながら、ホームでの生活を継続することができる	●食事などのサービスが付いた高齢者向け居住施設 ●介護が必要になった場合には、契約を解除し退去しなければならない

介護施設の特徴

施設入居先に求める条件を整理しよう

介護保険が利用できる施設、その地域に住む人だけが利用できる施設、所得の少ない人でも利用できる施設など、さまざまな介護施設を紹介してきました。入居する本人に一番合った施設を選ぶことができれば、高齢者も介護する家族も笑顔になれるでしょう。

元気なうちVS介護が始まってから

数ある介護施設を「介護の必要度」から選べば、「元気なうちに入居できる」施設＝地域優良賃貸住宅・ケア付き高齢者住宅（91ページ）、有料老人ホーム（92ページ）、ケアハウス（89ページ）などがあります。

一方、在宅介護が難しいなど「介護度が進んでから入所できる」施設は、介護老人福祉施設（85ページ）、介護老人保健施設（86ページ）、介護療養型医療施設（87ページ）など。

施設入所を考えたら、まずはケアマネジャーや地域包括支援センターに相談を。インターネットの情報収集もいいですが、ご近所の口コミもあなどれません。

介護施設の特徴

		要介護認定の要・不要	その他の入居条件	提供されるサービス	費用	入居までの待機時間	入居期間	生活の自由度
介護保険制度の施設	介護老人福祉施設	要（要介護1以上）	−	介護保険制度の施設サービス	比較的低額	長い	長期（終身）	制限される
	介護老人保健施設	要（要介護1以上）	●リハビリが必要 ●将来は在宅復帰	介護保険制度の施設サービス	比較的低額	長い	3〜6か月	制限される
	介護療養型医療施設	要（要介護1以上）	●長期の療養や医学管理が必要	介護保険制度の施設サービス	比較的低額	長い	長期	制限される
介護保険制度以外で公的な許可を受けた施設	軽費老人ホーム	不要	●60歳以上で健康上問題がない	A型とC型は食事提供	比較的低額	長い	長期（終身）	比較的自由
	認知症高齢者グループホーム	不要	●認知症がある	介護保険制度の「共同生活認知症共同生活介護」（居宅サービス）	比較的低額	長い	長期（終身）	制限される
	サービス付き高齢者向け住宅	不要	−	安否確認、生活相談など	比較的低額	長い	長期（終身）	比較的自由
	地域優良賃貸住宅	不要	−	なし	比較的低額	長い	長期（終身）	比較的自由
民間の施設	有料老人ホーム	不要	−	施設による。要介護認定を受けている人は介護保険制度の「特定施設入居者生活介護」（居宅サービス）。	高額な場合が多い	比較的短い	長期（終身）	比較的自由

施設見学ではここを見よう

複数の施設を見学し比較検討をしよう

認知症などで本人の意思が確認できない場合は別ですが、介護施設への入所は高齢者本人の希望を最優先して選びたいものです。希望する日に予約をしておくと、担当者の声が聞けるでしょう。

施設によっては見学だけではなく体験入所できるところもあります。施設見学を意味あるものにするため、見学前にチェックリストを作っておくと便利です。

見学の流れ

予約～当日まで

●見学の予約

見学を希望するホームに連絡を入れ、日時の予約をする

●質問事項などをまとめる

ホームの内外で見ておきたいこと、担当者に質問したいことなどをまとめ、書き出しておく

●持ち物の準備

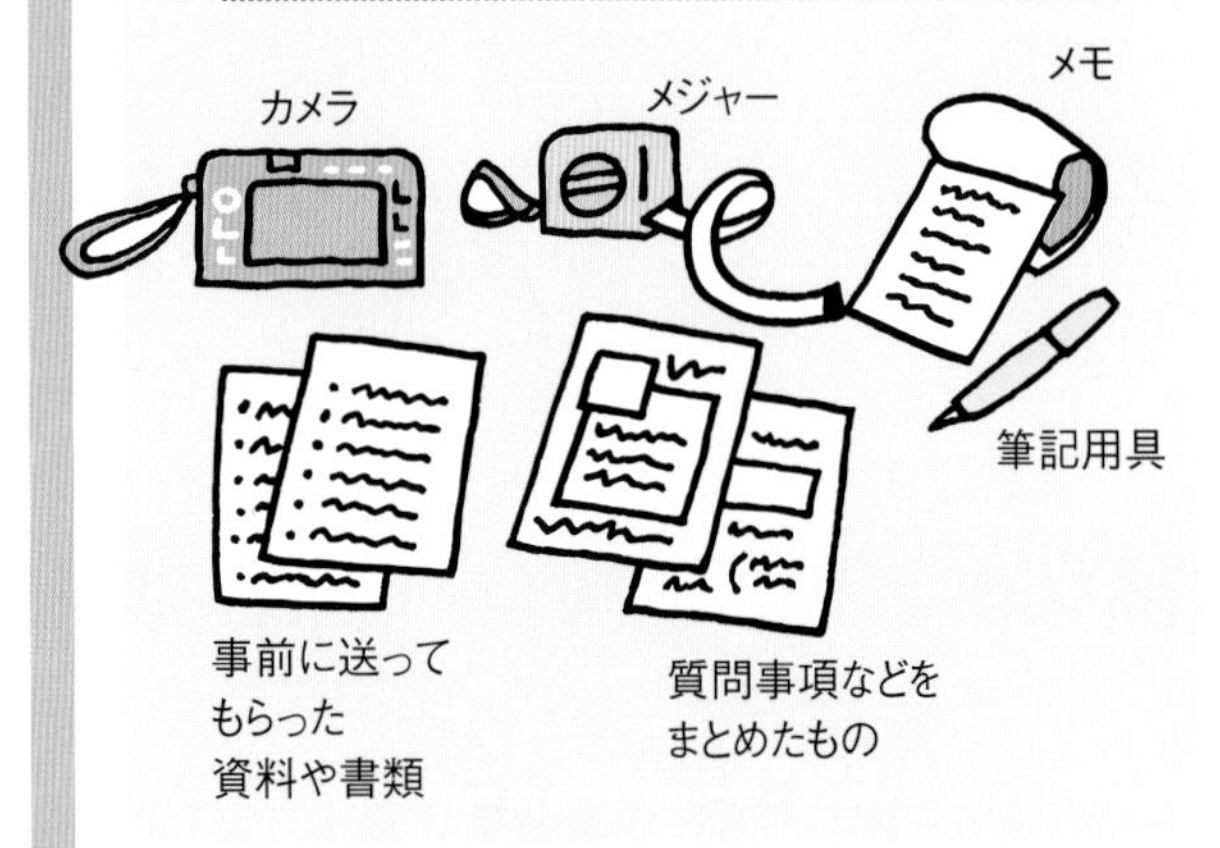

当日

●周辺環境を確認

少し早めに現地へ行き、周辺の環境や最寄り駅からのアクセスなどを確認する

●ホーム内の見学

担当者の案内でホームの内部を見学する。とくに見たいところがある場合は、遠慮せずに伝える

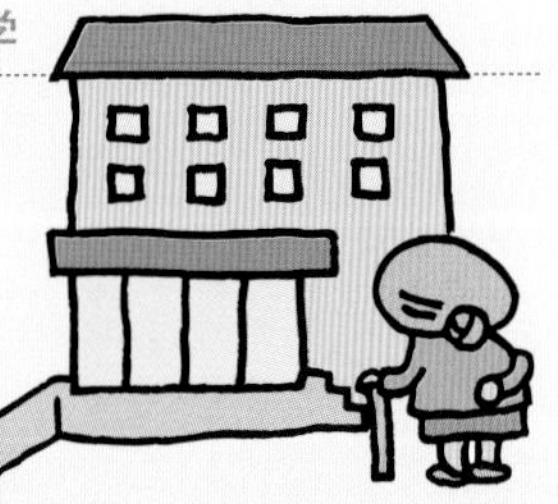

●ホーム側からの説明

サービス内容などについて、ホーム側からの説明を受ける。分からないこと、確認したいことなどについては必ず質問を

見学後

●情報の整理

ほかのホームと比較できるよう、メモや写真を整理する。ホームの印象やそれぞれの意見などを、入居者本人と家族で話し合う

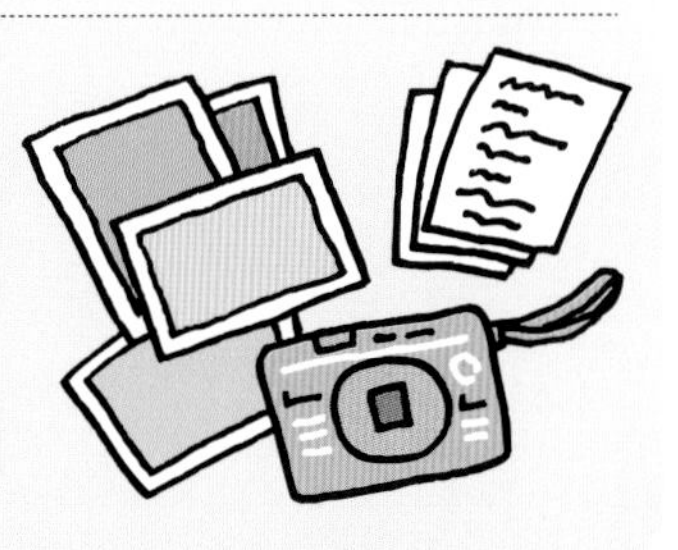

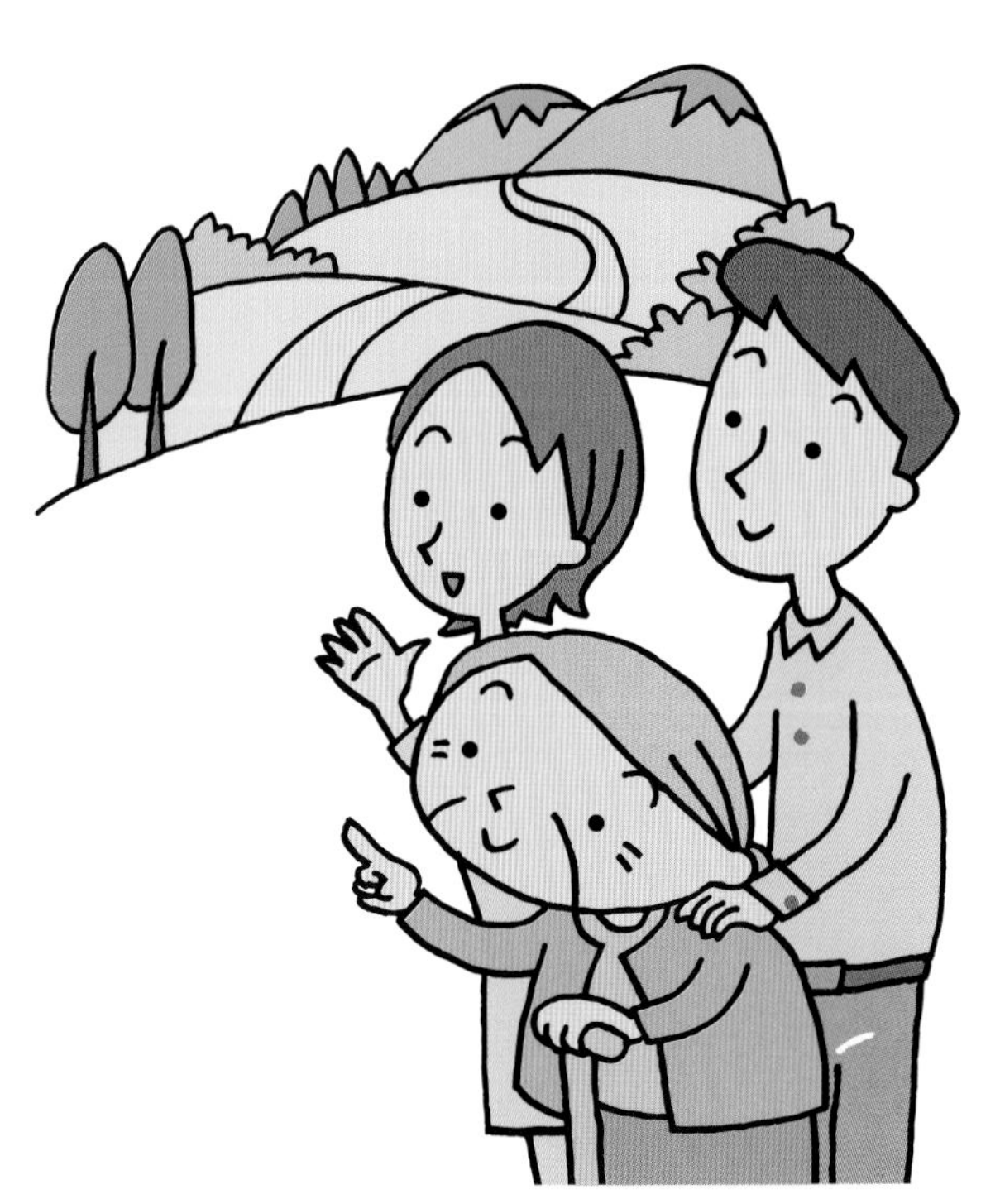

見学時のポイント

あらかじめ、条件や高齢者本人の希望を確認しておきましょう。条件や希望が全て合致する施設を探すのは難しいものですが、最低限「これだけは譲れない」「ここまでなら妥協できる」項目を決めて整理します。複数の施設を見学し、疑問点が明らかになったら希望や条件の優先順位に沿って施設を選びます。待機人数が多い施設は複数申し込んでおくと安心です。

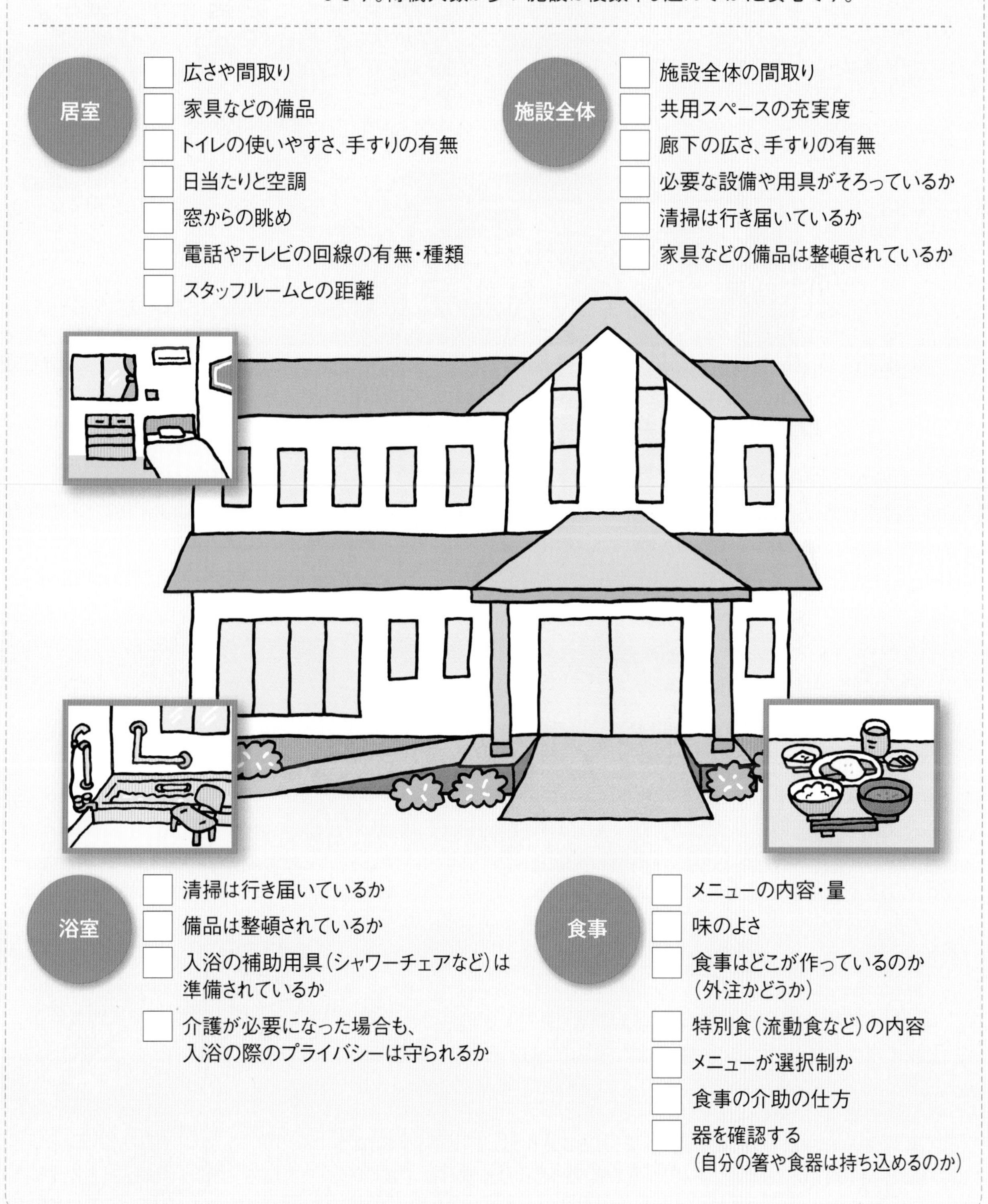

居室

- □ 広さや間取り
- □ 家具などの備品
- □ トイレの使いやすさ、手すりの有無
- □ 日当たりと空調
- □ 窓からの眺め
- □ 電話やテレビの回線の有無・種類
- □ スタッフルームとの距離

施設全体

- □ 施設全体の間取り
- □ 共用スペースの充実度
- □ 廊下の広さ、手すりの有無
- □ 必要な設備や用具がそろっているか
- □ 清掃は行き届いているか
- □ 家具などの備品は整頓されているか

浴室

- □ 清掃は行き届いているか
- □ 備品は整頓されているか
- □ 入浴の補助用具(シャワーチェアなど)は準備されているか
- □ 介護が必要になった場合も、入浴の際のプライバシーは守られるか

食事

- □ メニューの内容・量
- □ 味のよさ
- □ 食事はどこが作っているのか(外注かどうか)
- □ 特別食(流動食など)の内容
- □ メニューが選択制か
- □ 食事の介助の仕方
- □ 器を確認する(自分の箸や食器は持ち込めるのか)

施設入居が決まったら

居室の広さに見合ったものを持ち込む

納得できる施設に巡り合い、高齢者本人の意思をあらためて確認したら、身元引受人が契約を結びます。入居先と入居日が決まったら、施設に持ち込む荷物の準備を始めましょう。

施設によっては備え付けの家具や備品があるなどの制約があります。高齢者本人の思いをくみ取りながら、愛着のあるものなどはできるだけ持たせてあげたいものです。

公的な手続きもお忘れなく

入居前に済ませておきたいのが行政関連の手続きです。住民票の移動や健康保険・介護保険・年金関連の住所変更を行います。介護施設への支払い口座も確認し、新たに銀行口座を開設するなどの準備も行います。

施設への要望の仕方やスタッフとの接し方

高齢者が施設に入居したからといって、介護が終わるわけではありません。通いながら介護する気持ちで今まで以上に高齢者を気遣い、できるだけ頻繁に顔を見に行きましょう。

面会時間を順守し、感染症予防のための手洗いやマスク着用など施設の面会ルールは必ず守ります。施設スタッフへの挨拶も忘れず、折に触れて感謝の言葉を告げるなど、よりよい関係を築きます。

入所先での暮らしに不満や疑問があったら、冷静な話し合いを。高圧的な態度や感情的な物言いは誰のためにもなりません。

高齢者の毎日に張り合いをプラス

施設で暮らし始めた高齢者は急激な環境の変化に戸惑っています。施設に慣れるまでは頻繁に面会に行き、寂しさや退屈を紛らわす努力が必要です。めったに面会できない遠方に住む家族は、電話や手紙、メールで「いつも思っています」と伝えましょう。

高齢者の心身が安定したら、散歩や外出に連れ出してください。単調な毎日にメリハリをつけることで、高齢者の心細さや不安を受け止めます。

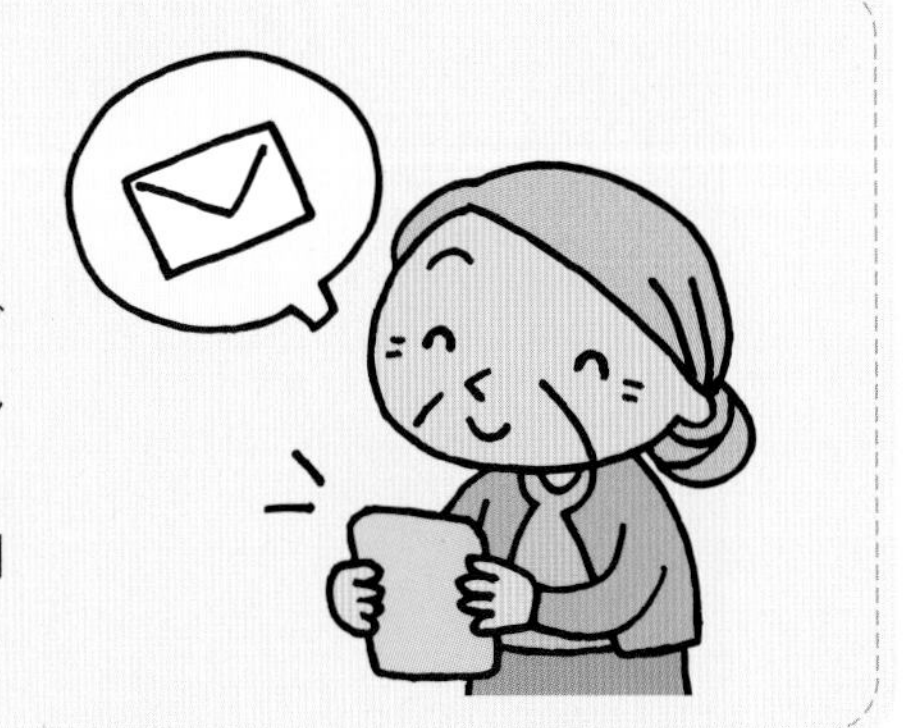

第四章

今こそ知りたい「介護のコツ」

認知症介護のノウハウ

認知症の介護者に負担がかからない方法とは?
介護者が癒やされれば認知症の介護は
前向きに明るく乗り越えることができます。
認知症介護の悩みや不安を軽減するための知恵です。

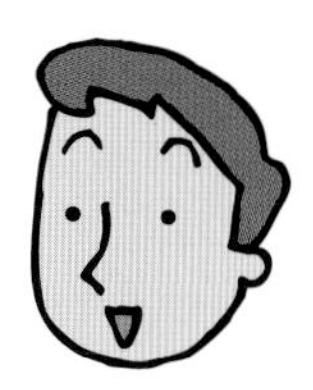
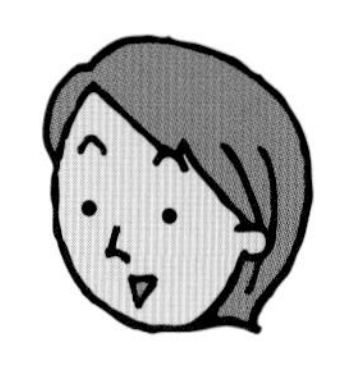

認知症介護のポイント

間違いを指摘しない

認知症の症状でよくある「妄想」は、家の中にどんどん人が入ってきたり、本人にしか聞こえない音がしたりします。しかし、それは本人には本当のことなので、本人と「対決」して間違いを指摘したり、訂正したりしても、気分を害して感情的になるばかりです。車に乗っているときに、突然怒り出すと車のドアを開けて外に飛び出すことも予想されます。事実を教えようとするのではなく、他の話に切り替えたり、接し方を変えてみましょう。

本人の話を受け入れる

気短になり、病院の待ち時間や、レストランでは、食べ物がすぐ出てこないとイライラします。そういう場合でも、いきなりたしなめずに、まずは本人の話に合わせ「そうだね。きっともうすぐだから」と言うと、相手は落ち着きます。まずは本人の話にうなずき、受け入れるといったプラスの感情で接することが大切ですし、介護にもプラスになります。

「ありがとう」とほめること

認知症になったからといって、何もできなくなるわけではありません。家庭の中での役割や本人が好きなこと、手先を使う趣味など、今できることにスポットを当てて、ほめたり「ありがとう」の言葉をたくさん掛けましょう。自分が役に立っているという思いは、認知症の人の心を穏やかにしてくれます。

「常識」をおしつけない

毎日、同じ洋服を着続けて、着替えたがらない人もいます。無理に着替えさせようとすると、本人は余計なことをされたと感じてしまいます。「出かけるから着替えよう」とか「暑いから薄手のものに着替えよう」と言って、着替えたらほめてやりましょう。毎日着替えるのは、介護する側の常識であって、認知症の人はそれとは別の価値観で生きています。介護する側の常識こそが思い込みであることも時にはあります。できるだけ本人の思いを尊重したほうが、お互いにストレスがたまりません。

生活環境を整える

部屋の仏壇にバラの花の形をしたロウソクがあると、食べ物だと思って口にすることがあります。そういう場合は、手の届

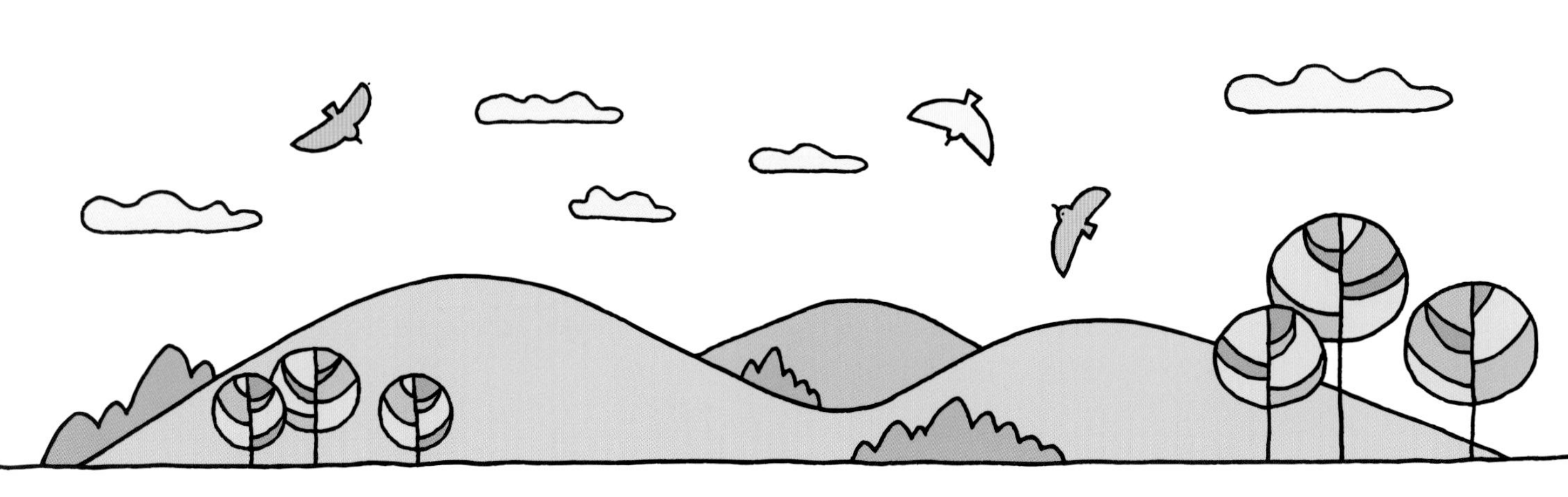

かない所に置くようにしましょう。庭の水やりのジョウロもすぐどこかに置き忘れ、「盗まれた」と勘違いします。予備のジョウロを用意しておき、「物盗(と)られ」ではないことを実感するようにさりげなくサポートしましょう。そのためには、何を口に入れるのか、どんな時に盗まれたというのかを冷静に観察することも大切です。

一人で抱え込まない

在宅介護をスムーズに続けるためには、一人で抱え込まないことが大切です。家族で介護を分担し、介護保険のサービスを積極的に利用したいものです。

とはいえ、認知症患者が全て素直にデイサービスやショートステイを受け入れるわけではありません。同じような介護の悩みを相談できる人を持つことで、話しを聞きアドバイスを貰うと気持ちが癒やされます。そういう意味では、全国各地にある「家族の会」に参加するのもいい体験になると思います。

ともにプラスを感じるために

介護において大切にしたいのは、やはり「ご本人を支えたい」という気持ちです。それが単なる困りごとの解消としての介護になってしまうと、その後ろめたさが介護者の負担になってしまうケースが多々あります。「本人にプラスを作れている」「うまく支えられている」と介護者自身が感じながら向き合っていける関係づくりが、とても大切なのです。「できなくなったのでやらせない」のではなく、「できなくなったことがまたできるように、手助けをしてあげる」こと。やりがいや生きがいが人生を支えるのは、認知症であっても同じことなのです。そして、介護される側がそれらを感じてくれることは、介護者にとっての喜びや安心感、次への意欲にもつながります。

まずは本人をしっかりと観察しながら、介護される側が気分良く、規則正しい生活を送れるような環境を組み立てていくことが大切です。介護者の負担を軽くするためだけでなく、活動性のある環境を維持していけば、認知症の進行をゆるやかにすることができると考えられています。「良い介護」「適切な介護」には、大きな価値と意味があります。

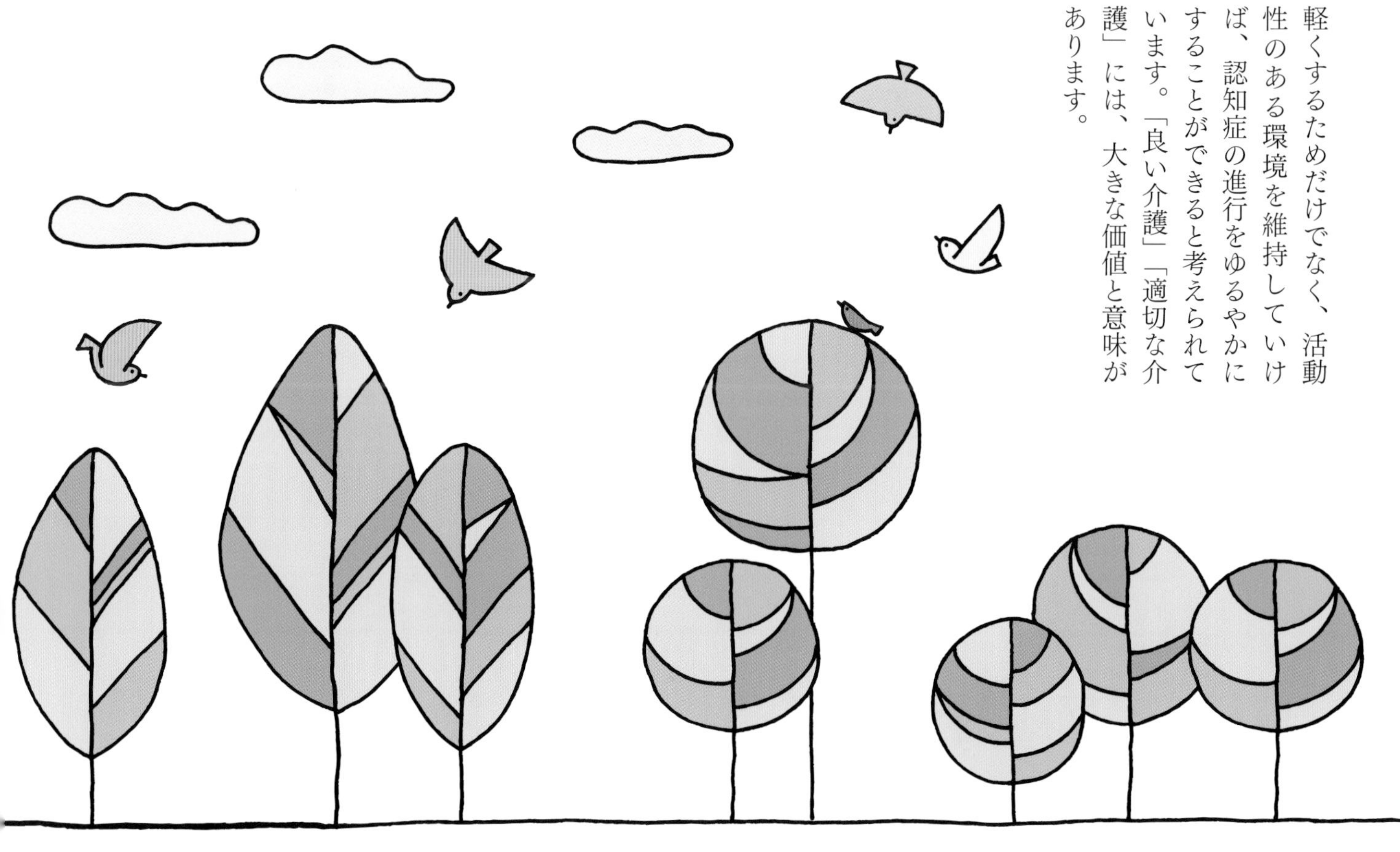

家族で工夫する認知症の在宅介護

歩き回ったり道に迷う（徘徊）

徘徊とは目的もなくあちこちを歩き回ることをいいます。ただ、本人にはそれなりの理由があることもしばしばあります。本人が会社勤めをしていた記憶があり、通勤しようとしたり、自分の生まれた実家に帰ろうとしたり…。また、よく行った店に食事に出かけ、食べた後に道が分からなくなったという例もあります。しばらく歩くと、自分のいる場所が分からなくなってしまうからです。

ワンポイントアドバイス　出歩くのを思いとどまる工夫を

通勤しようとする場合

日曜日の新聞を見せて、「今日は日曜日だから、会社はお休みですよ」と声を掛けます。

自宅へ帰ろうとする場合

「今日は遅いから、ごはんを食べてから帰りましょう」と声を掛ける。どちらの場合も事実を教えて説得するのではなく、事実でなくても本人が納得する言い方を工夫しましょう。

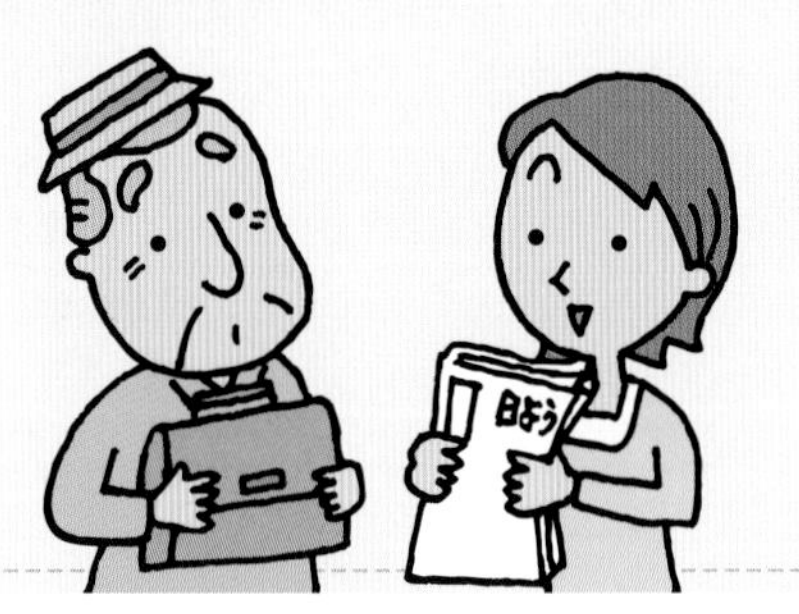

ワンポイントアドバイス　名札を付ける

名前や連絡先を書いた名札を、いつも携帯する持ち物や衣類に付けておきます。徘徊の途中で上着を脱いだり、持ち物をどこかに置き忘れることもあるので、お守りの中に連絡先を書いた紙を入れるなどの工夫をするのもポイントです。

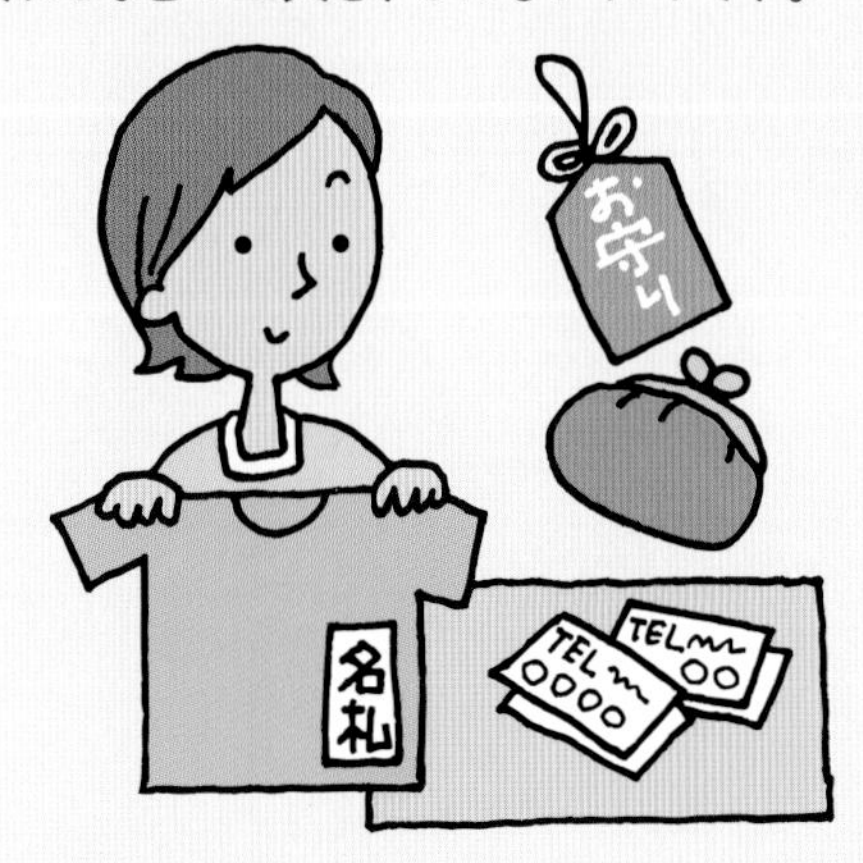

ワンポイントアドバイス　迷ったときの対策を立てる

徘徊ルートを把握する

徘徊に何度か付き合い、よく通る道や立ち寄る場所を把握しておきます。また、よく行く商店や近所の人に声を掛け、徘徊をさりげなくアピールしておくことも大切です。

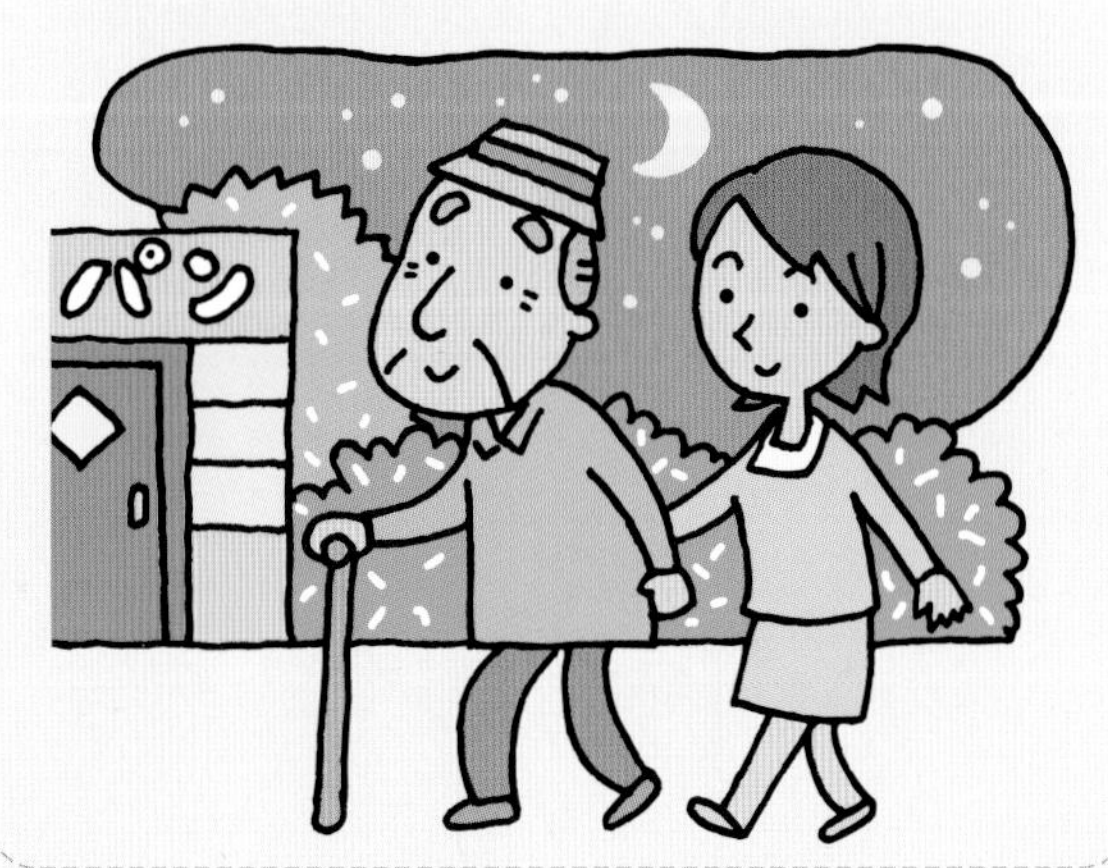

何かを盗まれたといって騒ぐ（物盗られ妄想）

認知症の中でも多い「物盗られ妄想」という症状です。盗ったと決めつけられるのは一般的に身近で世話をしている家族です。介護に明け暮れているのに、身に覚えのないことを決めつけられるのは不本意でしょうが、「盗んでいない」と反論しても、本人の確信は変えられないことを理解しておきましょう。

ワンポイントアドバイス　否定せず妄想に付き合う

物盗られ妄想は、否定するとますますこだわりが強くなります。「一緒に探しましょうね」と受け入れて対応すると、自分の言い分を分かってもらえたと思い、怒りが収まってきます。

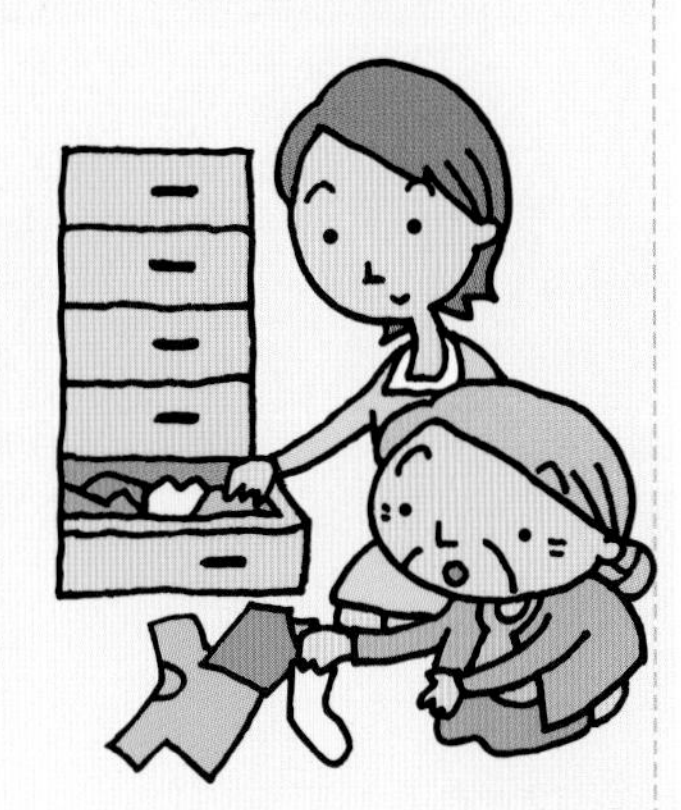

ワンポイントアドバイス　自分で見つけるように誘導を

物盗られ妄想のある人は、うたぐり深くなっています。家族が財布を見つけたら、本人が自分で見つけられるように、うまく誘導しましょう。そして、自分で見つけたら、「見つかってよかったね」と一緒に喜びましょう。

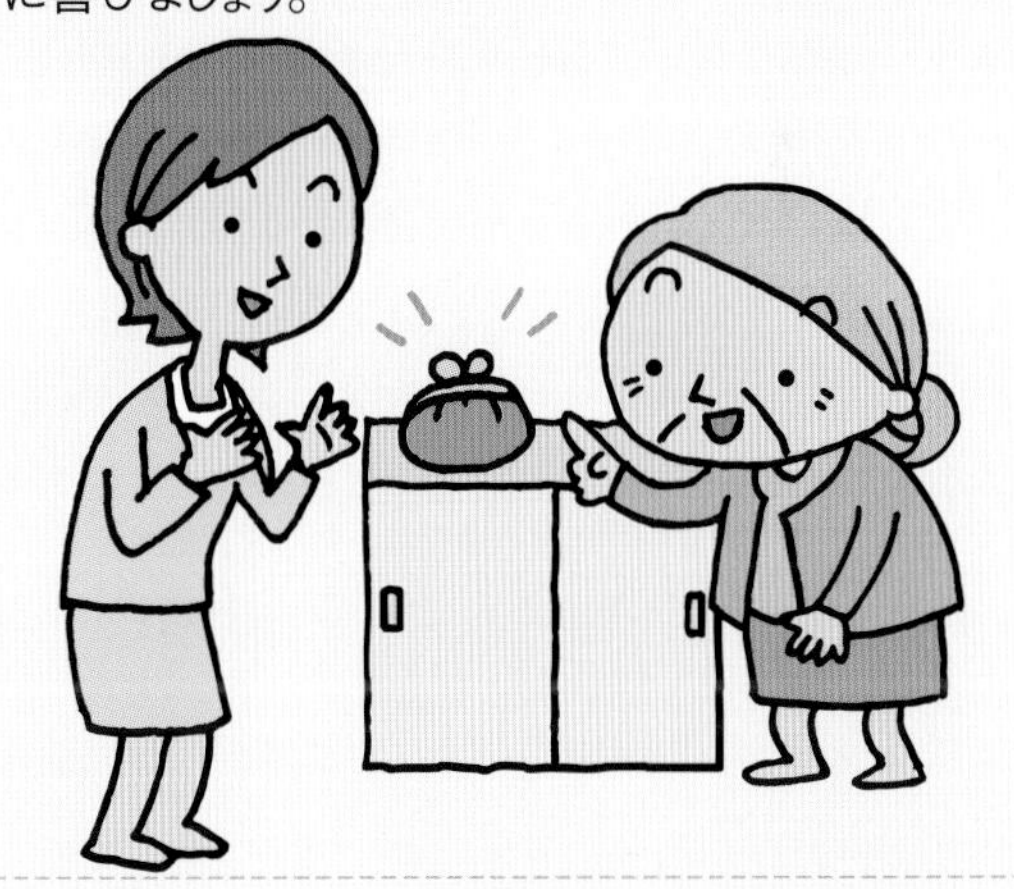

ワンポイントアドバイス　専門医に相談を

認知症の人の妄想に付き合うのは、本当に大変なことです。家族では対応しきれないと思ったら、早めに専門医に相談し、適切な治療を受けることで、妄想の多くは改善されます。

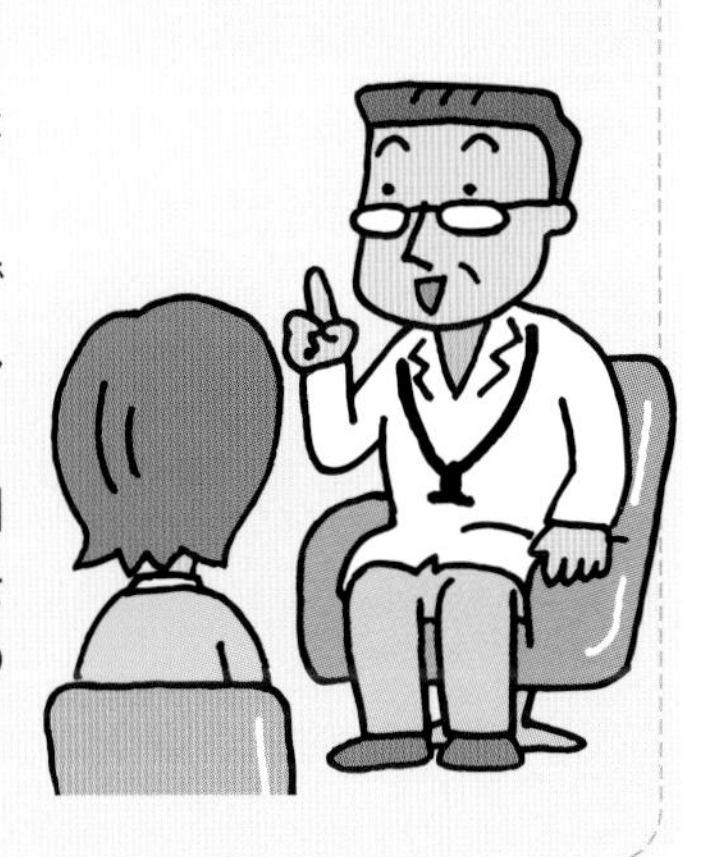

食べた直後なのに「食べてない」という(食事)

認知症の人によく見られる症状です。「何を食べたか?」ではなく、食べたことそのものを忘れてしまうのです。食事の少し後で膨らんでいた胃袋がしぼんでくる感覚を、空腹と混同している場合もあります。

ワンポイントアドバイス 気持ちを尊重して対応を

「食べてない」という訴えを否定されると、不安がますます大きくなります。「食事をしたい」という気持ちを受け入れて、「いま、準備するから少し待ってね」「3時になったら、おやつを食べようね」などと答えてみましょう。「あなたの食事のことはちゃんと考えていますよ」という安心感を与えてください。

また、「おいしかった」「楽しかった」という感情は記憶に残りやすいので、できるだけ一緒に楽しく食事をすることを心がけましょう。

×さっき食べましたよ!
○作りますから少し待って下さい。

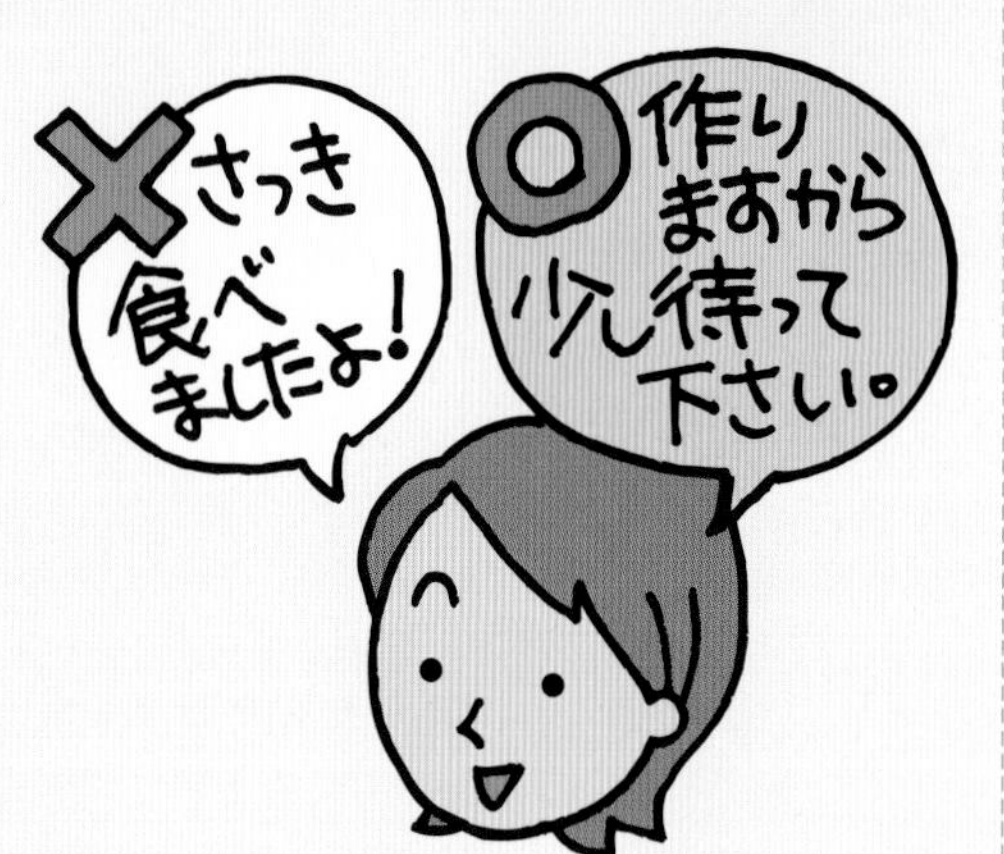

食べてくれない場合の対応

ヘルパーさんが調理した料理をなかなか食べてくれない場合もあります。これは認知症になると濃いめの味を好むようになるので、本人の好きな料理を好きな味付けで作ってもらってください。食事の際はおいしく、楽しく時間が過ごせるように、「早く食べて」とせかしたり、「こぼさないで」と注意したりしないようにしましょう。

ワンポイントアドバイス 不安を取り除く工夫を

何度も「食べてない」という背景には、自分を見る周囲の人の目が変わったと感じ、自分だけ食事の仲間に入れてもらえないといった被害妄想を抱いている場合もあります。できるだけそばにいて、相手の話に耳を傾けることで、食事の訴えが減る場合もあります。

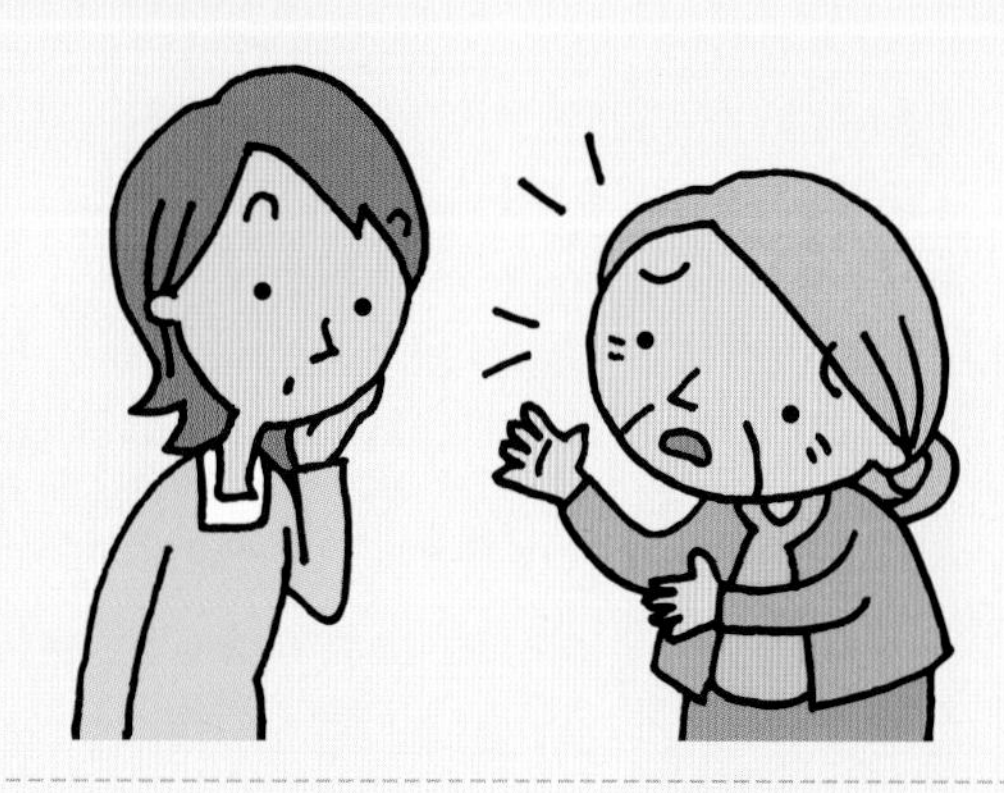

トイレ以外の場所で用を足す（排せつ）

排せつの失敗は、本人にとっても非常にショッキングな出来事です。トイレを汚したり、部屋の隅などで用を足したりてしまうようになると、介護をする人の不安は大きくなります。しかし、「だめじゃない」「ここはトイレじゃありませんよ」と言っても、事態は変わりません。本人の努力を促すのではなく、介護のやり方を工夫するように心がけてみてください。

ワンポイントアドバイス　定期的にトイレに誘う

定期的に連れていくことを心がけてみてください。夜間は介護者も疲れているので、本人の寝ている脇にポータブルトイレを置くのもいいでしょう。それでも失敗の回数が多くなったら、夜間だけでもおむつを使うことを考えましょう。ただし、おむつを使うことは、本人のプライドを傷つけることもあるため、納得してからにしましょう。

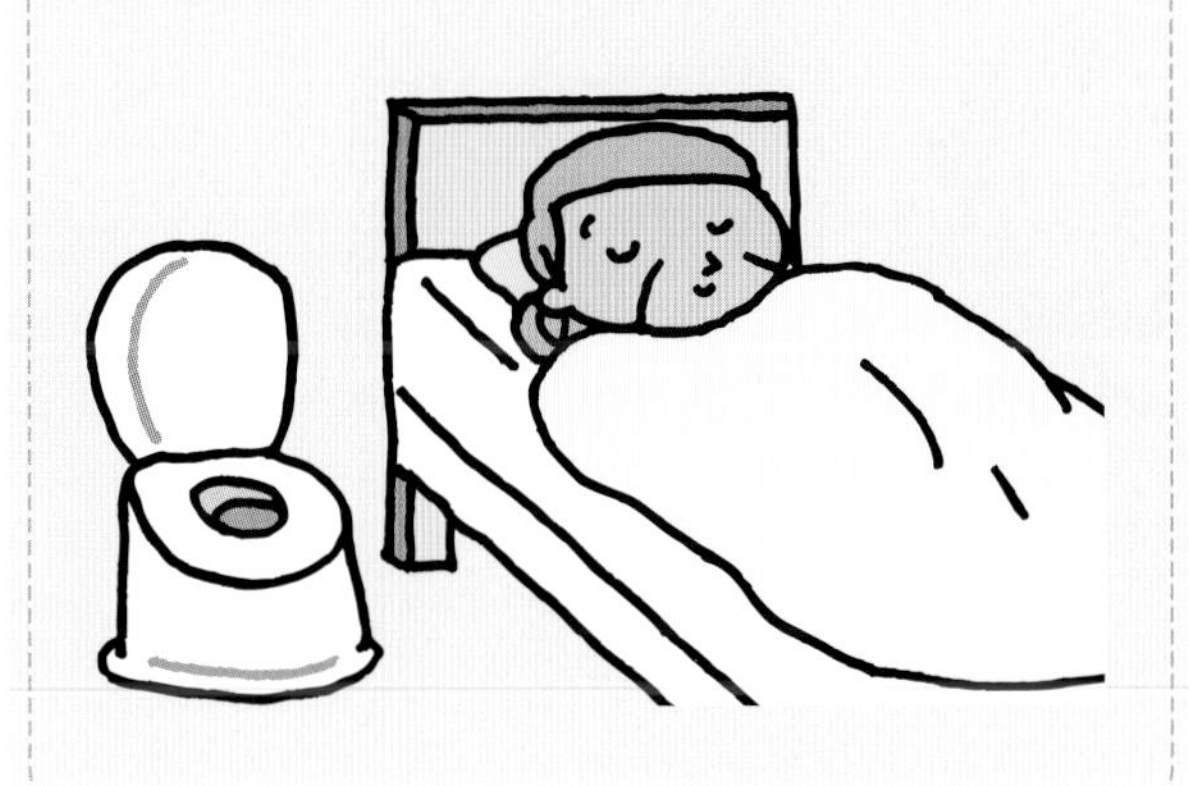

ワンポイントアドバイス　失敗する理由を探ってみる

トイレの場所が分からず、あちこち探しているうちに失敗する場合

トイレがどこにあるか分かるように、ドアを開けっぱなしにしたり、夜でもトイレの明かりを付けたりしておきましょう。また、トイレの入り口がはっきり分かるように、「手洗い」「便所」など、本人に分かる言葉を大きく紙に書いて張るのも大事です。

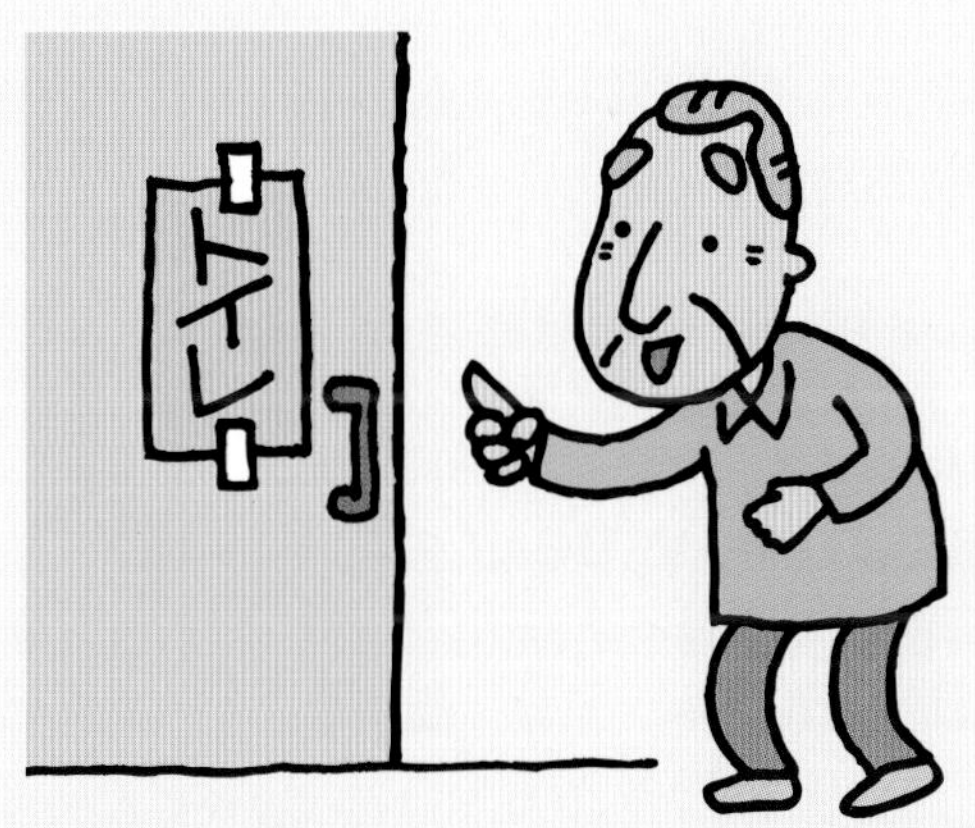

トイレの使い方が分からず、まごついているうちに失敗してしまう場合

ずっと洋式のトイレを使用していたとしても、認知症を患うと子どもの頃に使っていた和式のトイレの記憶しか残っていないこともあります。トイレの使い方が分からないようなら、排せつの介助が必要な時期になったと考え、トイレに付き添いましょう。このときは本人のプライドを尊重して、さりげなく手助けするようにしましょう。

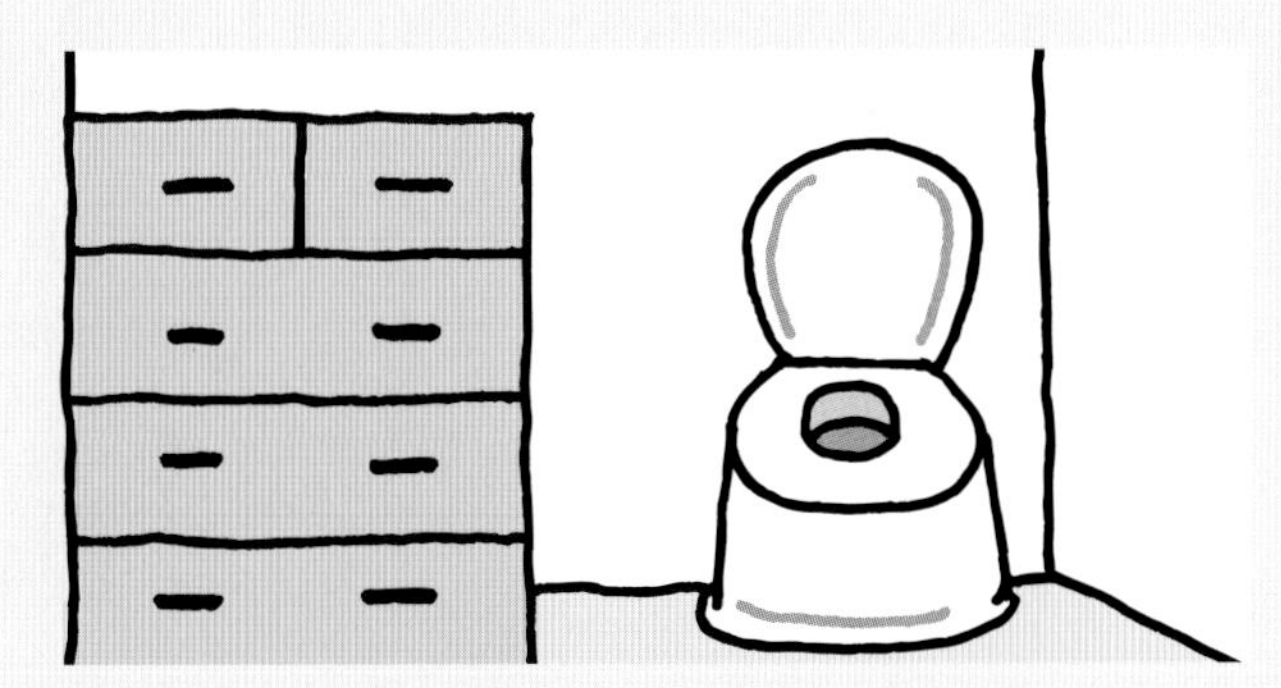

特定の場所をトイレだと思い込んでいる場合

いくらトイレに誘導しても、トイレではない場所で用を足してしまう場合は、その場所にポータブルトイレを置いてみるのも一つのやり方です。

風呂に入らない（入浴）

認知症の症状の中で、風呂に入ることを嫌う場合も多くあります。デイサービスに通えば、入浴時間が設けられていますが、特に一人暮らしは、「昨日入ったから今日は入らない」「入ろうと思ったけど、目まいがしたからやめた」と、いろいろ言い訳をして拒みます。ただ、「明日は病院に受診に行く日だよ」とカレンダーに印を付けると、「その前日に入浴しなきゃ」という生活習慣は残っているようです。

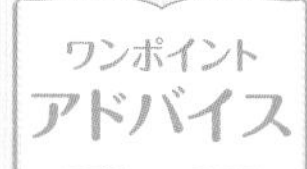

近くにある銭湯や公共の日帰り温泉に連れていく

風呂に行く」話はしないで、「食事に行く」と言って誘う

臆病なタイプは水が怖くて風呂を嫌うという心因的要素もあります。ですから、日帰り温泉で先に食事をしてから、入浴をするようにしましょう。その場合でも拒否することが多いので、周囲にいるお年寄りから「いい風呂だよ」と声掛けをしてもらうと、意外に素直に入ったりします。

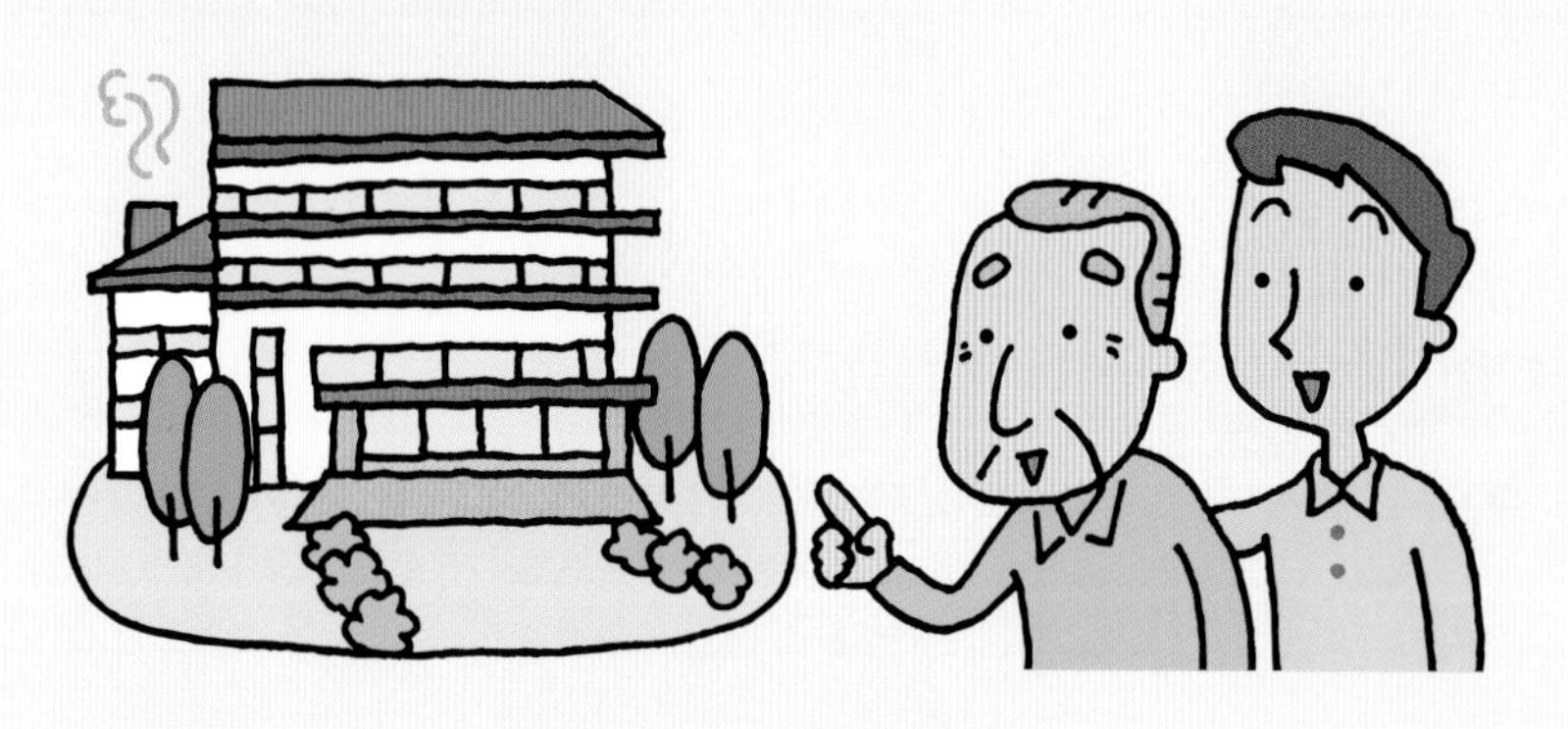

ワンポイント アドバイス

人の手に触れ心が通う

入浴後に保湿剤や着替えを

皮膚の乾燥を防ぐため、入浴後にできれば保湿剤を塗ること。保湿剤はかかりつけ医に頼むと、処方してくれます。優しく人の手に触れると、心も満足して「やっぱりお風呂に入ってよかった」と実感するようです。

また、着替えを嫌がるのも認知症特有の症状なので、入浴後に新しい着替えの下着や衣類を置くと、抵抗なく着替えてくれます。

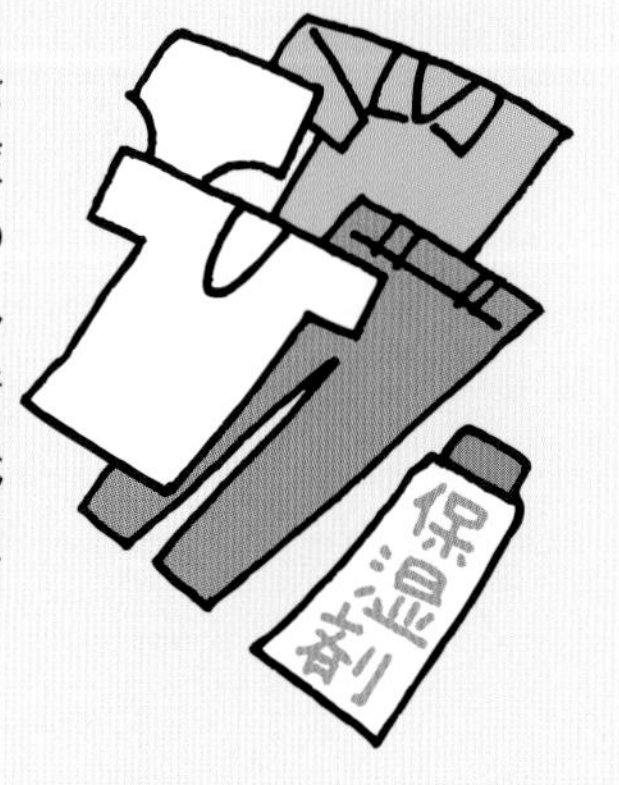

ワンポイント アドバイス

ボディーソープよりせっけんを

体を洗うとき

認知症の患者で、風呂を嫌う人は入浴したと言っても、「カラスの行水」的で、ほとんど体を洗っていません。ですから、「久しぶりに親孝行させて」と言って、背中や腕を洗ってやりましょう。お年寄りはボディーソープよりせっけんのほうがなじみがあるので、せっけんを忘れずに持っていくようにしてください。足元が不安の場合は、浴室につえをついて入ると安心するようです。

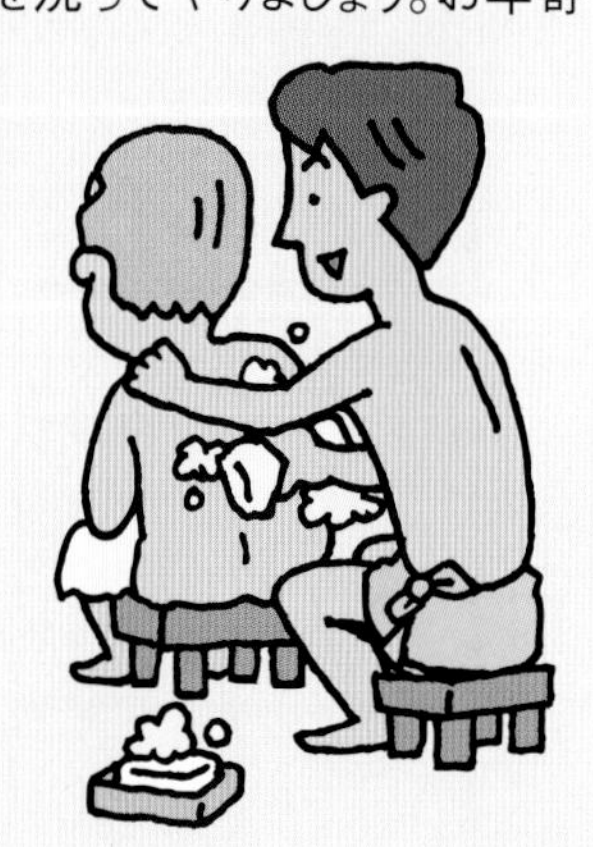

突然興奮したり騒いだりする（せん妄）

普段は落ち着いて過ごしているのに、突然、人が変わったように興奮して歩き回ったり、見えないものが見える幻視が起き、支離滅裂なことを言って騒いだりする場合は、「せん妄」が起きていると考えられます。おもに夜になると起こりやすい症状ですが、昼間でも幻視が起きると、カーテンを閉めて、震えたりします。

夜になると活発になる（昼夜逆転・不眠）

昼間はほとんど横になっていて、夜になると衣類をたんすから出したり入れたり、朝だと言って家族を起こしたり…。こんな症状が続くと、家族も落ち着いて休めなくなり、疲れが蓄積していきます。

ワンポイントアドバイス

専門家に相談を

せん妄の原因は実にさまざまですが、認知症そのものではなく合併した他の原因であることがほとんどです。脱水、貧血、睡眠不足などの体調不良から起きるものや、薬の副作用で起こる場合も少なくありません。早めに主治医に相談し、取り除ける原因は取り除くようにしましょう。

いろいろな原因でせん妄の起きやすい人もいます。興奮がひどいと、家族だけでは対応できない場合があります。地域支援包括センターやかかりつけ医、訪問看護師などと相談して、普段からいざというとき、どうすればいいかを話し合っておきましょう。

ワンポイントアドバイス

様子を見守って

言葉で静かにさせようとしても効果はありません。力でおさえ付けたり、部屋に閉じ込めたりすると、よけいに興奮がひどくなります。少し落ち着いてきたら、お茶を勧めたりして、家族がそばにいるので安心だと感じるまで見守っていましょう。

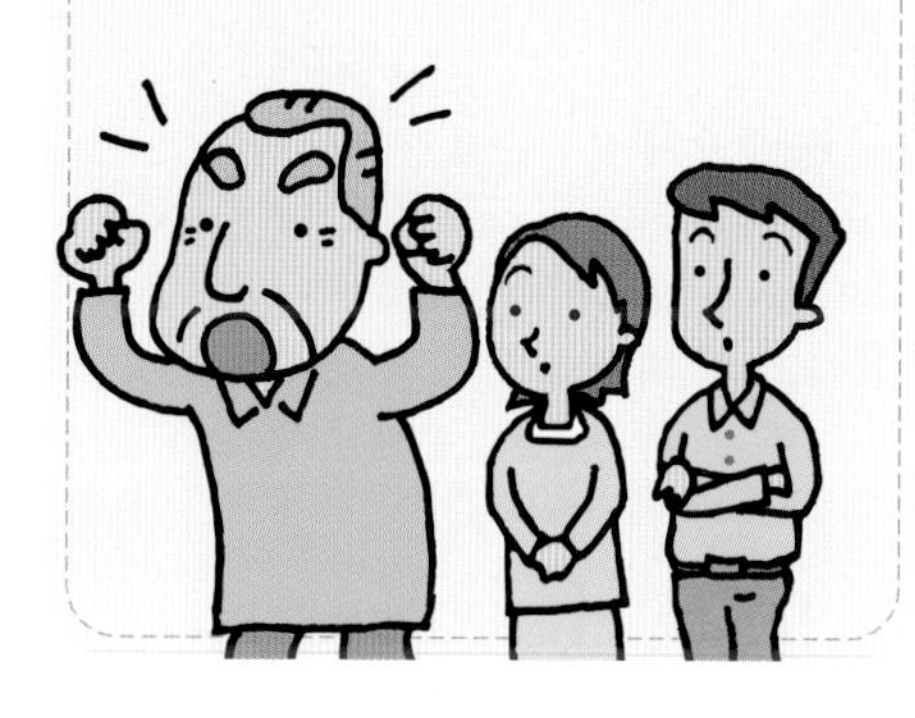

ワンポイントアドバイス

昼間の活動量を増やす

昼夜逆転を防ぐには、生活のリズムをつくることが基本です。昼間は散歩や軽い運動に誘い、本人が活動的に過ごせる時間をつくりましょう。また、介護保険のデイサービスを利用することもお勧めします。

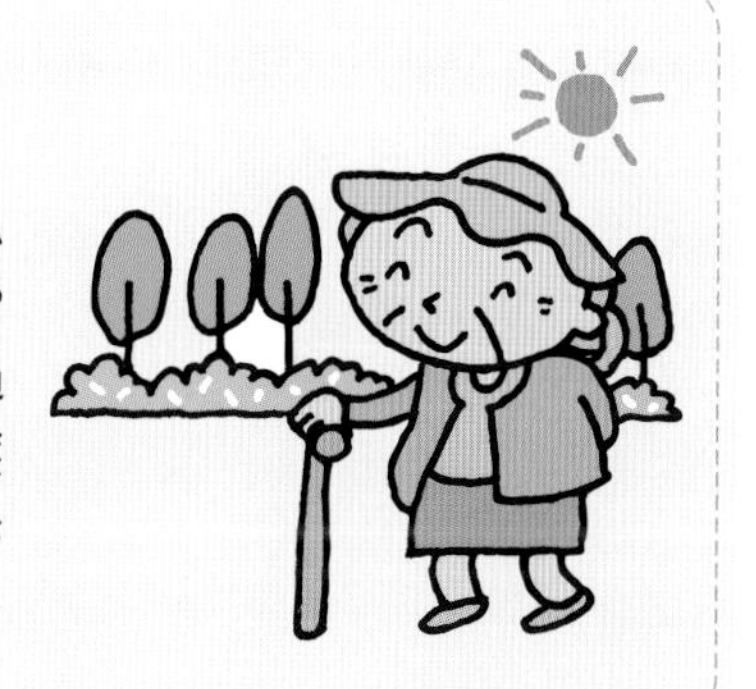

ワンポイントアドバイス

早めに専門医に相談を

昼夜逆転や不眠には、生理学的な原因があります。生活リズムをつくる工夫をしても症状が改善しない場合は、早めに専門医に相談し、適切な治療を受けるようにしましょう。

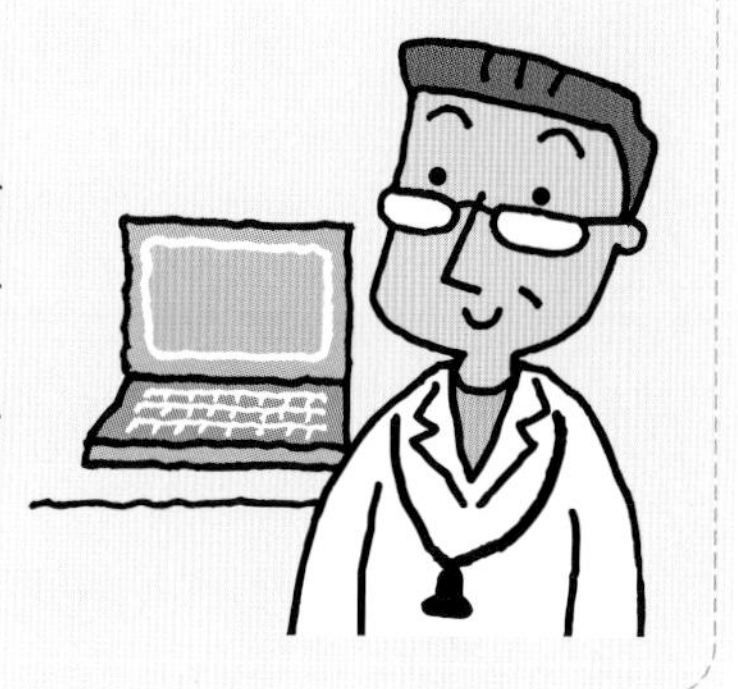

ユマニチュードって何のこと？

認知症のケアとして注目される手法

認知症の治療でよく知られているのは薬物療法ですが、家族や介護者が認知症の患者にどう接するかは、とても重要な問題。家族や介護者が適切な対応を心がけるだけで、症状が良くなるケースは少なくありません。

認知症の人が持っている世界観を尊重し、強制的なケアをしないためにも、知ってほしい手法があります。それは、ここ数年で注目されている認知症ケア「ユマニチュード」。関連書籍やDVD版などで知っている人もいるでしょう。高齢者や認知症の患者さんのケアをする際、この手法が少しでも頭に入っていれば、お互いがとても楽になります。

看護や介護の現場で用いられ始めている「ユマニチュード」の基礎を学んでみませんか。

四つの柱を組み合わせて使う

フランス人のイブ・ジネスト氏が開発したユマニチュードの技法は、「見る」「話す」「触れる」「立つ」の四つの柱で構成されています。それぞれに基本的な技術があり、その数は150ほど。全てをマスターする必要はありません。基本を押さえ、それらを組み合わせて高齢者に接します。

家族だからこそできるユマニチュード

家庭における介護者は、介護のプロではありません。しかし、認知症高齢者の生活習慣や性格を一番よく知っているのは最も身近な存在である介護者ではないでしょうか。

「お父さんは頑固だけど、かわいがっている孫の誘いならお風呂に入るかも」「じゃあ僕が声を掛けてみるよ」など、家族にしかできない心のケアとユマニチュードの手法を組み合わせれば、双方の負担はぐっと減るはずです。

穏やかな気持ちで生活できるのが何より。「今日は月曜日だから絶対にお風呂に入ってもらう！」などと考えず、心にゆとりを持った介護をしていきましょう。

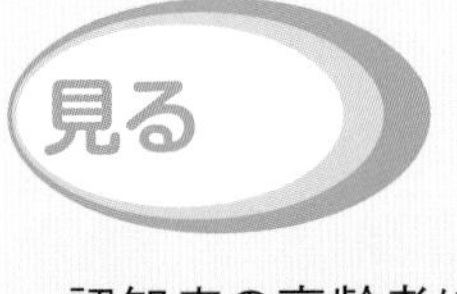

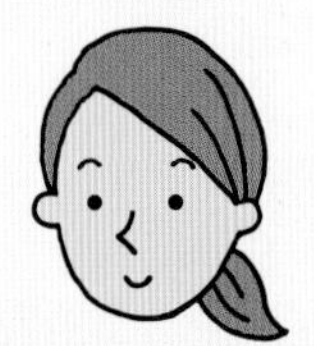

認知症の高齢者に接するとき、相手をふりむかせようと、後ろや斜めから声掛けしていませんか。それでは相手の関心を自分に引き寄せることはできません。後ろから大きな声で呼べば驚かせてしまいますし、座っている人に立ったまま話しかけても威圧感を与えるだけです。

ユマニチュードでは、こちらが動いて同じ目の高さになり、目を見つめます。車いすの人なら自分もしゃがんで同じ高さになり、なるべく近い距離から目を見ましょう。うつむいている人や横を向いている人をこちらに向かせるのではなく、自分の顔を相手の正面に動かして視線をつかまえます。

視線をとらえたら2秒以内に声掛けを。じろじろ長く見つめるのは相手を怖がらせるだけです。視野が狭くなりがちな高齢者と目をしっかり合わせ、お互いの存在を確認してから次のステップに移ります。

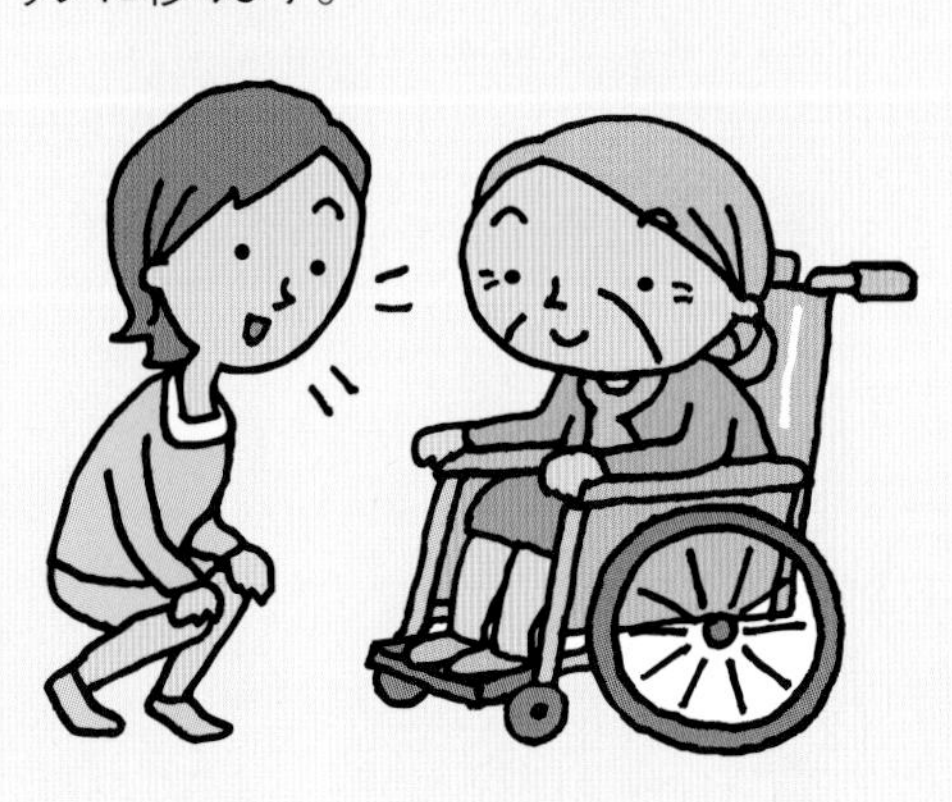

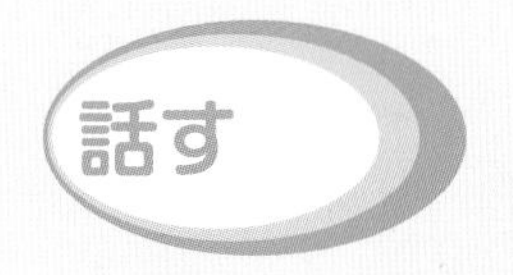

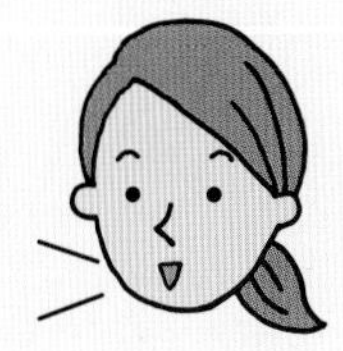

大きな声で話す必要はありません。優しい言葉、前向きな言葉で話しかけます。

例1 ベッドに寝たまま体を拭く場合

「今日はいい天気だったから、汗をかいたでしょう。体を拭きましょうね」

例2 トイレに誘導する場合

「そろそろお昼寝の時間ですね。その前にトイレを済ませておきましょう」

例3 髪の毛を洗う場合

「あったまったら、次は髪の毛を洗いましょうね。きっと気持ちいいですよ」

その上で、介助の言葉を掛けます。その際、自分の行動を実況中継すると、次の行動がスムーズになります。

例1「パジャマのボタンを外しますよ。ゆっくり右腕から抜きましょうね」
例2「パンツとズボンを上げますから、手すりを握っていてくださいね」
例3「頭からざーっとお湯をかけますよ。泡が入らないように目をつぶってね」

いずれも、できるだけ目と目を合わせながら、優しく話しかけます。

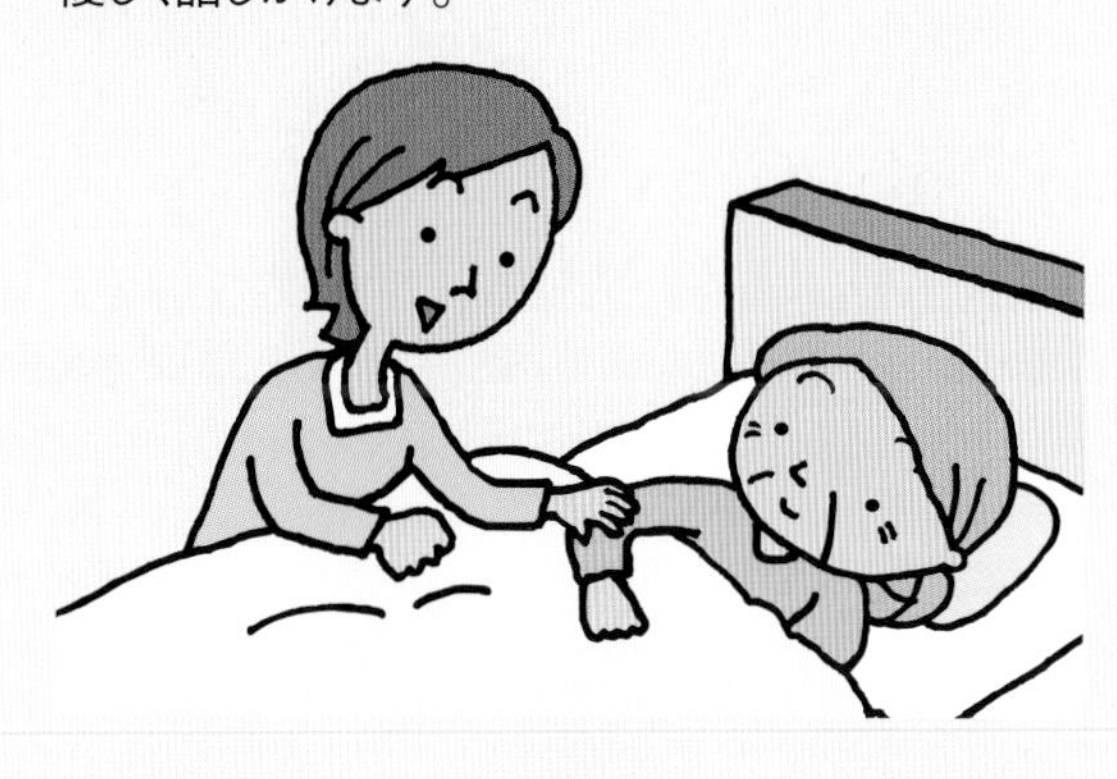

ユマニチュード四つの柱

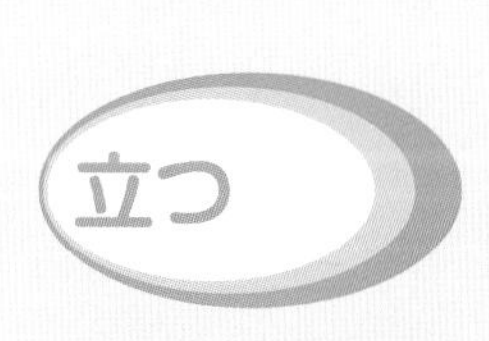

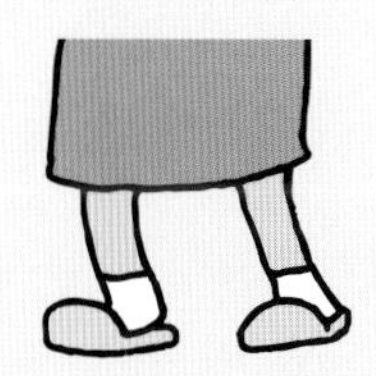

認知症の患者さんが寝たきりにならないよう、自力で立つことをサポートします。立つことで筋力の低下を防ぐことができ、呼吸機能の劣化も抑えることができます。

転ぶと危ないからと寝かせておくのではなく、残っている身体的な機能を長く維持するためにも、立ったままの歯磨きや洗顔、着替えをサポートします。

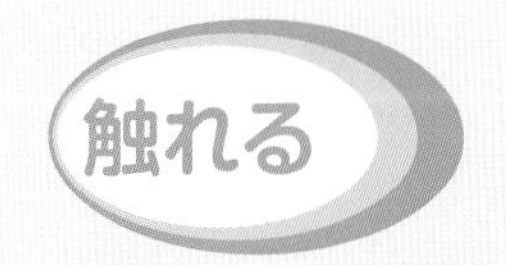

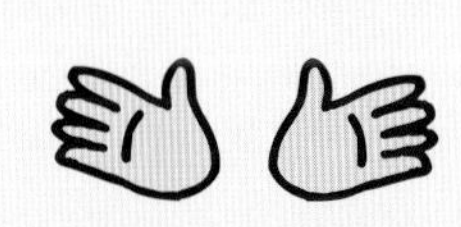

認知症の患者さんは「つかまれる」ことに恐怖を抱き、自分から動こうとしなくなります。体に触れる際は、広い面積に手を当てるようにします。立ち上がるときの介助は手首をつかんだり、脇を持ち上げて立たせたりするのではなく、肘の下から手を添えるようにします。

車いすを押す場合は、後ろからそっと肩に触れるのもいいでしょう。相手の嫌がることはせず優しく背中をさするだけで、安心してもらえるようになります。

認知症「家族の会」

介護の悩みを共感し集う場

認知症の家族を介護するときに、「否定的なことは言わず、優しい言葉を掛けましょう」という言葉が頭では理解できても、ついカッとなって怒ったり、怒鳴ったりした覚えはないでしょうか。そして後から自分を責める。そういったやり場のない家族の心情や悩みを共有・共感し合い、分かち合えるのが認知症「家族の会」です。

全国的なものとしては、社団法人「認知症の人と家族の会」が挙げられます。1980年に結成され、47都道府県に支部があります。その他にも認知症患者が診療でお世話になっている病院にも、「家族の集い」があるので、同じような悩みを抱えた人同士が、気軽に相談したり、励まし合い、「自分だけじゃない」「仲間がいる」と思うだけでも癒やされます。介護経験者や専門医からのアドバイスも受けられるので、ぜひ参加してみてください。

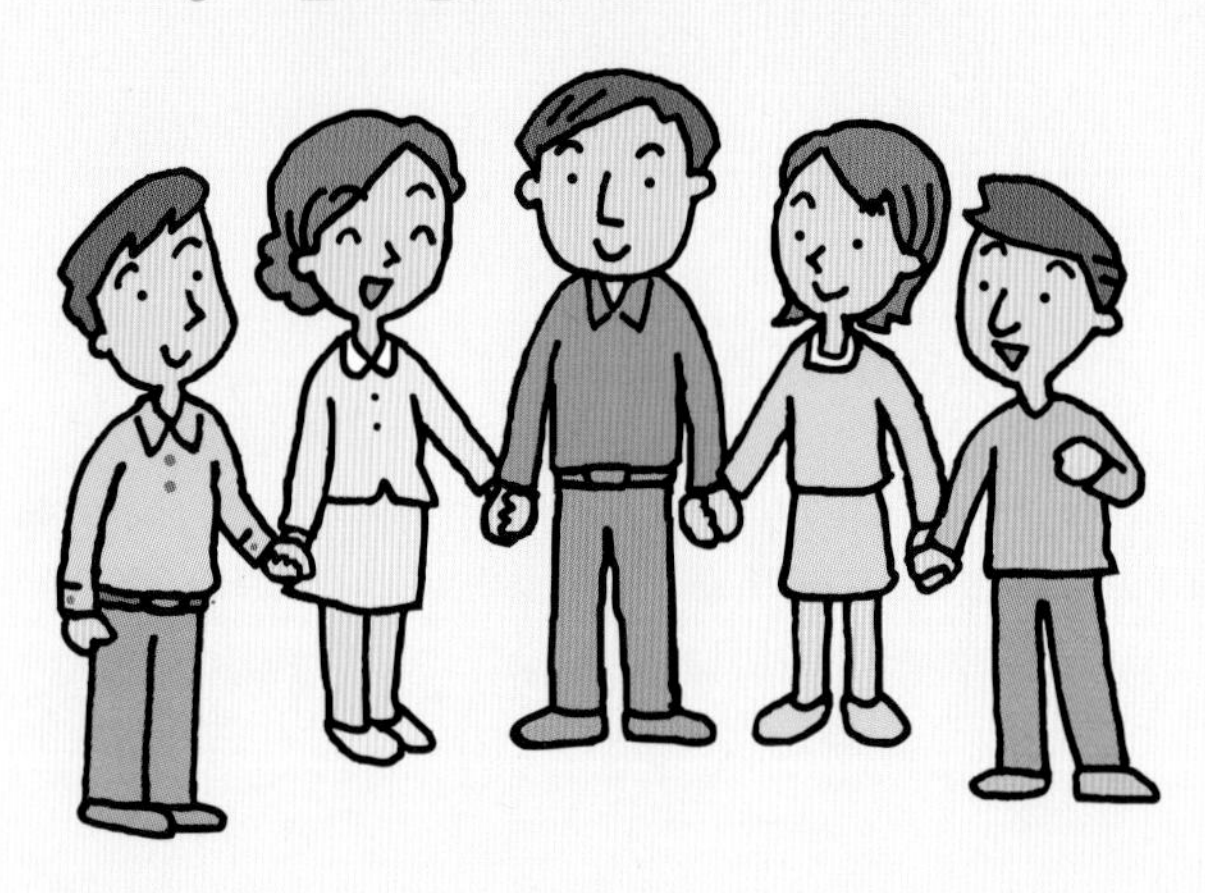

認知症サポーター

認知症の人やその家族を応援

認知症サポーターとは、認知症について正しい知識を持ち、認知症の人や家族を見守る人です。厚生労働省が推進する「認知症を知り地域をつくる」取り組みの一つで、認知症の人やその家族を応援する「認知症サポーター」を全国で養成しようというものです。現在は600万人を超え、どんどん増えています。新潟県は13万7865人（2015年6月末現在）の認知症サポーターがいます。

養成講座では、街中や職場で認知症の人に出会ったときに、できる範囲で手助けができるように応対も学びます。目印として腕にオレンジリングをしています。養成講座の受講は無料。最寄りの市町村の認知症対策の窓口へ問い合わせください。

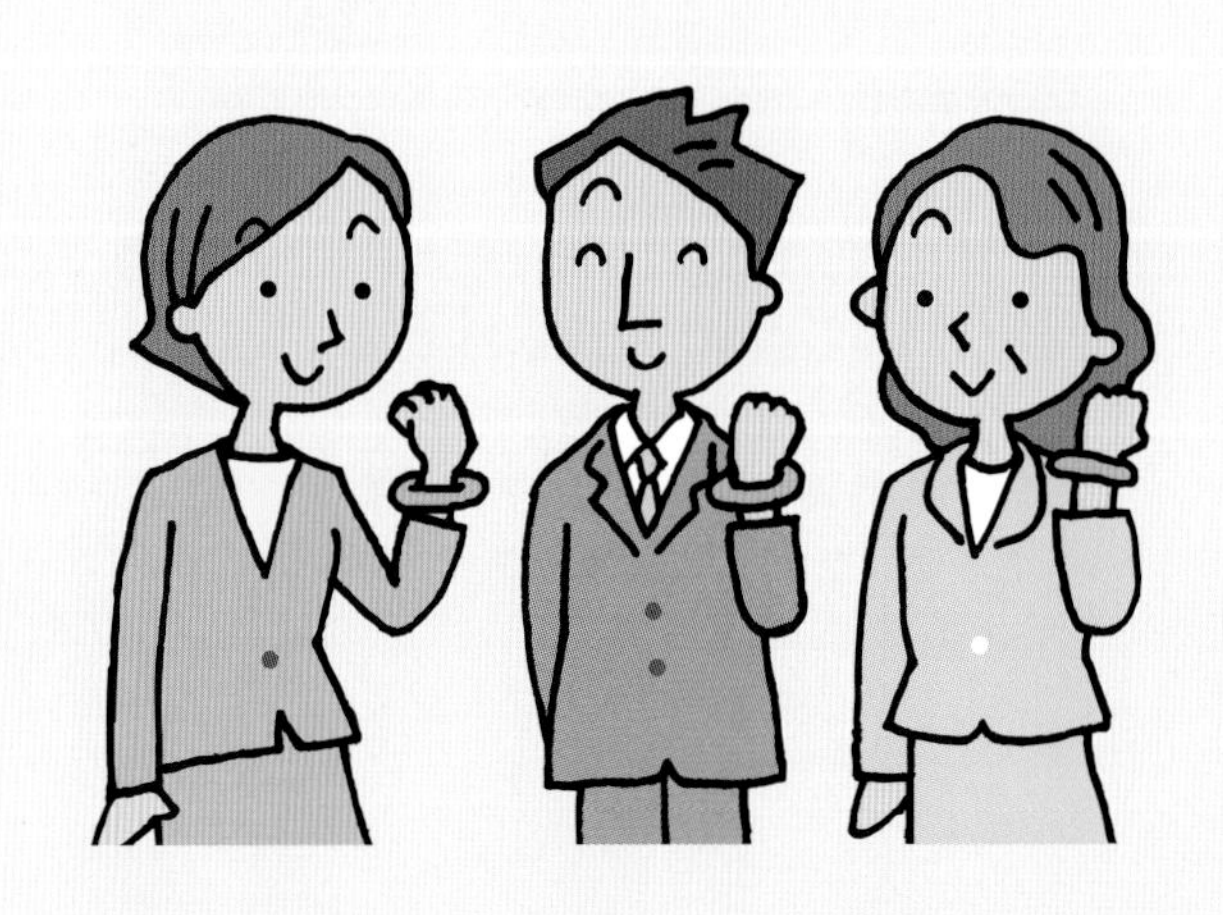

第四章
4-02

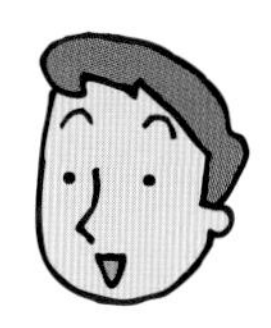
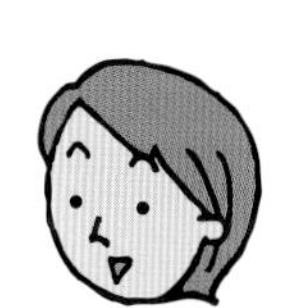

今こそ知りたい「毎日の介護」

一般介護のノウハウ

介護のストレスを少しでも減らすコツとは？
介護生活は毎日続くもので終わりが見えません。
時には疲れ切ってしまうこともあります。
家族が気持ちよく過ごすための介護ノウハウです。

介護生活のポイント

介護生活への心構えできていますか

さあ、介護生活のスタートです。介護する側、される側の心構えはできているでしょうか。普段から将来のことについて話し合いができていれば、スムーズな介護生活のスタートが切れるかもしれません。介護問題を家族のタブーにせず、腹を割って話し合える関係をつくっておきたいものです。

介護の基本は高齢者の自立をお手伝いすること。今は介護する立場でも、いつかは介護される日がやって来ます。自分が受ける心地よい介護、不安な介護はどんなものかを考える余裕をもって介護に取り組みましょう。

「かかりつけ医」「持病の薬」を知ろう

高齢者が普段、どんな病気でどこの病院にかかっているか、どんな薬を飲んでいるかは、家族でも意外に知らないことが多いものです。かかりつけ医を確認し、保険証や診察券、「おくすり手帳」の場所を確認しておきます。

若い頃から今日までの病歴もメモしておきます。万が一、救急車で運ばれた場合に渡せるよう、これまでの病歴とかかりつけ医の連絡先をまとめ、電話のそばに置いておくと便利です。薬や食べ物にアレルギーがあるなら書き添えておきます。

高齢者が一人暮らしの場合は電話の横に「119番用メモ」を貼っておきます。いざというとき「救急車は何番だったっけ」と思い出せない人は多いようです。現住所、子どもの家など緊急連絡先の住所と電話番号、携帯電話番号を書いておきましょう。いつかきっと役に立つはずです。

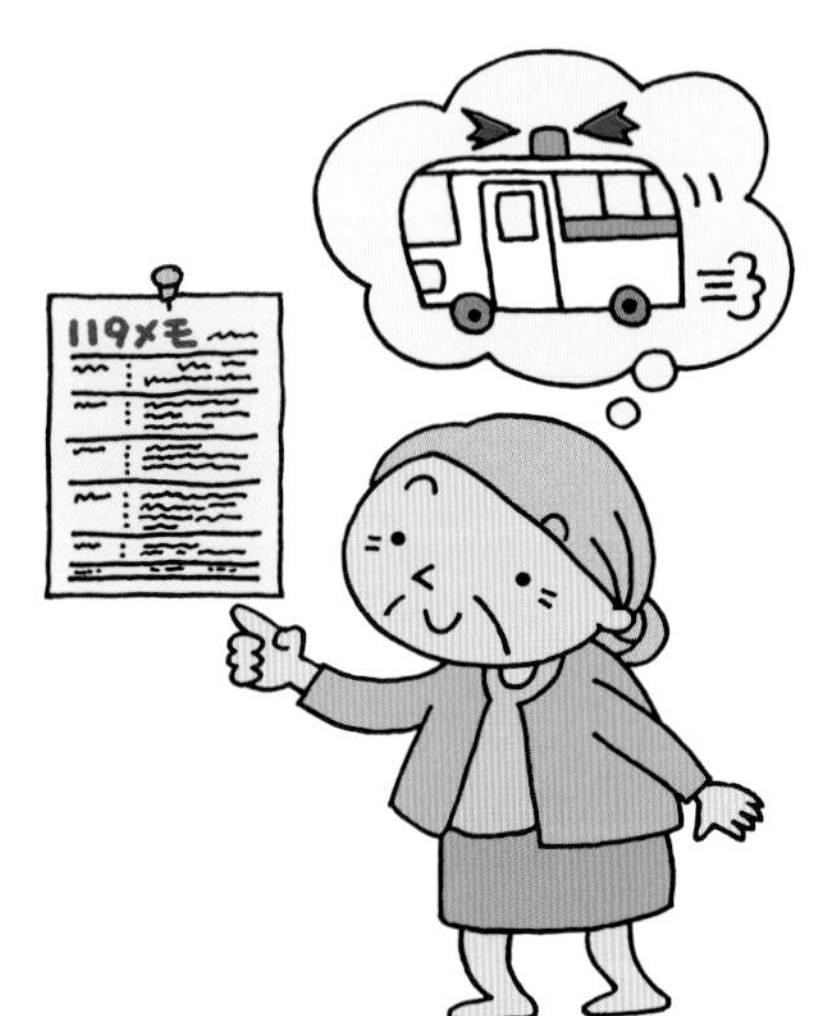

「主たる介護者」を決めたらサポートする人がチームをつくろう

本書78ページを参考にしながら、「主たる介護者」を中心にチームで介護を行います。すべてを介護者一人で抱え込まないよう注意を。

介護のゴールは見えにくいものです。厚生労働省が発表する「平均寿命」と「健康寿命」の差が介護生活だとすれば、介護が必要な期間は男性で約10年、女性で約13年。介護の期間、費用、サービスの利用などを多面的に考えておくことが大事になります。高齢者の心細さを受け止め、お金と知恵を使い、専門家を交えてベストを尽くしましょう。

介護ワンポイント

足元から健康を見直しましょう

足は体を支える、重要な土台。状態が悪いと、足そのものだけでなくひざや腰にも負担をかけ、体調不良や室内のつまずきによる事故の原因になってしまったりする可能性があります。足元が乱れる原因のほとんどは靴であるため、外出時の靴選びはとても重要です。専門家に意見を求めるなどしながら、自分の足に合った正しい靴選びをしましょう。加えて足指のトレーニングなども取り入れれば、全身の血流がよくなり、体温、免疫力がアップして、病気になりにくい体を作ることができるのです。

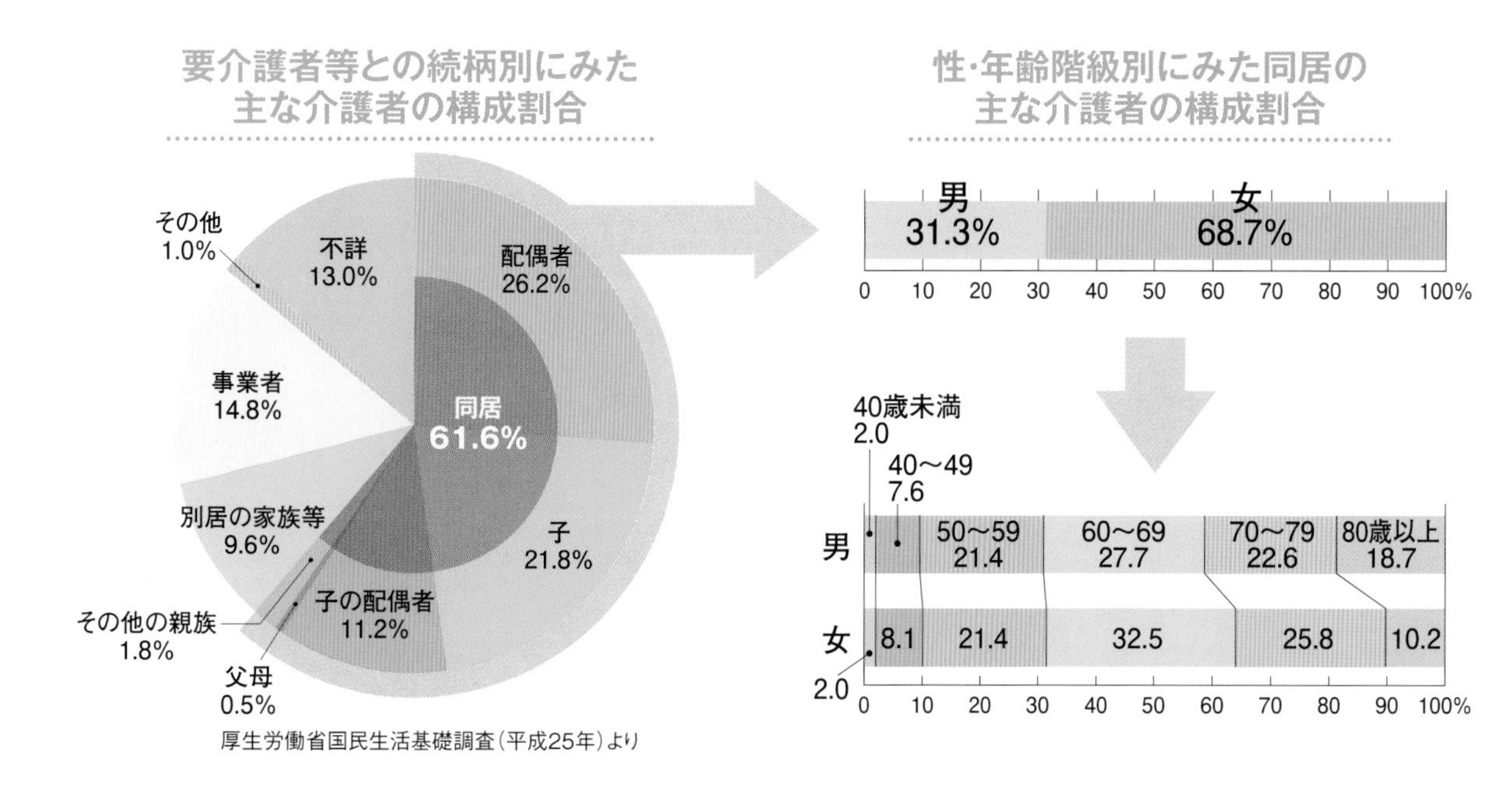

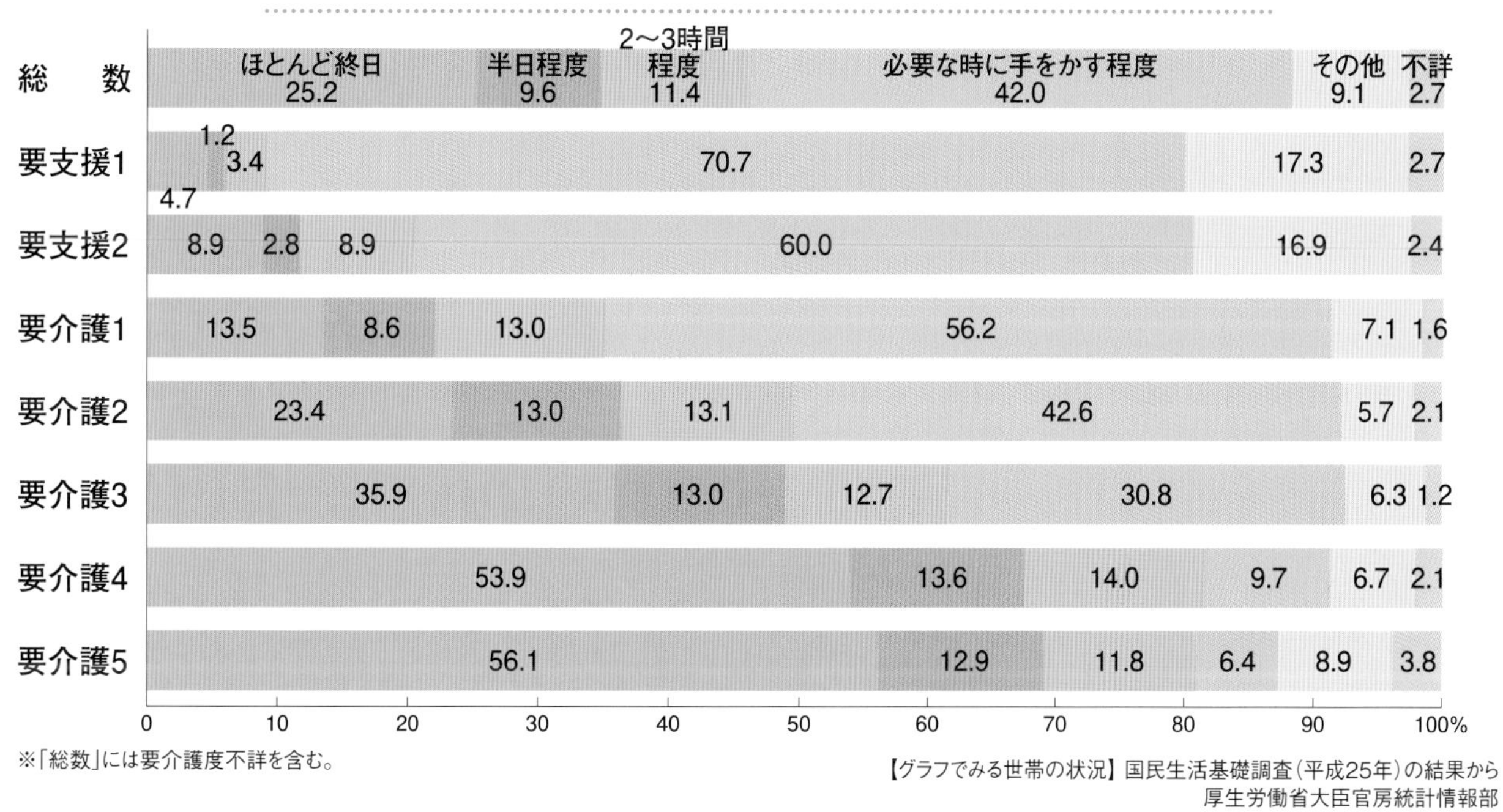

	ほとんど終日	半日程度	2〜3時間程度	必要な時に手をかす程度	その他	不詳
総数	25.2	9.6	11.4	42.0	9.1	2.7
要支援1	4.7	1.2	3.4	70.7	17.3	2.7
要支援2	8.9	2.8	8.9	60.0	16.9	2.4
要介護1	13.5	8.6	13.0	56.2	7.1	1.6
要介護2	23.4	13.0	13.1	42.6	5.7	2.1
要介護3	35.9	13.0	12.7	30.8	6.3	1.2
要介護4	53.9	13.6	14.0	9.7	6.7	2.1
要介護5	56.1	12.9	11.8	6.4	8.9	3.8

※「総数」には要介護度不詳を含む。

【グラフでみる世帯の状況】国民生活基礎調査（平成25年）の結果から
厚生労働省大臣官房統計情報部

居室を整える

長い時間を過ごす居室の環境を整えよう

高齢者が1日の大半を過ごす居室。「自分でできることは自分でする」環境を整えたいものです。介護保険でレンタルできる介護用品（車いす、ベッド、手すり、スロープなど）を使い、また介護保険を使って畳の居室をフローリングにしたり、今までの居室から、家族の気配を感じる部屋へ移ったりするのもいいでしょう。

朝になったら雨戸やカーテンを開け、朝昼晩のメリハリを感じられるようにします。朝のトイレを済ませたら、歯磨きや洗顔を習慣にしましょう。

なお、介護保険でレンタルできるもの、費用の1割で購入できるものは68・69ページ、介護保険でできる住宅改修（畳からフローリングなど）は70・71ページを参照してください。

寝たきりにしないさせないために

1日のうち長い時間をベッドで過ごすと心身の機能が低下し、床ずれができやすくなります。ベッドから足を下ろす形で座ることができれば、食事や排せつもしやすくなります。

ベッドは、座ったときに足の裏が床につく高さがベスト。足を引かなければ立ち上がれませんから、ベッド下に空間があるようにし、車いすへの移乗や立ち上がりには介助バーが便利です。立ち上がれない、歩けない高齢者は布団がいいでしょう。寝返りを打ち、布団からはって移動することができます。自分でできることが増えれば、高齢者のやる気も湧いてきます。

高齢者は思わぬところでつまづきます。骨折がきっかけで寝たきり、認知症にならないよう、床にはものを置かない習慣をつけましょう。

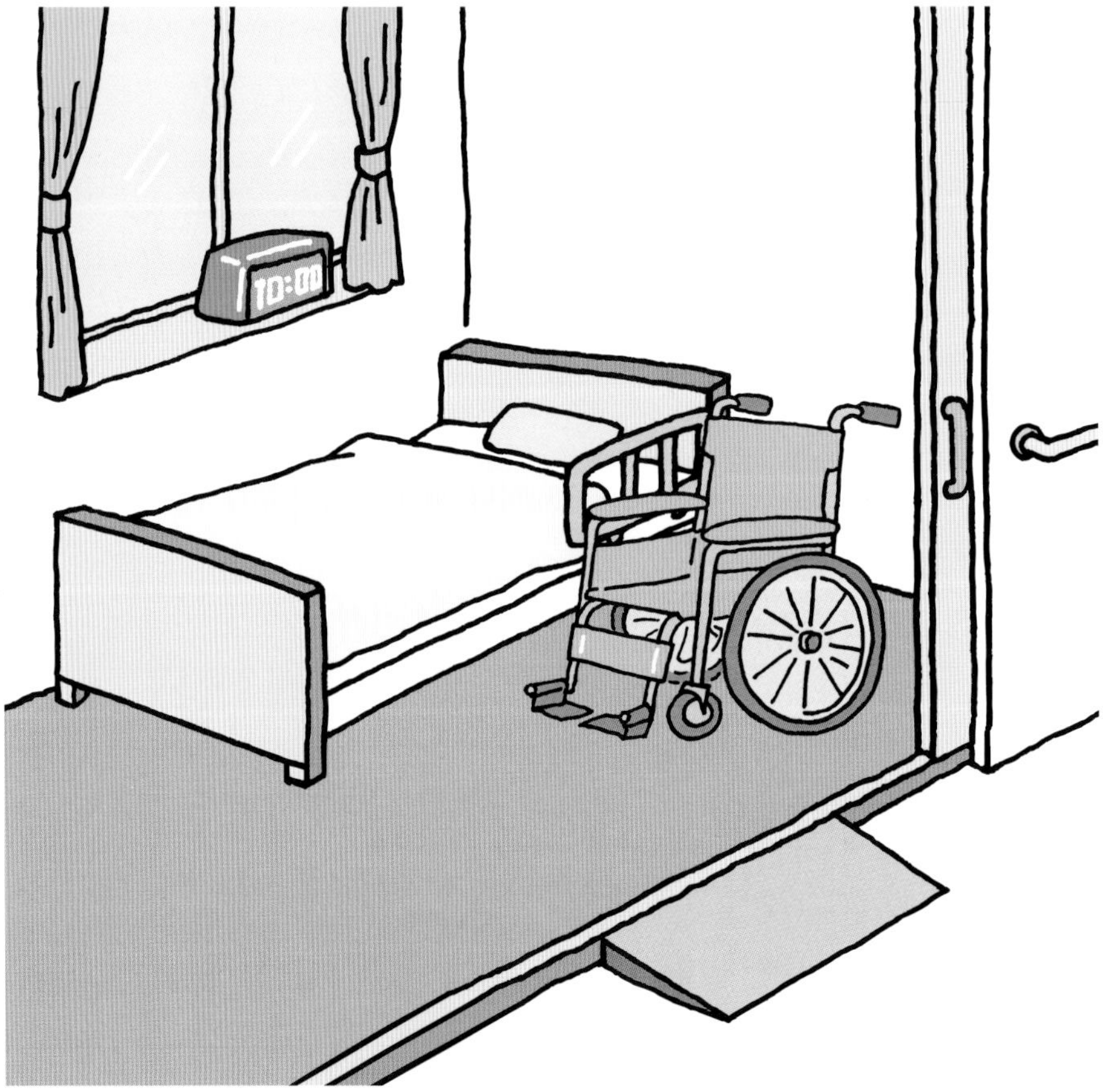

「連絡ノート」でコミュニケーション

介護者が日中仕事でいないときに訪問サービスを受けている場合や、複数の介護者が高齢者の世話をしている場合は「連絡ノート」が便利。その日の様子や食べたもの、飲んだもの、トイレの回数などを簡単にメモしておきましょう。介護者同士の意思疎通ができ、訪問サービスの担当者が変わったときも役に立ちます。

食事

食事が楽しみの一つになるように

食事は単に栄養を摂取するだけではなく、暮らしの中の楽しみのはず。高齢になっても毎日の食事が楽しみになるよう、食の環境も整えていきます。

椅子に座れるなら家族と一緒に食卓を囲みましょう。車いすの人もできるだけ椅子に腰掛け、車いすのまま食事をする場合は肘掛けがテーブルにぶつからないよう工夫します。

食卓に移動するのが難しい場合は、ベッドに腰掛けてサイドテーブルで、ベッドの上で上体を起こせるなら腰の後ろにクッションを当て、オーバーベッドテーブルで食事をしましょう。

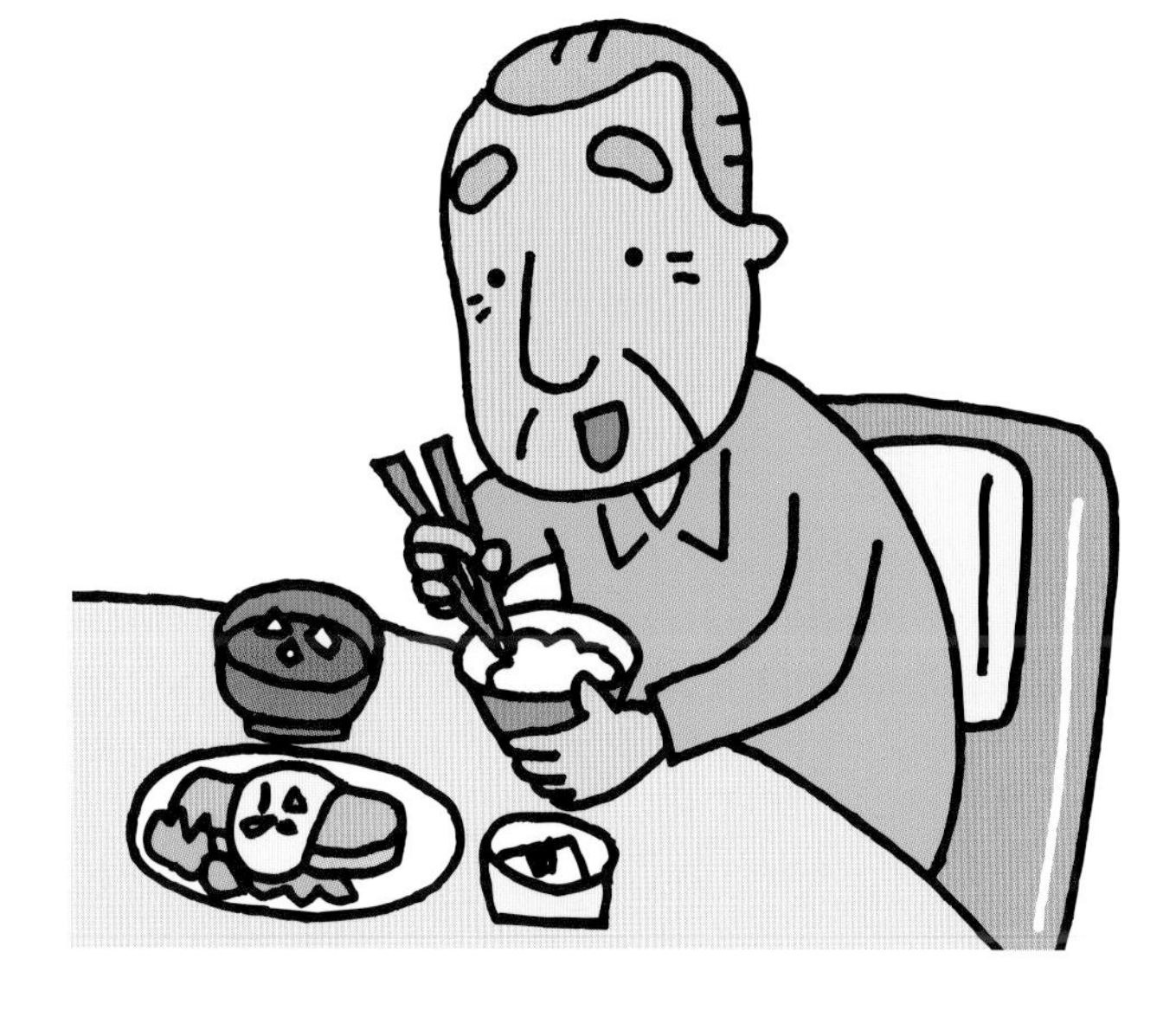

軟らかくする、とろみをつけるなどの工夫を

高齢になったからといって粗食にするのは間違い。低栄養で骨がもろくなると骨折の原因になりかねません。家族と同じメニューをアレンジしたり、調理法を工夫したりして軟らかく仕上げます。のみ込みにくい場合は市販のとろみ剤を使うのもいいでしょう。忙しい家庭では、高齢者向けの宅配弁当なども上手に利用したいものです。

自分で食べられるなら介護用スプーンや箸を使って、介助する場合は向かい側ではなく利き手側の隣に並んで座り、自分で食べるときと同様に下から口元に運びます。

高齢者の食事で気を付けたいのが脱水。食事以外にも1日数回に分けて水分を取るよう、折に触れて介護者が促します。

口腔ケアをおろそかにせず口中は常に清潔に

食後はうがいと歯磨きを習慣にし、入れ歯も外して丁寧に磨きます。訪問歯科診療なども利用し、年に1度は歯科検診を受けましょう。

誤嚥性肺炎に要注意

誤嚥（ごえん）とは食べ物をうまくのみ込めず、気管に入ってしまう状態です。誤嚥性肺炎になると命に危険が及びます。しかし誤嚥を心配して水分や食べる量を減らすと、脱水や低栄養になる恐れがあります。唾液が出にくい場合は、食事の前に耳の下、顎の下をマッサージし、唾液の分泌を促しましょう。それでものみ込みにくかったりむせやすかったりするときは、とろみ剤を使うとのみ込みがスムーズになります。

排せつ

歩けるならばトイレで排せつする習慣を

一人でトイレに行ける人でも、便器の周囲に手すりがあると排せつが楽になります。日々の暮らしから2時間おき、食後1時間後など高齢者の排せつパターンをつかみ、上手に誘導することで排せつトラブルを回避することができます。

朝食後は歯磨きをしたら便座に座るよう促すなど、介護者は「自分で排せつする」ことを手助けする気持ちで接しましょう。

トイレ介助は高齢者の尊厳を大切に

排せつはデリケートな問題です。介助が必要な高齢者には尿意、便意を我慢しないよう伝え、訴えがあったらすぐに誘導しましょう。医師と相談の上、必要に応じて失禁ショーツ、尿取りパッド、リハビリパンツなどを用います。

トイレで自力排せつできていた人が入院中におむつになった場合でも、尿意や便意がはっきりしていれば自力排せつに戻すことができます。適切なケアで排せつ感覚を取り戻せるよう力を尽くしたいものです。

高齢者が使いやすいトイレ環境を整えよう

使いやすいトイレを用意すれば、排せつの自立度が上がります。介護保険を使ってトイレを改修する場合は、入り口に対して便器が横向きになるようにすれば、狭いトイレ内で体を90度動かすだけで便座に座ることができます。立つ位置や座る位置に目印をつけると、より近づきやすくなります。ポータブルトイレを使う場合は、ベッドに対し直角になるように設置します。

認知症の症状がある人には、居室からトイレまで「↑トイレはあちら」などと書いた紙を張り、トイレのドアを開放。夜も明るくしておきましょう。

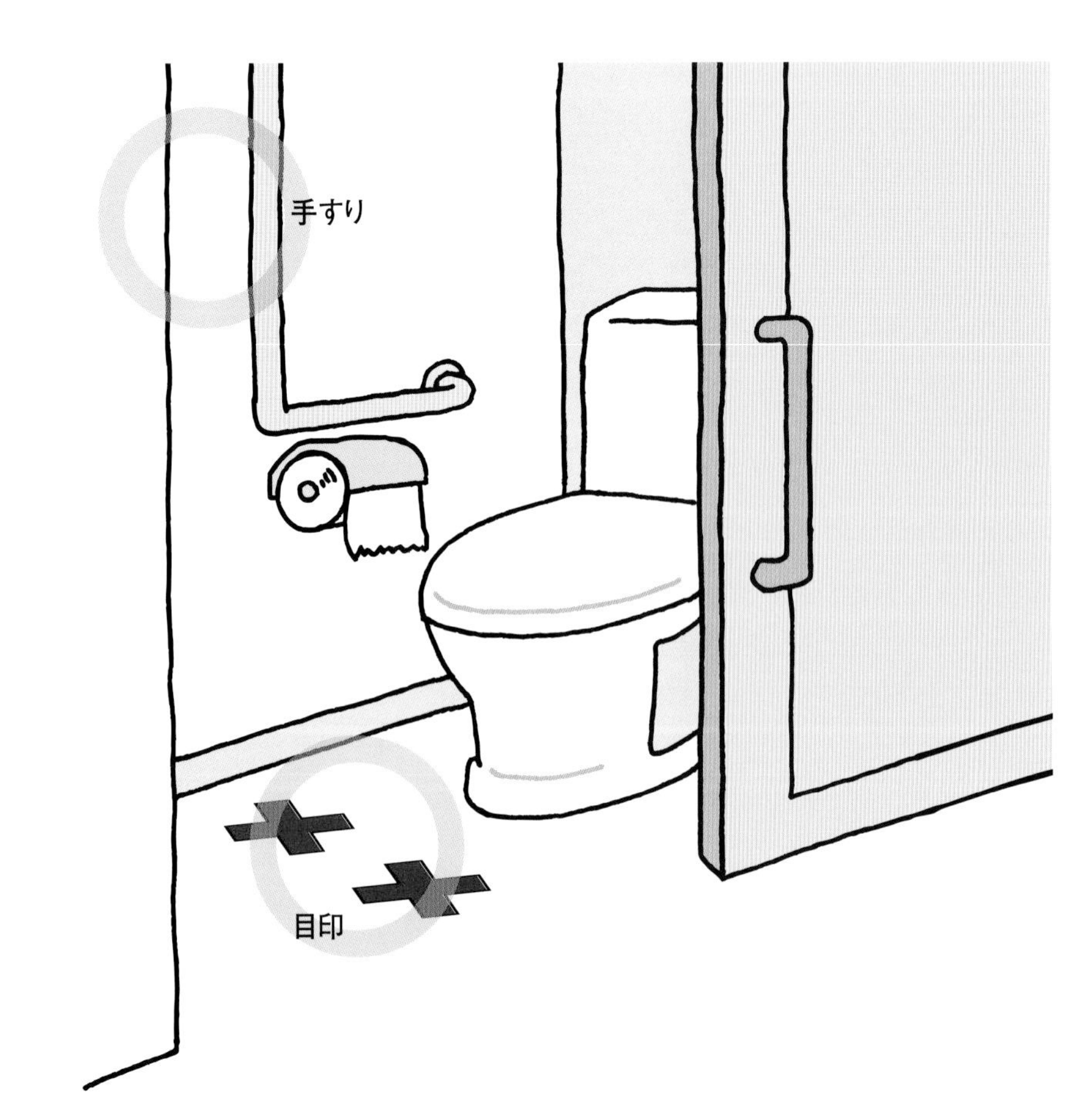

第四章
今こそ知りたい「介護のコツ」

入浴

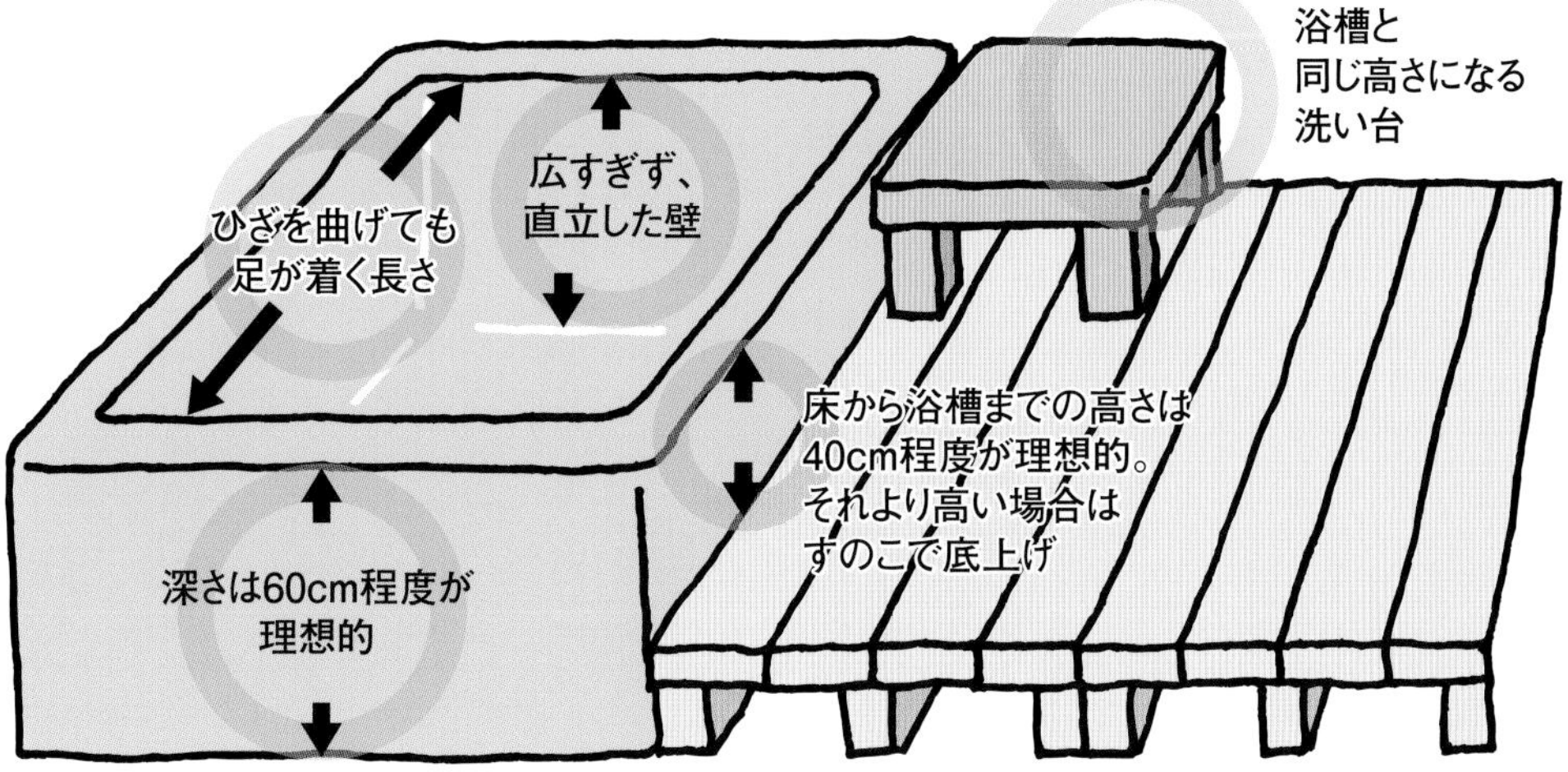

浴槽と
同じ高さになる
洗い台

広すぎず、
直立した壁

ひざを曲げても
足が着く長さ

床から浴槽までの高さは
40cm程度が理想的。
それより高い場合は
すのこで底上げ

深さは60cm程度が
理想的

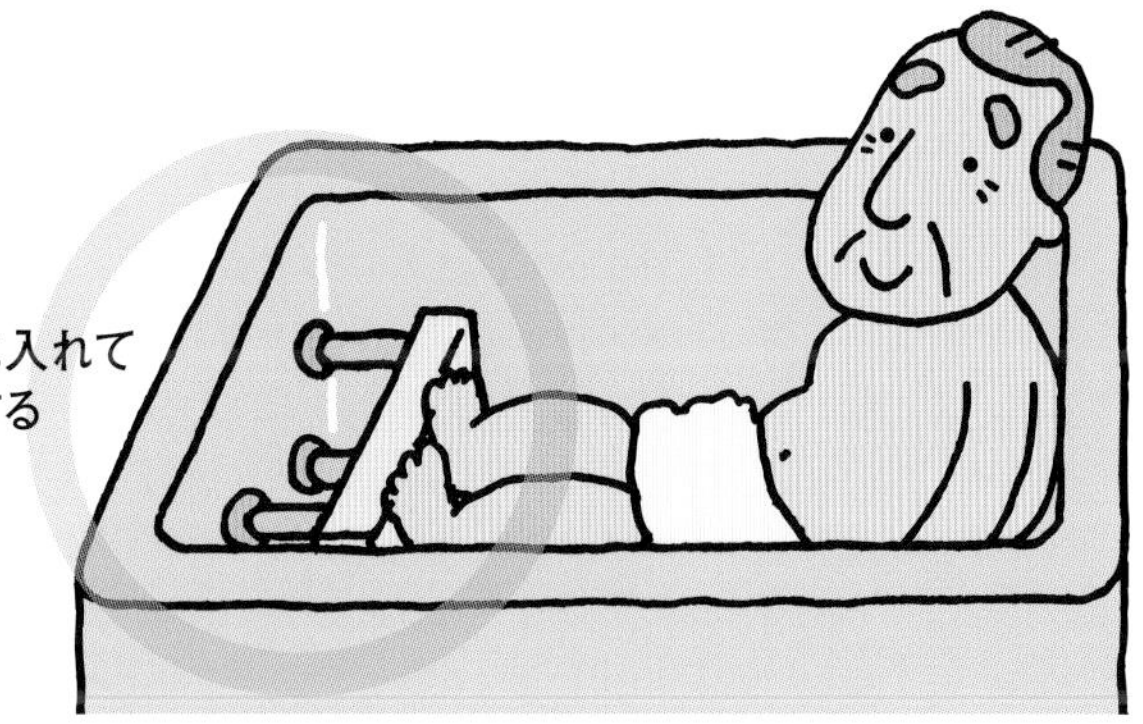

足台を横向きに入れて
奥行きを調節する

最低でも週1回は入浴を たまには夫婦で水いらず

入浴は身体が清潔になるだけではなく、血行を促進したり新陳代謝が活発になったりと、健康面での大きな効果が期待できます。自宅の風呂に入りたがらない場合は、デイサービスなどの通所介護や訪問入浴サービスなどを活用。最低でも週1回はお風呂を楽しんでもらいたいものです。

入浴を嫌がるには何かの理由があるはずです。夫婦や親子間なら「一緒に入らない？」と声掛けしてみては。お湯に漬かりながらコミュニケーションを深めることもできます。

入浴前の入念な準備で 快適バスタイム

入浴は空腹時や食後すぐ、体調が悪い日を避けましょう。風呂を適温(40度前後)に沸かしたら、入浴に必要なものを全てそろえておきます。寒い季節なら、脱衣所と浴室を暖めておきましょう。排せつを済ませ、足が床につく椅子に座って脱衣します。

浴槽と同じ高さの洗い台に座らせ、まずは足に掛け湯。陰部と下半身を洗い、肩から湯を掛けて浴槽に入ります。浴槽が深い場合はスノコでかさ上げ、浴槽が長い場合は足に吸盤を付けた風呂椅子を湯に沈め、膝を曲げて足裏がつくよう調整すると便利です。

湯上がりには水分を摂取 湯冷めには要注意

湯船に漬かる時間は5分以内がいいでしょう。洗い台に座ったら髪を洗い上半身を洗って全身に掛け湯。最後にもう一度浴槽で温まります。

脱衣所ではタオルを敷いた椅子に座らせ、全身の水分を拭き取ります。着替えをしたらドライヤーで髪をしっかり乾かし、水分を取ったら休憩します。入浴は体力を消耗するので、長湯は禁物です。

自分でできることは本人にやらせ、できないところを手伝う姿勢で介助するのが大事。「お湯を掛けるよ」「ここは自分で洗ってね」など声掛けをしながら、気持ちのよい時間をつくってあげましょう。

老老介護

「お互いさまの気持ち」で心の通い合う介護を

夫婦のどちらかが要介護になったら、もう一人が介護の担い手となります。夫婦以外でも、65歳以上の親子や兄弟姉妹が介護者と被介護者になるケースが増えています。これを「老老介護」と言います。

日に日に不自由さが増していく高齢者が高齢者を介護するわけですから、その大変さは他の介護の比ではないかもしれません。思いやりの気持ちを持ち、配偶者がいつまでも穏やかに、また機嫌よく過ごせるような工夫をします。

外部との交流機会を増やし閉鎖的にならないように

老老介護で懸念されるのは、介護疲れからくる共倒れではないでしょうか。介護者が転倒して介護ができなくなっても、誰にも気づかれないケースも少なくありません。外出の機会が減れば、ご近所さんとの交流も途絶えがちになってしまいます。

その対策は、外部との交流を増やすこと。「家に他人を入れたくない」と介護サービスを拒否するのではなく、閉鎖的になりがちな家庭に外からの手を積極的に借りることです。訪問サービスや通所サービスを利用したり、定期的な見守りサービスを受けたりしながら、風通しのいい介護を行いましょう。

ところで「家に他人を入れたくない」という気持ちの中に、老いた夫あるいは妻の介護をするのは配偶者の義務であるという思い込みはありませんか？　特に老老介護ではそういった意識を捨てることで、ぐっと楽になることもあります。

いろいろある安否確認サービス

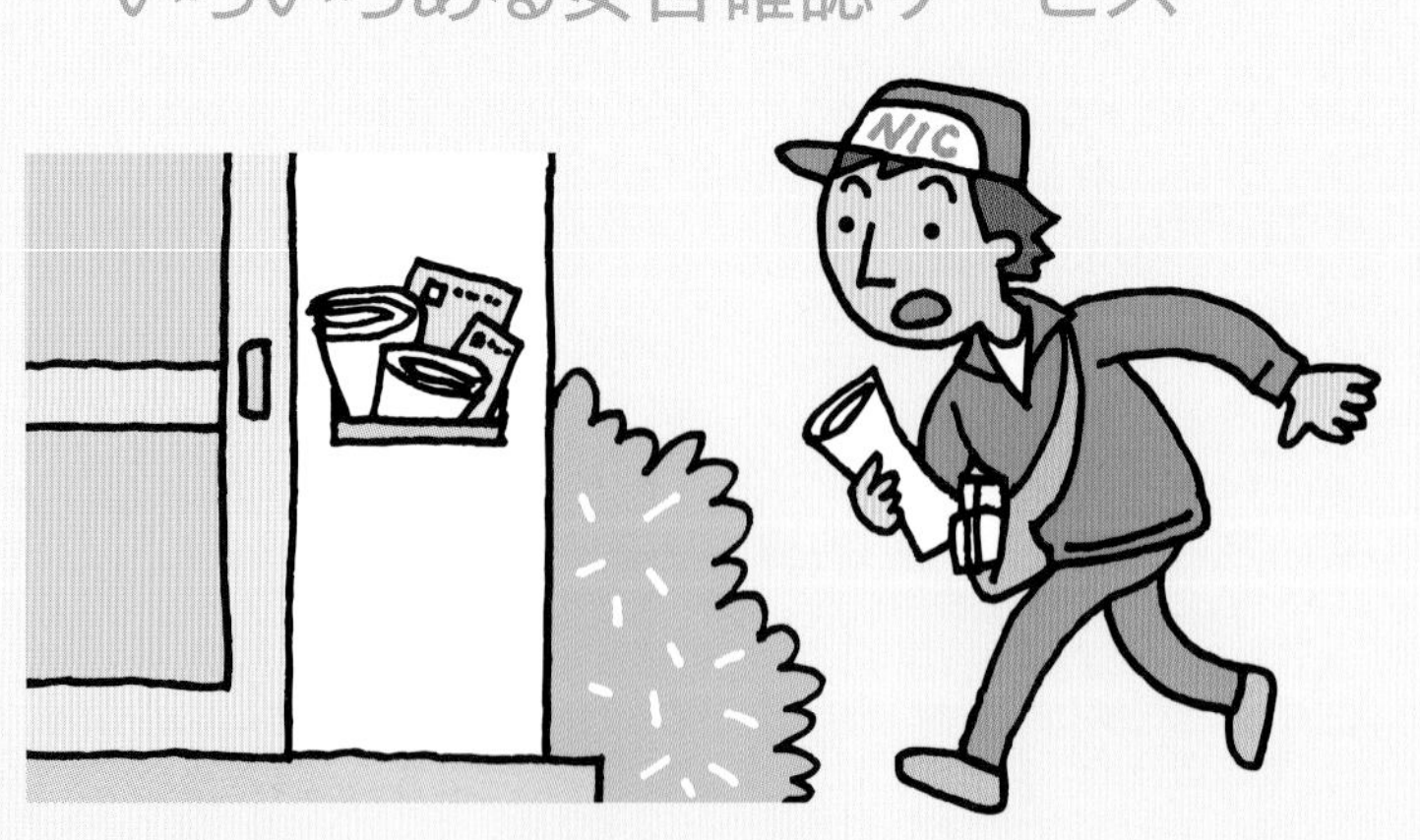

県内ほとんどの市町村には、高齢者の見守りサービスがあります。例えば新潟市には「あんしん連絡システム」「福祉電話の貸与」「配食サービス」があります。これらを上手に使いましょう。

http://anpi-hikaku.com/local/niigata.html

民間の見守りサービスとしては、電気やガスの使用状況を離れて暮らす家族に知らせるサービス、郵便局の「みまもりサービス・みまもりでんわ」などがあります。新潟日報の「あんしん・みまもりコール」もいざというときの力になります。

第四章
今こそ知りたい
「介護のコツ」

遠距離介護

離れて暮らしていても心の距離を近づけよう

遠くで暮らす親が倒れた。さてどうする？ 核家族化が進展する今、離れて暮らす家族を通いで介護する「遠距離介護」を余儀なくされるケースが増えています。引き取りたくても親が地元を離れたがらない場合も多く、また住宅の事情で引き取り（呼び寄せ）介護が難しい場合も少なくありません。

遠距離介護をすると決めたら兄弟姉妹と連絡を取り、主介護者とサポートするチームを決めます。主介護者はケアマネジャーと密に連絡を取り、ご近所とコミュニケーションを図ります。サポートするきょうだいはこまめに電話をかけたり顔を見に行ったりと、できる範囲でサポートします。

お金の話をオープンにし足りない分はみんなで負担

きょうだい全員が親の住む自治体に高齢者向けサービスをまとめた冊子やパンフレットを郵送してもらい、自治体独自のサービスを知ることも大事です。

離れて暮らす家族でも、普段からお金の話をオープンにできていれば、誰がどのように負担するのかを話し合うのも容易。親が元気なうちに、保険証書や預金通帳、家の権利書や実印などの保管場所について、さりげなく聞いておきましょう。

情報収集が鍵 使えるサービスは全て使おう

親も介護者も現在の生活を継続できる遠距離介護ですが、交通費の問題は避けて通れません。ケアプランの確認でケアマネジャーと面談するだけでも、月１回の帰省が必要となるからです。

帰省に伴う経済的・時間的・体力的な負担は大きく、ストレスによる精神的負担も見逃せません。介護は終わりが見えないレース。無理のない介護計画を立て、共倒れにならないようきょうだいで話し合いをしておきます。

交通費の出費や移動時間がストレスにならないよう、交通機関の割引制度をまとめました。上手に組み合わせて活用しましょう。帰省にかかった領収書などは保管しておきます。

なお、現役の介護者が使える介護休暇などは118ページの「男性介護」を参照してください。

主な介護割引制度

航空会社

「お客様情報」を登録する、「介護帰省パス」を取得するなど、航空会社によって必要な手続きが違いますが、登録や取得で介護割引、介護帰省割引が使えます。帰省する日があらかじめ分かっていれば早割がお得。

JR

男性65歳以上、女性60歳以上、または夫婦どちらかが65歳以上の「ジパング倶楽部」に入会すれば、全国のJRほぼ全線を201キロ以上利用する場合、最大3割引きになります。男性50〜64歳、女性50〜59歳の「大人の休日倶楽部ミドルカード」は、JR東日本とJR北海道全線の運賃が5%引き。いずれも年会費がかかります。金券ショップでチケットを安く購入する、ホテル付きの安いツアーを利用するなどの手段もあります。

高速バス

深夜に移動する高速バスは時間のロスが少なく、飛行機やJRに比べればぐっと割安。狭い車内は疲労がたまるので、3列シートの高速バスなどが狙い目。

男性介護

同居の主な介護者の3割以上が男性

厚生労働省の調査によれば、同居の主な介護者の31・3%を男性が占めています。在宅介護を支援する介護保険制度のサービスをフル活用したとしても在宅介護の負担は大きく、介護のために仕事を辞めなければならない男性も増えているといいます。仕事と介護の両立は難しいのでしょうか。

「育児・介護休業法」を賢く使おう

働く人が育児や介護をしやすいよう、短時間勤務や休みを与えることを民間企業に義務付けた「育児・介護休業法」をご存じですか。休みの取得などを理由にした不利益な扱いも禁じており、仕事と介護を両立させるためのバックボーンになっています。そのあらましをまとめました。

介護休業制度

要介護状態にある対象家族1人につき通算93日までの介護休業を取ることができます。正社員だけではなくパートでも利用できますが、勤続1年以上などの条件があります。

介護休暇

要介護状態の家族の介護や世話をするために、対象家族が1人の場合年5日、2人以上の場合年10日の休暇を取ることができます。

時間外労働の制限の制度

家族の介護を行う場合、1カ月24時間、1年150時間を超える時間外労働は強制されません。1回の請求で1カ月以上1年以内有効で、何回も請求できます。

深夜業の制限の制度

家族の介護を行う場合、深夜労働（午後10時～午前5時）は強制されません。1回の請求で1カ月以上6カ月以内有効で、何回でも請求できます。

勤務時間の短縮等の制度

短時間勤務制度、フレックスタイム制度、時差出勤の制度、介護費用の助成制度のうち、企業が定めたいずれかの措置を利用できます。

この法律でいう「対象家族」とは、父母（養父母）、配偶者の父母、配偶者、子ども、同居かつ扶養している祖父母、兄弟姉妹、孫。また「要介護状態」とは介護保険法の「要介護」ではなく、2週間以上にわたって常時介護を必要とする状態を指します。適用についてはお勤めの企業に確認してみましょう。

介護休業・休暇中の賃金が保障される場合も

この「育児・介護休業法」には給与についての規定がないので、介護で休んだ期間の賃金は残念ながら保障されません。ただし、雇用保険の被保険者で介護休業開始前の2年間に11日以上働いた月が12カ月以上あれば、介護休業給付を申請できます。

これにより、休業した日数分、給与の40%に相当する額が支給されます（対象家族1人につき通算93日分が限度）。介護休業期間に休業前の給与の80%以上が支給される場合や、就業日数が1カ月11日以下の場合は支給されません。

適用についてはお勤めの企業やハローワークに確認してみましょう。

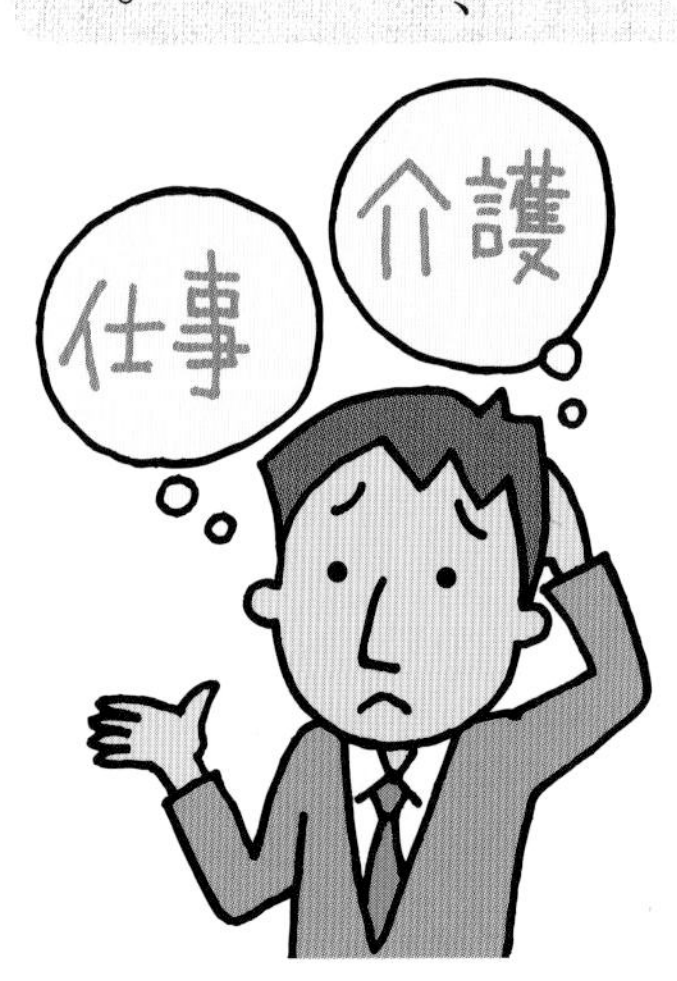

介護者の健康

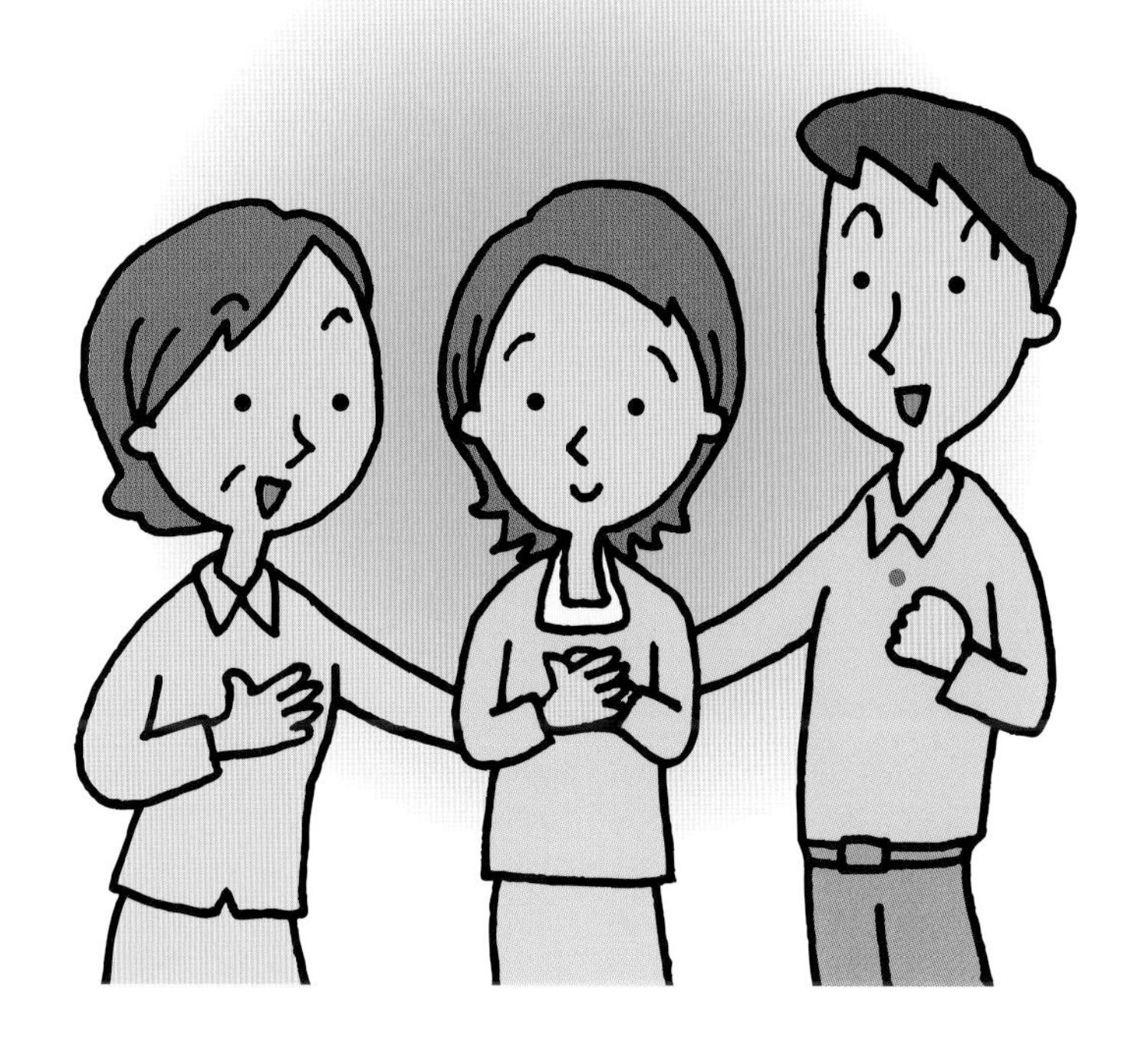

「主たる介護者」をチーム全体で支えよう

在宅介護では、司令塔となって高齢者のケアをする介護者を、介護に当たるチームで支えたいものです。主たる介護者の配偶者や子どもたち、きょうだいが話し合い、協力し合って介護者の負担を軽くします。心からのねぎらいと完全な休日は、何よりのプレゼントになるでしょう。

離れて暮らしている、小さい子どもがいるなどで介護を平等に分担することが無理でも、何かできることはあるはず。電話で愚痴を聞いてあげる、高齢者が通所サービスに通う日に小旅行に誘う、好きなものをごちそうする、有償サービスの費用を負担するのもサポートのかたちです。

「介護うつ」に陥らないよう介護者の健康を守る

高齢者の健康状態と同様に、介護者の健康も重視したいものです。毎日の介護ストレスが積もり積もると体調に変化が出てしまい、それが悪化すると「介護うつ」になりかねません。

介護者は自分の健康をもっと大事に考えなければなりません。爆発する前に介護を支えるチーム内で悩みを話し、困ったら専門家に相談。好きなことでストレスを発散する時間をつくり、介護うつを予防しましょう。

高齢者虐待防止法

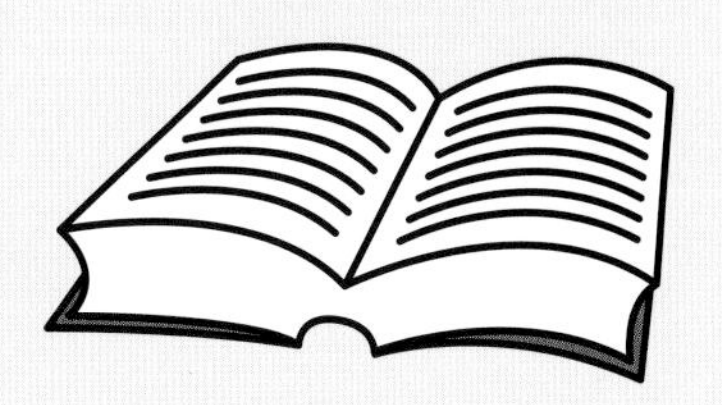

2006年4月に施行された「高齢者虐待の防止、高齢者の擁護者に対する支援等に関する法律」では、高齢者を養護する者や介護施設などによる虐待を禁じています。

虐待は暴力だけではありません。介護や世話の放棄、入浴させない、食事を与えない、本人の許可なくお金を使い込むといった行為も虐待となります。家庭内ではなかなか表面化しない問題であり、多くの人が介護に関わることがストッパーになります。

在宅介護から施設入所を考えるタイミング

誰かがSOSを出す前にみんなで考えよう

在宅介護から施設介護へ。家族としては大いに悩むところです。介護度が重くなってきたり、認知症が進んだりして、介護者が「在宅での介護に限界が近づいてきた」と感じたら、施設への入居を検討する時期かもしれません。

介護を受ける高齢者が「自宅でいつまでも暮らしたい」と願っても、介護する側の負担が大きくなると、家族関係にヒビが入ることもあります。悲しいことですが、介護ストレスが虐待につながるケースも増えています。

「これ以上、もう頑張れない」となってしまう前に、ケアマネジャーに連絡を取って相談、また家族が手分けして介護施設の情報を集めましょう。

プロによる良質のケアでストレスの少ない毎日

一方で、高齢者の側にもある程度の覚悟が必要です。「家族が見てくれるのに施設だなんて」と考えてしまうこともあるでしょう。しかし家族による拙い介護よりも、介護のプロによる質の高いケアが心身によいこともありますし、交流できる相手が多い施設への住み替えで生き生きとした生活を取り戻す高齢者も少なくありません。施設への住み替えや病院への入院で病気や症状が改善する例もあります。

明日は今日より1日、年をとります。自分の現実を冷静に見

自宅や施設での介護の特色

	自宅	介護付き有料老人ホーム	特別養護老人ホーム	介護老人保健施設	グループホーム	サービス付き高齢者向け住宅	病院
介護	○	●	●	●	●	○	△
夜間	△	●	●	●	○	△	●
24時間見守り	△	●	●	●	○	●	●
食事	△	○	○	○	○	△	○
入浴	○	○	○	○	○	○	△
リハビリ	△	△	△	●	△	△	○
看護	○	△	△	●	△	○	●
医療	○	△	△	●	△	○	●
認知症	△	△	○	△	●	△	△
期限	○	△	○	△	○	○	治療期間
看取(みと)り	○	△	△	△	△	△	○

●充実しているところが多い。○十分に対応している。△状況に応じて対応している。

つめる目が、家族を「介護地獄」から救うと考えてみてはいかがでしょう。

電話、面会、一時帰宅……心の距離を近づける工夫を

利用者も介護する家族も、施設で暮らすことを前向きに考えることで、お互いの関係がよくなるケースも少なくありません。そのためには、心から信頼できる施設を選ぶことが大切です。

家族は預けっぱなしにしないでこまめに面会に行きましょう。一時帰宅を利用して旅行に連れ出すなどして、在宅介護と同じように心の距離を近づける工夫をしたいものです。

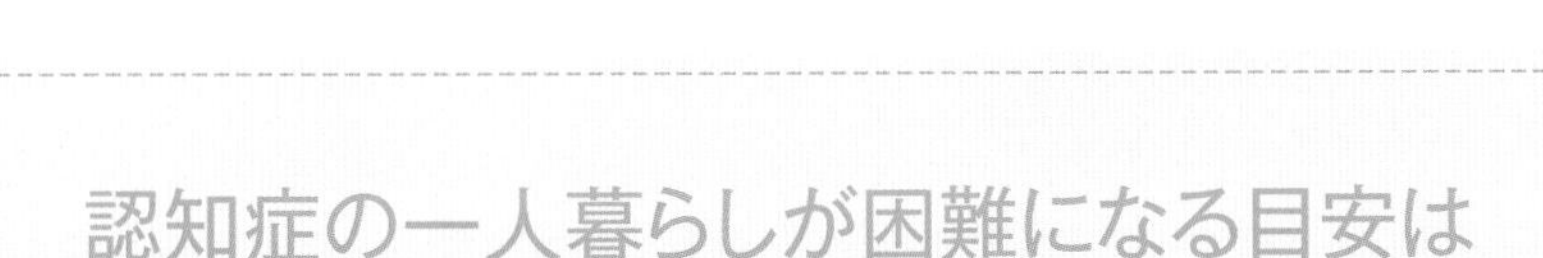

初期の段階であれば、近隣に住む家族などのサポートで自立生活は可能です。中期に入り問題行動が見られるようになったら一人暮らしを続けられるかどうか検討する必要があるでしょう。身体の衰弱、失火などの心配、徘徊、近隣への迷惑など、ケアマネジャーと相談しながら施設入所の検討を始めます。

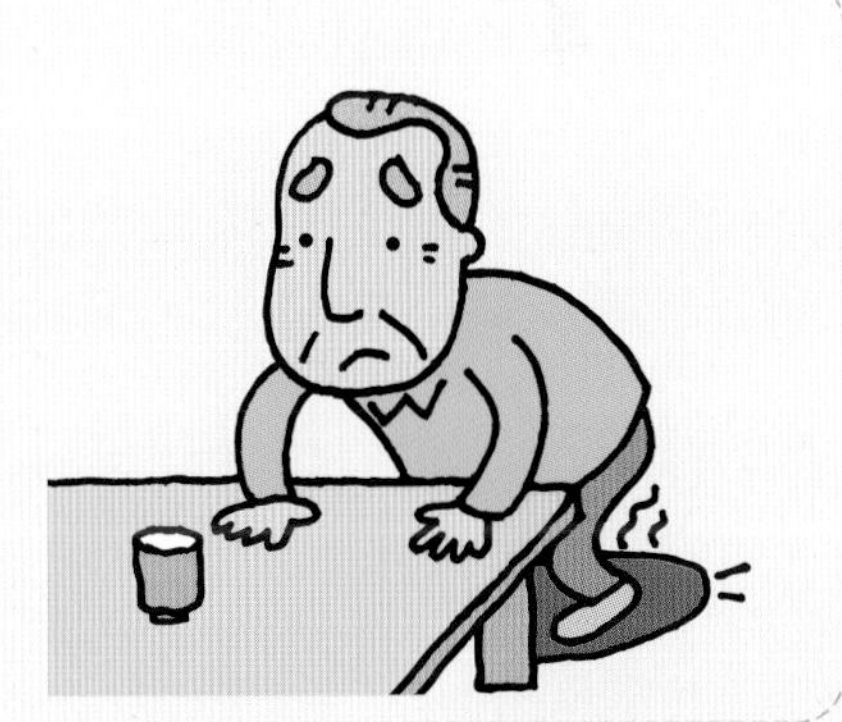

介護にかかるお金

介護にかかる出費は本人の年収や貯蓄から

在宅介護は施設介護に比べ、費用の負担は少ないと言えます。それでも介護保険サービスや有償サービスを使えば、お金はどんどん出ていきます。もし高齢者と介護者の財布が一つだと、無駄な出費は見えてきません。

介護にかかる費用は、高齢者本人の収入(年金など)や貯蓄から支払うのが基本。足りない分はきょうだいで話し合い、相応の負担をしましょう。介護者は高齢者の年金をあてにせず、介護者の生活費は介護者家族の収入から出すようにします。

現金給付が魅力の民間介護保険

年金を満額受給しており、老後資金を十分ためていても、介護期間が長引けば自己負担額もかさみます。逆に貯蓄など介護にかかる費用に不安がある場合は、あらかじめ民間の介護保険に加入しておくことも視野に入れましょう。

民間の介護保険は要介護状態になったときに現金が支払われるもので、商品ごとに給付の条件や内容が異なります。またゆうちょ銀行の介護定期郵便貯金など利率が上乗せになる商品もあります。

不動産を活用して介護費用を捻出する方法

介護生活が長引き、高齢者の経済状況が厳しくなったら、不動産を活用して介護費用を捻出する制度も視野に入れましょう。

マイホーム借り上げ制度

「マイホーム借り上げ制度」は、50歳以上のシニアがマイホームを転貸して住み替え後の生活費に充当できる制度。自宅を売却することなく住み替えや老後の資金に活用でき、公的制度に基づく一生涯の家賃収入が約束されます。

一般社団法人 移住・住みかえ支援機構JTI
http://www.jt-i.jp

リバースモーゲージ

「リバースモーゲージ」とは、土地や家はあるけれど老後の生活費が不安という高齢者向け。不動産を担保に融資を受け、死亡後その不動産によって一括返済ができる仕組みです。

新潟県社会福祉協議会
http://www.fukushiniigata.or.jp

マイホーム借り上げ制度の仕組み

制度利用者　JTI　借り手

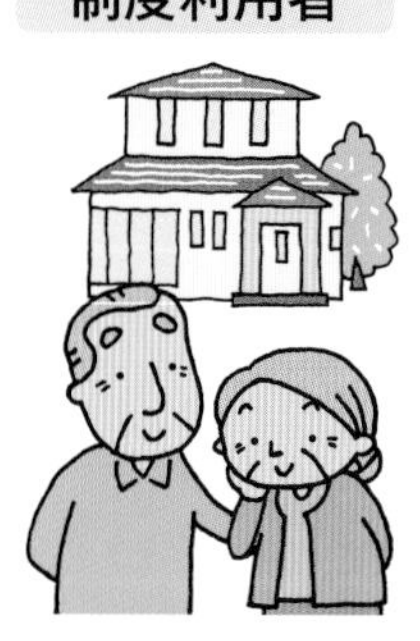

借家契約
賃料収入
空き家保証
3年の定期借家契約
賃借料支払い
準備金積み立て
内部準備金
高齢者住宅財団の基金
(万一の場合の補償)

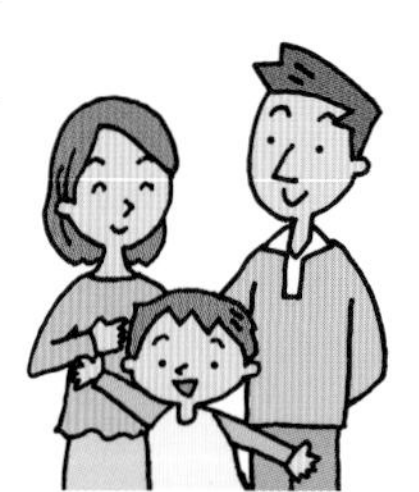

リバースモーゲージの仕組み

制度利用者　実施機関

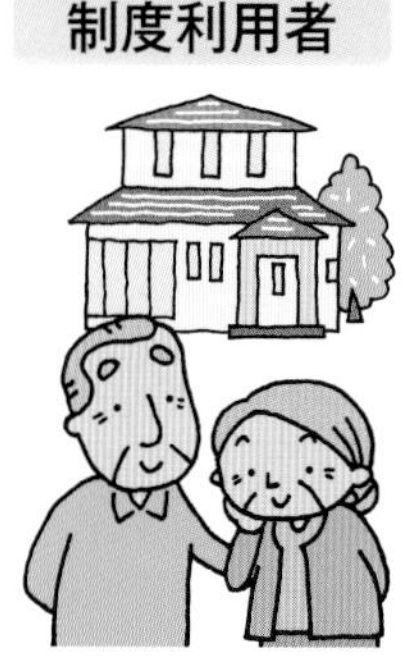

担保
融資
死亡時に売却

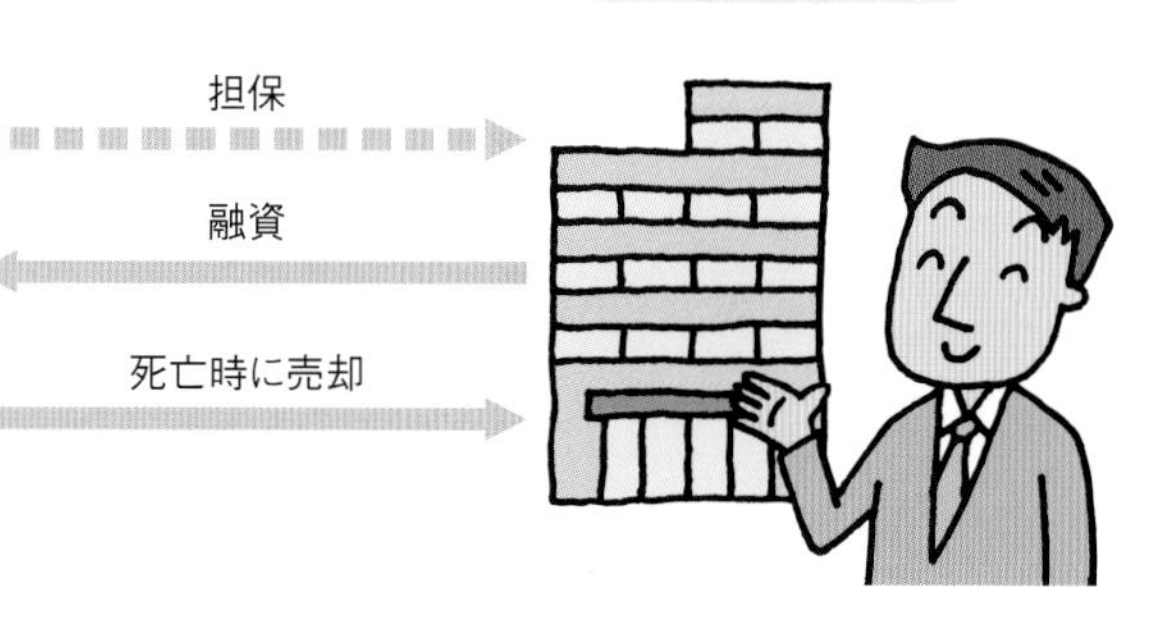

元気なうちに考えたいこと

心残りの少ないエンディングに向かって

人の命には限りがあり、終わりは避けられません。高齢者が元気なうちから死を考えるのは難しく悲しいものですが、残される人のことを思って今からできることをやっていきましょう。

「日常生活自立支援事業」とは、本人と地域の社会福祉協議会が契約を結び、福祉サービスの利用補助、日常的金銭管理サービス、書類などの預かりサービスを委託するものです。契約を結ぶ能力がある間に使うサービスであり、年金や貯蓄を使い、できる限り自宅で暮らしたい高齢者に向いています。

日常生活自立支援事業

1 福祉サービスの利用援助
- 福祉サービスを利用したり、利用をやめたりするために必要な手続き
- 福祉サービスの利用料を支払う手続き
- 福祉サービスについての苦情解決制度を利用する手続き
- 年金および福祉手当の受領に必要な手続き

2 日常的金銭管理サービス
- 医療費、税金、社会保険料、公共料金などを支払う手続き
- 上記の支払いにともなう預貯金の預け入れなど

3 書類などの預かりサービス

【預かってもらえるもの】
年金証書・預貯金の通帳・権利書・契約書類・保険証書・実印、銀行印
- そのほか社会福祉協議会などが適当と認めた書類

これに対し、「成年後見制度」は、判断力が低下した人の財産を守る制度。認知症などで判断力が衰えた人を対象にした「法定後見制度」と、将来のために準備しておく「任意後見制度」があり、財産の管理や契約の代理などを本人に代わって行います。高齢者の悪徳商法被害の未然防止や被害の早期発見にも役立っています。

任意後見人制度の流れ

1 任意後見人
今は元気だが将来、認知症などによって判断力が不十分になることに備える

▼

2 任意後見契約の締結
信頼できる人（家族、友人、弁護士、司法書士など）と任意後見契約を締結。公正証書を作成し法務局に登記する

▼

3 認知症のきざし
判断能力が欠けた状態が日常化する

▼

4 家庭裁判所に申し立て
家庭裁判所が選任した任意後見監督人が任意後見人の仕事をチェックする

▼

5 任意後見人が契約を実行する
任意後見人が任意契約に定められた財産管理などの仕事を実行する

エンディングノートとペット信託

人生の最終章にあたっての思いを記す「エンディングノート」。法的な拘束力はありませんが、元気なうちから高齢者の思いを書きつづってもらった1冊のノートが思い出の縁になります。

ペットを飼っている高齢者には「ペット信託」もあります。あらかじめ用意しておいたペットの飼育費を新しい飼い主、預かり主に相続してもらう仕組みで、ペットに残したいお金を確実に新しい飼育者に渡すことができます。

監修／岡田史（おかだ ふみ）
新潟医療福祉大学
社会福祉学部社会福祉学科 教授

今村徹（いまむら とおる）
新潟医療福祉大学大学院
医療福祉学研究科保健学専攻言語聴覚学分野

参考資料（文献・ホームページ）

厚生労働省 福祉・介護 http://www.mhlw.go.jp/stf/seisakunitsuite/bunya/hukushi_kaigo/index.html
新潟県 健康・福祉 http://www.pref.niigata.lg.jp/kenko.html
『もう限界!!施設介護を考える時に読む本』（自由国民社）
『もう限界!!介護で仕事を辞めないために読む本』（自由国民社）
『もう限界!!親を介護施設に預けるお金がわかる本』（自由国民社）
『在宅介護応援BOOK 介護の基本Q&A』（講談社）
『介護を受ける人の気持ちがわかる本』（主婦の友社）
『ユマニチュード入門』（医学書院）
『長野県 まるごと介護の本』（信濃毎日新聞社）
『介護&老後&備えるおカネ 大全2014』（日経BP社）
『40代から備える 親の介護&自分の介護』（世界文化社）
『家族が認知症と診断されたあなたへ』（NHK厚生文化事業団）
『認知症を学び地域で支えよう』（全国キャラバン・メイト連絡協議会）
『介護ガイドAi Vol.9』（鳥広マガジン）
『介護保険サービスガイド―平成27―』（新潟市）
健康長寿ネット http://www.tyojyu.or.jp/hp/menu000000100/hpg000000002.htm
HOME'S介護 http://kaigo.homes.co.jp/manual/
みんなの介護 http://www.minnanokaigo.com/guide/homecare/
東京都江戸川区 健康・福祉 http://www.city.edogawa.tokyo.jp/kenko/kenko/jukunen/kaigoyobo.html
内閣府 高齢者の健康・福祉 http://www8.cao.go.jp/kourei/whitepaper/w-2014/zenbun/s1_2_3.html
安心介護 http://ansinkaigo.jp/
知るぽると（金融広報中央委員会） http://www.shiruporuto.jp/
くらしすと（一般財団法人 年金住宅福祉協会） http://kurassist.jp/anshin/anshin13-1.html
わかるかいご http://wakarukaigo.jp/

企　　画／新潟日報事業社
制　　作／三条印刷株式会社
編集・取材／岡元創（三条印刷）
大橋純子
堀川愛理
小田野裕子
デザイン／荒木正明（三条印刷）
イラスト／片山千恵子

本書の掲載情報は2015年8月1日現在のものです。
本書の介護サービス名などは一般的に使われている名称で、法律名とは異なる場合があります。

今こそ知りたい 新潟の介護
2015年（平成27）年9月30日初版第1刷発行

発行者／関本道章
発行所／新潟日報事業社
新潟市中央区万代3丁目1番1号 メディアシップ14階
TEL 025-383-8020
FAX 025-383-8028
http://www.nnj.co.jp

印刷所／三条印刷株式会社

ISBN 978-4-86132-614-1

Yamauchi Soudanshitsu

やまうち葬談室

少子高齢、核家族化などのライフスタイルの変化により新しい「葬送」のカタチが広がっています。

葬儀に関する様々な悩みや疑問にお応えします

Q1

子供たちが嫁ぎ、子供たちに自分の葬儀で負担をかけたくないのですが・・・

A1

自身の葬儀を生前に予約契約することができます。

「終活」が一般的になって、元気な時に自分の葬儀のことを考えたり、家族と話したりすることは不自然なことではなくなってきました。遺された人たちに金銭的、精神的な負担をかけたくないと、自分で自分の最期を用意していく人が多くなっています。

当社にもご自身の葬儀について相談に来られる方が増えています。先日も60代半ばの女性が一人でいらっしゃいました。その方はバリバリのキャリアウーマンでした。中央省庁でずっと働いてきて、退職を機に新潟に戻り、マンションで一人暮らしをしています。「身寄りは甥だけで、自分の最期を任せるのも忍びない。知り合いはほとんど東京だから、葬式には誰も来ないかもしれないけれど、何もないのも寂しいから、お花をいっぱい飾ってね」とお花や着ていく衣装を決めて、葬儀費用の他にマンションの掃除代なども契約されました。また、ある方は病気になって自分の命の長さを悟って相談に来られました。子どもたちに迷惑を掛けたくない。自宅でささやかな葬儀にしたいというご希望通りの内容で契約されました。

葬儀の予約契約は次のような流れになります。まずは自分の思い描く葬儀をプラン内容や費用と照らし合わせ、相談しながら、じっくり考えていただいた上で決定します。そして第三者である専門家（司法書士）が立ち会いのもと、契約し、葬儀費用をお預かりします。解約はいつでも手数料なしで可能です。生前契約のプラン通り施行されたことを専門家が内容確認した後に、葬儀費用の支払いとなります。

お葬式は子どもたちが全部取り仕切って親をしっかり送るのが筋なのかもしれませんが、故人の思い通りの葬儀を行うことができたことに、遺された人たちが安堵されることも事実です。故人の思いを叶えたということが悲しみの癒しにもなります。生前予約は家族へのいたわりなのです。

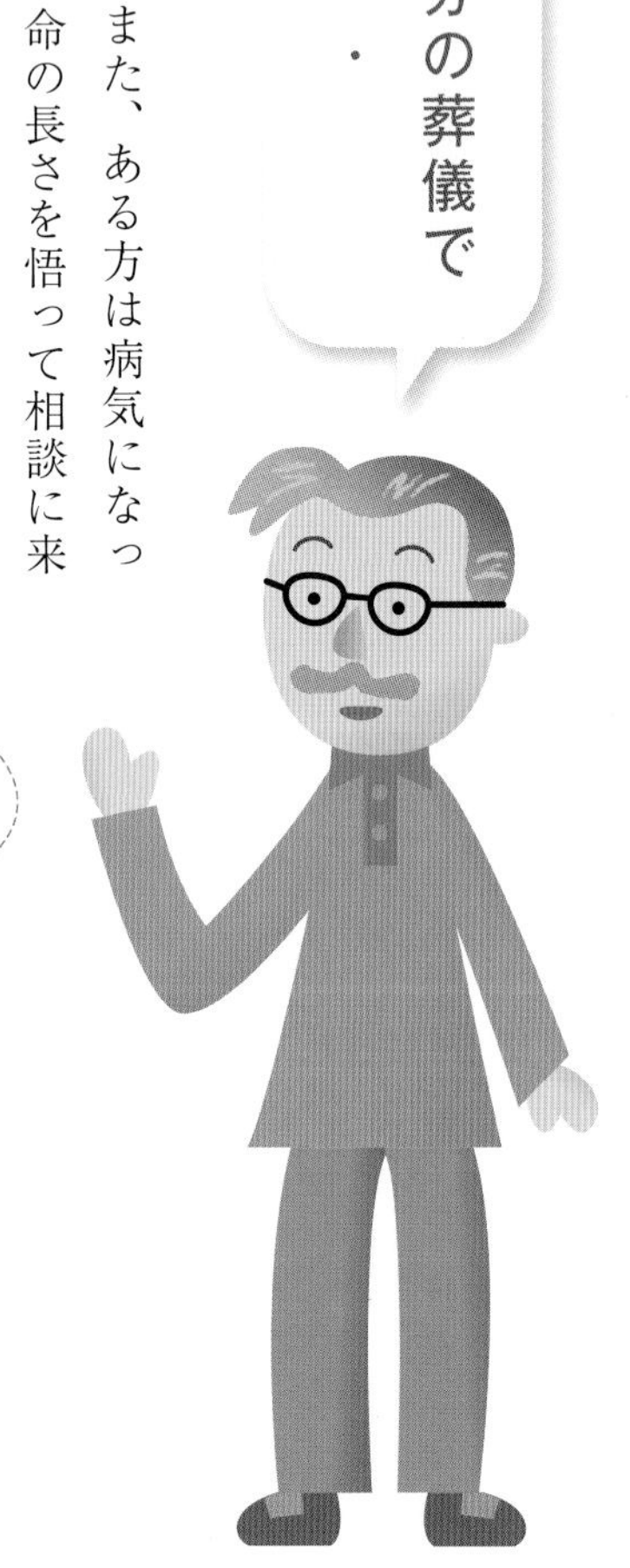

葬儀費用安心お預かりサービス

葬儀費用の安全·確実な管理と、プラン通りのお葬式の施行をお約束します。

ご自身でプラン決定　葬儀費用は一括お預り　いつでも解約可能

契約　専門家立会いのもと「自身の葬儀の生前予約契約」を結んでいただきます。

1. ご相談·お見積り
2. 生前予約契約（専門家が契約立会）
3. 葬儀費用お預かり

施行（葬儀）　専門家が施行内容を確認した後に葬儀費用を支払います。

1. 生前契約プラン通り施行
2. 施行内容確認（専門家が内容確認）
3. 葬儀費用お支払い

※残金が発生した場合や生前予約契約がキャンセルされた場合などは信託会社からお客様·相続人へ返金されます。※解約手数料は発生致しません。